AF223921

L. Durey, R. Hirschberg, R. Leroy
R. Mesnard, G. Rosenthal, H. Stapfer, F. Wetterwald
E. Zander J^or.

Manuel pratique

de

Kinésithérapie

FASCICULE PREMIER

F. WETTERWALD

*Le rôle thérapeutique du mouvement:
Notions générales.*

E. ZANDER J^or

Maladies de la circulation.

Avec 75 figures dans le texte.

LIBRAIRIE FÉLIX ALCAN.

MANUEL PRATIQUE

DE

KINÉSITHÉRAPIE

MANUEL DE KINÉSITHÉRAPIE

PAR

**L. DUREY, R. HIRSCHBERG,
R. LEROY, R. MESNARD, G. ROSENTHAL, H. STAPFER,
F. WETTERWALD, E. ZANDER J^{or}**

MANUEL PRATIQUE

DE

KINÉSITHÉRAPIE

PAR

**L. DUREY, R. HIRSCHBERG, R. LEROY
R. MESNARD
G. ROSENTHAL, H. STAPFER, F. WETTERWALD
E. ZANDER Jor**

FASCICULE I

F. WETTERWALD
Le rôle thérapeutique du mouvement. Notions générales.

E. ZANDER Jor
Maladies de la circulation.

AVEC 75 FIGURES DANS LE TEXTE

PRÉFACE

La publication de ce *Manuel* a d'abord pour but de mettre les médecins français au courant d'une méthode de diagnostic et de traitement, qui, dans notre seul pays, n'est pas encore officiellement enseignée.

La **Kinésithérapie** s'est répandue d'abord par les praticiens, seuls ouvriers, puis par les Congrès de Physiothérapie fondés aussi par les seuls praticiens, nos confrères belges en tête.

Le corps enseignant de Paris a pris la direction du IIIe Congrès International. Le Doyen de la Faculté a présidé les Congrès annuels des médecins de langue française. Quelques personnalités, reconnaissant la valeur de la Kinésithérapie, lui ont fait accueil dans leurs amphithéâtres ou dans leurs services hospitaliers.

C'est un gage pour l'avenir de notre Science et nous appelons de tous nos vœux l'*enseignement officiel*, obligatoire, sans lequel il n'y a point de vraie diffusion.

Quoique la thérapeutique par le mouvement-médicament appartienne, sans conteste, comme méthode à la Suède, — nous ne cesserons de le soutenir avec

Lagrange, et, pour l'éducation, avec Tissié (de Pau) — la France a multiplié et perfectionné ses applications.

Sans prétention aucune, sans accaparement, la plupart des auteurs de ce *Manuel* peuvent — A CÔTÉ D'AUTRES — revendiquer des travaux dont quelques-uns représentent des découvertes.

Notre livre affirme donc la personnalité, le droit de priorité et de propriété scientifiques de praticiens français.

Ce que nous avons dit de la Suède prouve que notre nationalisme est de bon aloi. Nous ne sommes ni chauvins, ni même politiques, encore moins arrivistes.

Notre *Manuel* vise la PRATIQUE.

Il est publié par fascicules dans l'ordre suivant :.

I.   *Le rôle thérapeutique du mouvement. Notions générales* (F. WETTERWALD).
      Maladies de la circulation (E. ZANDER J^{or}).

II.   *Gynécologie* (H. STAPFER).

III. *Maladies respiratoires [méthode de l'exercice physiologique de la respiration]* (G. ROSENTHAL).

IV. *Orthopédie* (RENÉ MESNARD).

V.   *Maladies de la nutrition* (F. WETTERWALD).
     Maladies de la peau (R. LEROY).

VI. *Les traumatismes et leurs suites* (L. DUREY).

VII. *La rééducation motrice* (R. HIRSCHBERG).

MANUEL PRATIQUE
DE KINÉSITHÉRAPIE

LE ROLE THÉRAPEUTIQUE DU MOUVEMENT
NOTIONS GÉNÉRALES

PAR

F. WETTERWALD

L'art de *traiter* ou de *prévenir* les maladies par le mouvement, ou **kinésithérapie**[1], remonte aux époques les plus

1. *Origine et vicissitudes du mot kinésithérapie.* — En 1892, Stapfer préoccupé de trouver un mot exprimant l'ensemble de la méthode, rejeta *massothérapie* équivalent de massage. Il rejeta aussi *gymnastique* qui représente comme massage et massothérapie la moitié de la méthode. Avec l'aide de l'helléniste PERROT, il forgea kinésithérapie. Saquet (de Nantes) fit savoir à Stapfer que le suédois GEORGII, auteur d'une brochure très rare publiée en 1845, était le véritable créateur du mot, et l'avait mis en titre de cette publication. La brochure de Georgii avait été analysée par Durand-Fardel père, dans le Dictionnaire de Fabre. Kinésithérapie figurait dans le Dictionnaire de Littré. Dujardin-Beaumetz l'avait pris pour terme générique dans son Formulaire. Stapfer n'est donc que le père adoptif et combatif d'un mot hirsute, rébarbatif. mais très correct, et que l'incompréhension universelle du système composite de Brandt rendait indispensable. La Société de kinésithérapie l'adopta lors de sa fondation. Depuis, il s'est vulgarisé. Les premiers Congrès Internationaux de Physiothérapie l'ont accueilli. Seul celui de 1910 a protesté. et fait imprimer sur ses pancartes : cinésithérapie. Stapfer a protesté à son tour en ces termes : Doit-on dire : CINÉSITHÉRAPIE ou KINÉSITHÉRAPIE ? (Société de kinésithérapie, 13 janvier 1911).

« Au dernier Congrès de Physiothérapie, l'autorité officielle a pris
« l'initiative de substituer le *c* au *k*, dans le mot kinésithérapie, et de
« faire prononcer ce *c* comme l's ce qui est la règle grammaticale devant

reculées des civilisations anciennes dont l'histoire, les tradī-
tions ou les légendes sont parvenues jusqu'à nous ; les docu-

« un *i*. Cinésithérapie au lieu de kinésithérapie. Quand le gouvernement
« change, les noms de rue changent.

« L'honorable professeur président de la section a donné de cette
« rectification la raison suivante : le *c* de la langue française serait
« l'équivalent du καππα. La fréquence de la substitution du *c* au *k*
« dans les mots sortis du grec en serait la preuve.

« J'étais, je crois, non pas qualifié — car je ne suis par helléniste —
« mais désigné pour prendre la parole, car j'ai composé le mot *kinési-*
« *thérapie* en 1891, époque où j'ignorais l'antériorité bibliographique **du**
« suédois Georgii.

« Je me suis donc permis de rappeler au Congrès les précautions
« étymologiques dont je m'étais entouré. J'avais soumis la construc tion
« du mot à M. Perrot, secrétaire perpétuel de l'Académie des Inscrip-
« tions et Belles-Lettres, helléniste réputé La réponse fut : « Dites sans
« hésitation kinésithérapie ». Je l'imprimai donc et je dois dire que
« j'en reçus quelques compliments non pas de médecins mais de gram-
« mairiens, sans parler de Littré qui connaissant le terme par l'opus-
« cule du suédois Georgii, sans doute, l'avait admis dans son Diction-
« naire. Il le jugeait donc bien formé et viable.

« Malgré la qualité de tels parrains, le président de section du Con-
« grès a pensé que le laconisme de M. Perrot impliquait quelque pré-
« cipitation de jugement.

« Je ne suis pas têtu, et sous l'impression des objections qui m'étaient
« présentées, j'ai écrit à M. Perrot une lettre dont voici la teneur **telle**
« que je m'en souviens :

« Il y a vingt ans ou peu s'en faut, j'ai cru bien faire de vous con-
« sulter au sujet d'un néologisme qui signifierait : thérapeutique **par le**
« mouvement. Vous avez opiné pour *kinésithérapie*.

« Cependant, alors déjà on pouvait constater que dans plusieurs
« termes scientifiques tirés du grec, on substituait le *c* au καππα.
« Exemple : tous les dérivés de κεφαλη.

« *Cinéma, cinématique, cinématographe*, inventés depuis cette **époque**
« ont introduit le *c* dans la langue populaire.

« Au dernier Congrès de physiothérapie, l'officialité a bien voulu **nous**
« recevoir... à correction et a remplacé *kinésithérapie* par *cinésithé-*
« *rapie*.

« La Faculté a-t-elle raison ou tort?

« Je me suis appuyé sur votre autorité et sur celle de Littré **pour**
« soutenir que *kinésithérapie* était seul correct.

« La Faculté a pensé qu'il fallait en appeler. Littré étant mort, **c'est**
« à votre tribunal que je reviens, en cassation s'il y a lieu. »

M. Perrot m'a répondu :

« *Vous constatez vous même ce qu'il y a de variations capricieuses et*
« *mal motivées dans les dérivés que la langue française savante a tirés*
« *du verbe* κινεω. *C'est à tort qu'elle a transcrit par la sifflante es le*
« *k du grec.*

« *Malgré* cinématique *devenu d'un usage courant dans la nomencla-*

ments qui en témoignent ne laissent point de doute là-dessus. Malheureusement, s'ils suffisent pour nous donner une idée de la perfection où la Chine, l'Inde et la Grèce ancienne avaient porté la gymnastique hygiénique, orthopédique et médicale, ils ne nous permettent point de reconstituer entièrement les méthodes du passé, et les essais qui ont été faits dans cette voie n'ont abouti, *en général*, qu'à des imitations superficielles, ou à des déformations ridicules et dangereuses. A quelques rares exceptions près, les apôtres de l'éducation et de la thérapeutique physiques ont eu le tort de croire qu'en ressuscitant les académies et les gymnases ils transformeraient la race, et que les vertus antiques refleuriraient parmi nous : c'est ainsi que l'art, la mode et la politique se flattèrent, il y a cent ans, de faire revivre Sparte, Athènes et Rome.

Le mouvement contemporain de rénovation des méthodes physiques n'est que la suite du grand élan qui emporta les hommes de la Renaissance vers les sources du passé ; élan plusieurs fois interrompu, mais qui persista à travers les bouleversements politiques et les caprices de la mode. Certains esprits ne se rendent pas compte de cette longue conti-

« *ture scientifique*, kinésithérapie *est une forme plus correcte et, aussi,*
« *sonne mieux à l'oreille que* cinésithérapie ; *mais sera-t-elle comprise ?*
« *Mon oracle vaut ce qu'il vaut. Choisissez. Nous avons déjà — et nous*
« *aurons encore — des médecins ayant conquis le bonnet sans même*
« *savoir épeler le grec.* »

Signé : Perrot.

« Ainsi, M. Perrot confirme son premier jugement. On doit dire *kiné-*
« *sithérapie ;* mais le dira-t-on ? ajoute mélancoliquement le savant
« helléniste qui, à l'occasion de notre débat, gémit sur les *humanités*
« perdues. Son ironie rudoyante me rappelle la façon dont nous ren-
« voyons les clients qui discutent nos ordonnances : « Vous m'avez
« demandé un conseil : je vous l'ai donné. Vous me le redemandez; je
« vous le redonne. Maintenant, faites ce que vous voudrez. » (Notes
communiquées par le Dr Stapfer).

nuité, de cette lente évolution du progrès, dont ils n'aperçoivent que les plus récentes manifestations : *l'homme*, dit Confucius, *est un enfant né à minuit ; quand il voit lever le soleil, il croit qu'hier n'a jamais existé.*

Nous essaierons, dans ce travail, d'étudier la *pratique des anciens* en la reliant à nos méthodes actuelles ; de mettre en relief les *principes* sur lesquels on peut fonder un traitement des maladies par la gymnastique, principes qui ont pour base l'observation clinique et l'expérimentation physiologique ; et enfin de donner un exposé concis des mouvements appliqués à la thérapeutique, avec les *indications* et la *technique* de leur emploi.

CHAPITRE PREMIER

L'HISTOIRE DE LA KINÉSITHÉRAPIE

On étonnerait bien des profanes et même des médecins, qui attribuent aux origines de la kinésithérapie une date récente, en leur affirmant que ses débuts se perdent dans la nuit des temps. Rien n'est pourtant plus exact, puisque, trente siècles avant l'ère chrétienne, cette thérapeutique avait atteint un degré de perfection que nous serions encore à chercher peut-être, si le génie de Ling n'y avait atteint du premier coup. Quelle que soit la part d'originalité et d'invention qui lui revienne (et il n'existe aucune preuve que son œuvre ne lui appartienne pas en entier), il faut s'incliner devant la beauté du résultat et reconnaître que la méthode de Ling, par la grandeur du but poursuivi (la perfection physique et morale), par la solidité de ses fondements (l'anatomie et la physiologie), par la simplicité des moyens et par l'étendue de ses indications (spécifique pour la plus grande partie de la nosologie chronique, elle est appelée à rendre les plus grands services dans la plupart des affections aiguës, comme méthode adjuvante ou comme restauratrice fonctionnelle), ne craint à l'heure présente aucune comparaison.

*
* *

CHINE

LA DOCTRINE DES TAO-CHEU — LES PRATIQUES DU KOUNG-FOU

Il est possible que Ling ait eu connaissance de la notice du
P. Amiot sur la doctrine et les pratiques des Tao-Cheu, ou
que d'autres écrits chinois lui aient été communiqués d'une
façon quelconque (N. Dally) : nous savons que toute découverte se rattache à d'autres et, dans le cas présent, nous
admettrons volontiers que la méthode suédoise n'est pas
sortie toute armée du cerveau de son inventeur. Le rôle du
critique et de l'historien est précisément de noter les faits et
les idées qui forment la chaîne ininterrompue de l'humanité
pensante et agissante, et de donner avec impartialité la place
qui revient à chacun dans le grand œuvre du progrès.

La doctrine des Tao-Cheu, corporation de bonzes guéris-
seurs qui florissait vers l'an 2600 avant notre ère, repose sur
l'emploi d'*attitudes* et de *mouvements* ainsi que de différentes sortes de *respirations*, en vue d'amener la guérison.
L'ensemble de ces pratiques constitue le KOUNG-FOU[1] qui
n'est donc rien moins qu'un système complet de gymnastique
médicale. Un missionnaire de la fin du XVIIIe siècle, le
P. Amiot, en a laissé une description détaillée et savante,
accompagnée de figures maintes fois reproduites depuis
N. Dally[2]. Le travail du P. Amiot passa naturellement presque
inaperçu ; nous en résumons les parties essentielles :

Le Koung-Fou consiste en deux choses : dans la *posture*
du corps et dans la *manière de respirer*.

---

1. *Tao-Tsé* et *Cong-Fou* sont les formes graphiques du P. Amiot ; *Tao-
Cheu* et *Koung-Fou* celles des sinologues contemporains.

2. Certaines de ces reproductions fourmillent d'erreurs : les numéros
et les légendes ne correspondent pas, la plupart des fois, aux
figures.

Les postures sont : *debout, assis* et *couché*.

Chaque posture comprend une grande variété dans l'attitude des *membres* et du *tronc*. « Les différentes manières de roidir, de plier, d'élever et d'abaisser, de courber et d'étendre, d'éloigner et de rapprocher les bras et les jambes, forment seules des attitudes prodigieusement variées. La tête, les yeux et la langue ont aussi leurs mouvements et leurs positions. »

La respiration se fait de trois manières différentes : par la bouche, par le nez, ou l'inspiration par le nez, l'expiration par la bouche et réciproquement. L'un et l'autre des deux temps, ou les deux sont tantôt lents et faibles, *filés*, tantôt *pleins* ou amples, tantôt enfin *éteints* ou insensibles. La forme donnée à l'ouverture buccale, le rythme, le nombre et la mesure des mouvements respiratoires permettent en outre de leur donner les formes les plus variées, dont chacune a sa destination.

Les adeptes du Cong-Fou le pratiquaient de préférence le matin, parce qu' « après le sommeil de la nuit, le sang est plus reposé, les humeurs plus tranquilles, et les organes plus souples ».

Il ne manque à cette méthode ni le nombre ni la précision des mouvements (extension, flexion, élévation, abaissement, contraction, relâchement, abduction, adduction) exécutés dans les positions fondamentales. La langue même joue dans cette gymnastique un rôle qui peut paraître à première vue bizarre, mais qui a évidemment pour but de l'exercer aux mouvements si complexes de l'élocution, de la mastication, et aussi d'exciter la sécrétion salivaire. Cette gymnastique linguale, à laquelle participent le pharynx, le larynx, le plancher de la bouche, le voile et les piliers du palais avec les amygdales, les joues, toutes les glandes de la bouche, les

trompes d'Eustache et par elles l'oreille moyenne, constitue
aussi un véritable massage direct ou réflexe de la cavité

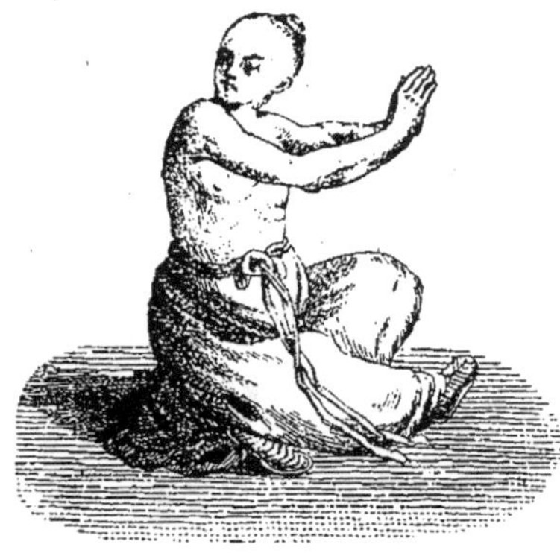

Fig. 1. — Pour dégager la poitrine,
tempérer l'ardeur du sang, dé-
lasser.

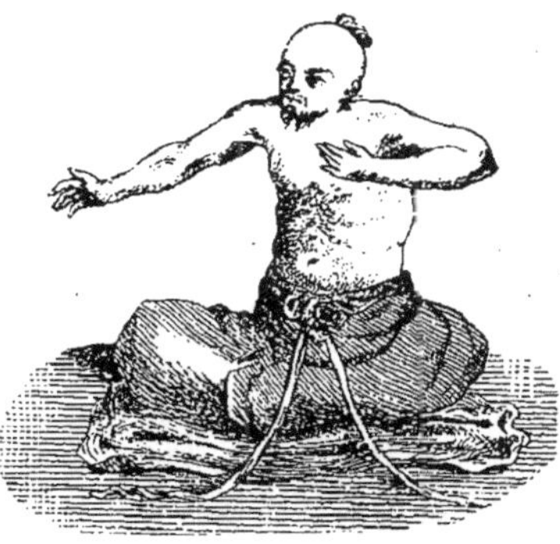

Fig. 2. — Contre l'asthme, les
douleurs de reins et d'entrailles;
il ne faut pas tourner la tête.

bucco-naso-pharyngienne, bien supérieur à nos pauvres gar-

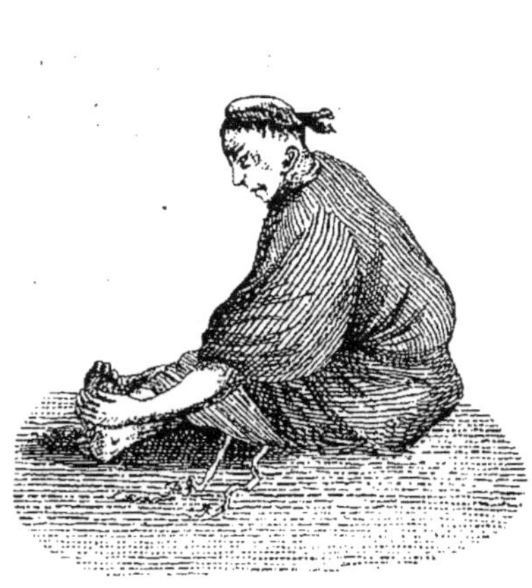
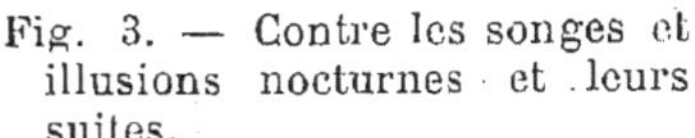

Fig. 3. — Contre les songes et
illusions nocturnes et leurs
suites.

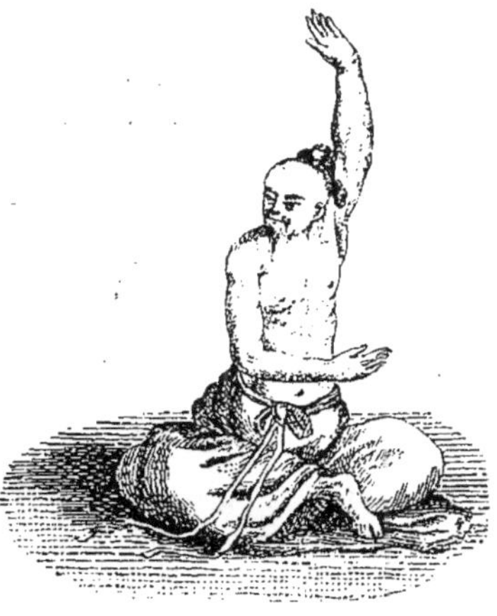

Fig. 4. — Contre les embarras
d'estomac et obstruction, la jau-
nisse.

garismes et au brossage des dents tels que la plupart des gens
le pratiquent.

Les *Mémoires sur les Chinois* sont accompagnés de

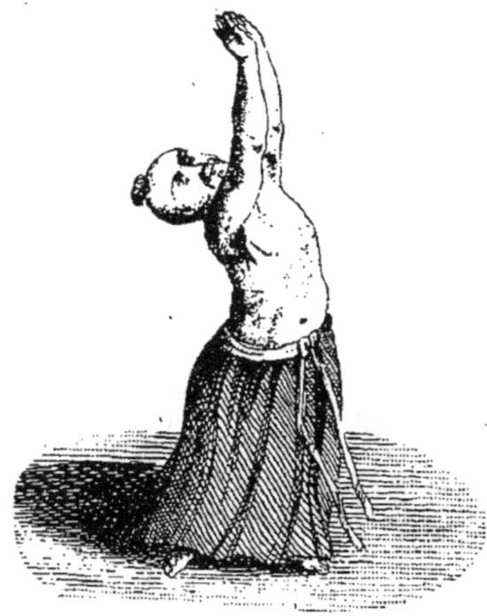

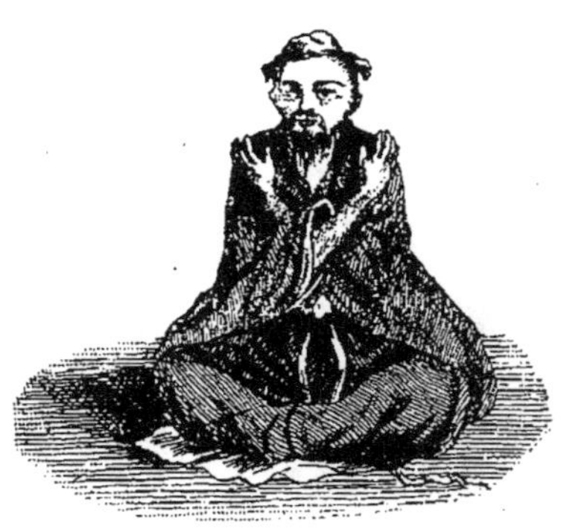

Fig. 5. — Contre les maux de cœur, la maigreur d'épuisement, la soif accompagnée de chaleur dans le corps.

Fig. 6. — Contre la plénitude et embarras dans les entrailles, avec faiblesse.

figures qui donnent une idée assez nette de certaines positions du Cong-Fou (fig. 1 à 20).

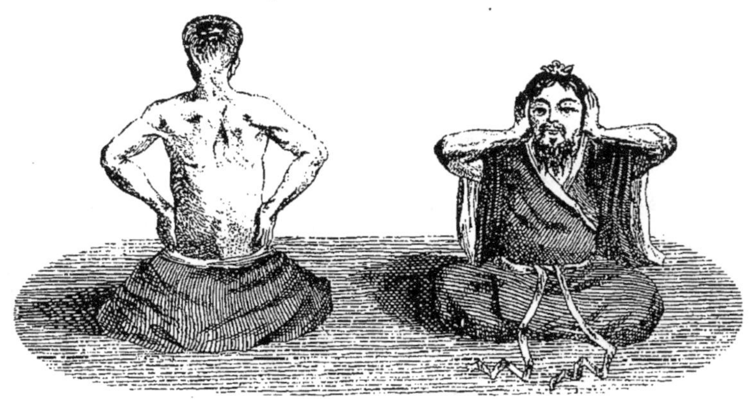

Fig. 7 et 8. — Pour entretenir la santé.

Elles ne sont malheureusement pas en nombre suffisant pour permettre de reconstituer la méthode en entier. Celles que nous possédons grâce au P. Amiot représentent la

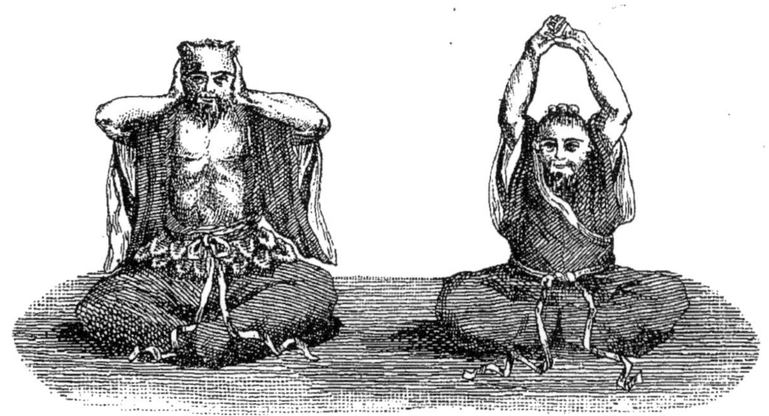

Fig. 9. — Contre les vertiges
et éblouissements.

Fig. 10. — Contre les pesanteurs
de tête, assoupissements.

plupart (17 sur 20) un sujet assis. Des indications déterminées
en précisent l'emploi.

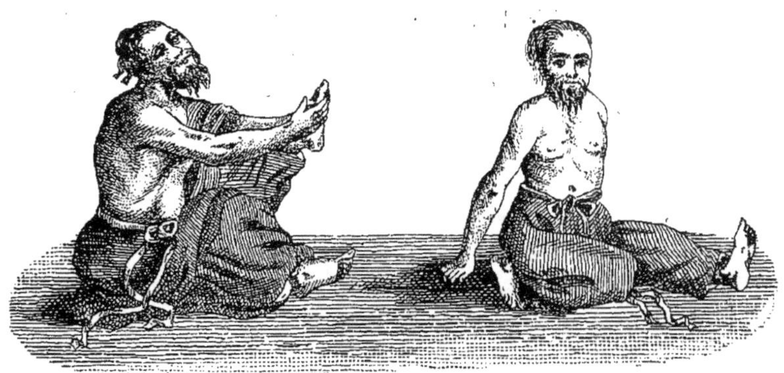

Fig. 11. — Contre les douleurs
dans les genoux, les embarras
dans les reins, les enflures de
faiblesse.

Fig. 12. — Contre la paralysie
de quelques membres. la respiration courte et précipitée,
les douleurs du bas-ventre avec
tension.

« Dans chacune de ces postures, le grand point est de respirer
d'une manière particulière un certain nombre de fois, et de propor-

tionner la longueur du Cong-Fou à la maladie. Le *mémoire* que
nous avons sous les yeux en dit quelque chose, mais d'une manière

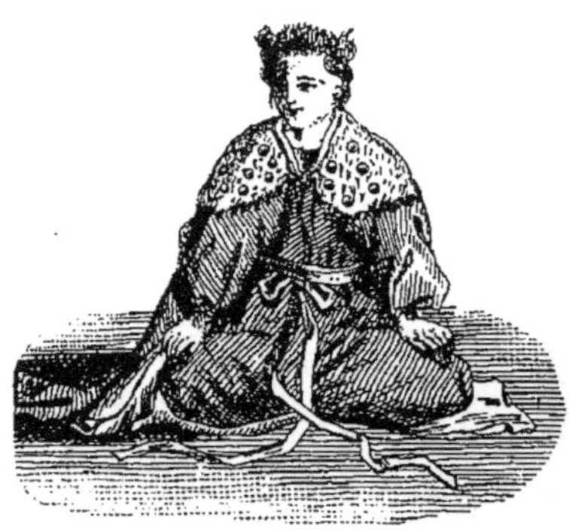

Fig. 13. — Contre les maux de
cœur avec faiblesse, douleur
et langueur.

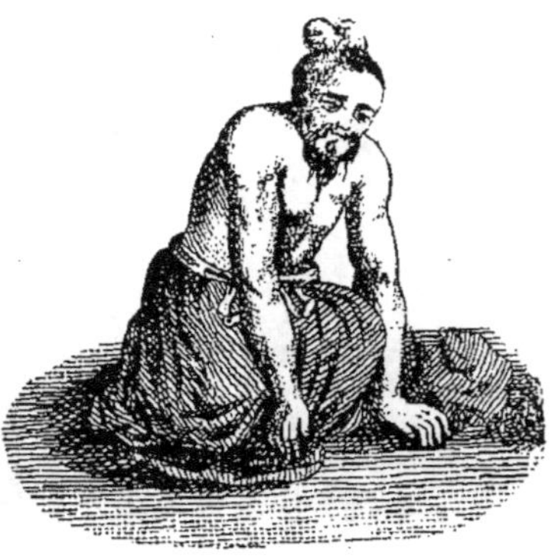

Fig. 14. — Contre les sueurs
froides, la bouche amère, les
difficultés de marcher, etc.

si obscure et dans des termes si bizarres, que nous n'avons pas osé
en risquer la traduction..... Nous avons omis, en parlant des pos-

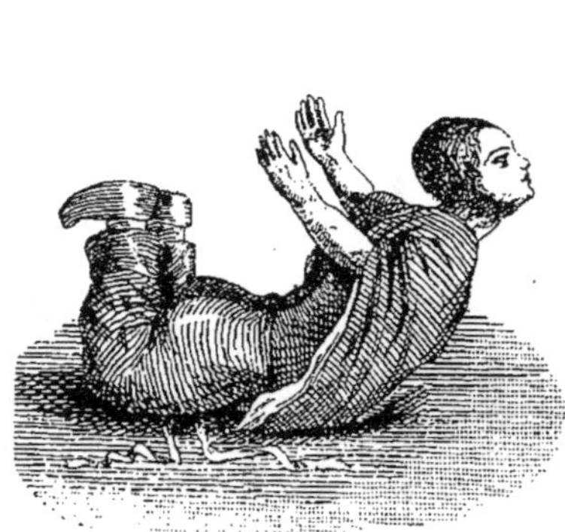

Fig. 15. — Contre la gravelle et
les sables dans les reins ; on en
débite bien des effets et des
cures.

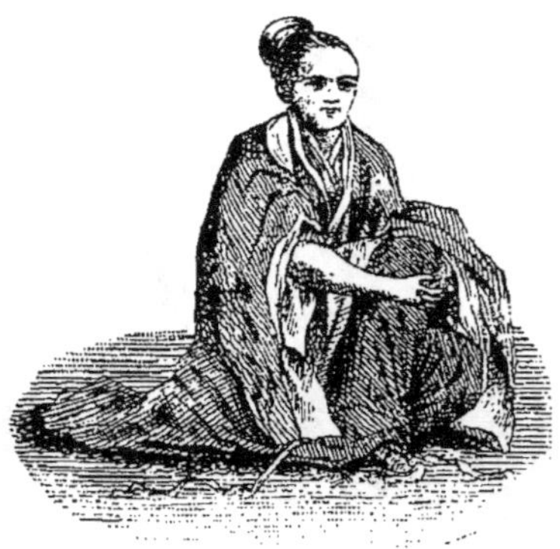

Fig. 16. — Contre la chaleur continuelle de la paume de la main
et de la plante des pieds.

tures du Cong-Fou, qu'on était nu à mi-corps, ou habillé, chargé
d'un poids sur la tête ou sur les épaules, selon la maladie ; et en

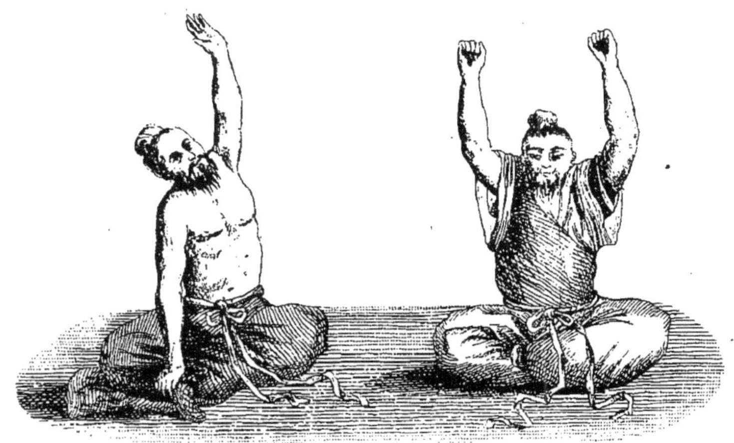

Fig. 17. — Contre les embarras
de poitrine et de suffocation.

Fig. 18. — Pour entretenir la
santé.

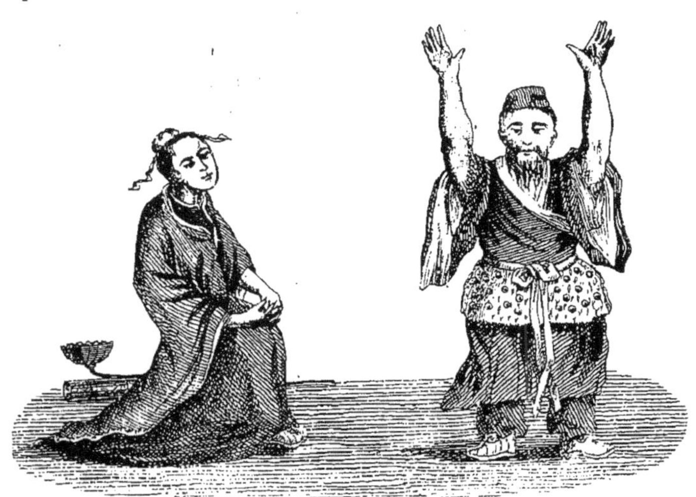

Fig. 19. — Contre la pierre et
les coliques néphrétiques.

Fig. 20. — Contre les mouvement des intestins et les inquié-
tudes dans tout le corps.

parlant de la respiration, qu'il fallait avoir la bouche à demi pleine
ou d'eau ou de salive[1]. »

1. Sans doute pour obliger à respirer par le nez (W.).

On trouve dans la théorie du Koung-Fou, paraphrasée par le P. Amiot, les éléments d'une physiologie qui, bien que de cinquante siècles antérieure à la nôtre, ne fait pas mauvaise figure auprès d'elle; qu'on en juge :

« 1° Soit qu'on envisage la circulation du sang, des humeurs et des esprits du côté des obstacles qu'y oppose la pesanteur, soit qu'on l'envisage du côté du frottement qui la retarde, il est évident que la manière dont le corps est droit ou courbé, couché ou levé, les pieds et les mains tendus ou pliés, élevés, abaissés, ou contournés, doit opérer dans le mécanisme hydraulique un changement physique qui le facilite ou le gêne.

« La situation horizontale, étant celle qui diminue le plus l'obstacle de la pesanteur, est celle aussi qui est plus favorable à la circulation ; celle d'être debout, au contraire, laissant toute sa résistance à l'action de la pesanteur, elle doit nécessairement rendre la circulation plus difficile ; par la même raison, selon que l'on tient les bras, les pieds et la tête ou levés, ou inclinés, ou courbés, elle doit y devenir plus ou moins aisée.

« Ce n'est pas tout : ce qui la retarde dans un endroit lui donne plus de force où elle ne trouve pas d'obstacle, et dès lors aide les humeurs et le sang à vaincre les engorgements qui y gênent le passage.

« On peut ajouter encore que plus elle a été gênée dans un endroit, plus son impétuosité l'y ramène avec force lorsque l'obstacle est levé [1].

« Il s'ensuit de là que les diverses postures du Cong-Fou, bien dirigées, doivent opérer un dégagement salutaire dans toutes les maladies qui viennent d'une circulation, ou embarrassée, ou retardée, ou même interrompue. Or, combien y a-t-il de maladies qui n'ont pas d'autres causes ? On peut même demander, si, excepté les fractures, les blessures, qui dérangent l'organisation du corps, il y en a quelqu'une qui n'en vienne pas ?

« 2° Il est certain que le cœur est le premier mobile de la circulation, et la force qu'il a pour la produire et la conserver est une des grandes merveilles de l'univers.

1. La figure 4 est une démonstration de cette théorie : le bras droit, appliqué contre le flanc, comprime le foie et en gêne la circulation. Une fois l'obstacle écarté, l'accélération du torrent sanguin doit favoriser la décongestion de l'organe (W.).

« Il est certain encore qu'il y a une correspondance sensible et continuelle entre les battements du cœur qui se remplit et se vide de sang, et les mouvements de dilatation et de contraction du poumon qui se vide et se remplit d'air, par l'inspiration et l'expiration. Cette correspondance est si évidente, que les battements du cœur augmentent et diminuent sur-le-champ, en proportion de l'accélération ou du retardement de la respiration.

« Or, si l'on inspire plus d'air qu'on n'en expire, ou qu'on en expire plus qu'on en inspire, son volume doit diminuer ou augmenter la masse totale du sang et des humeurs, et doit rafraîchir plus ou moins le sang qui est dans les poumons ; si l'on hâte ou retarde la respiration, on doit précipiter ou affaiblir les battements du cœur.

« Qu'on applique tout cela à la seconde partie du Cong Fou, et l'on verra que, consistant tantôt à accélérer ou à retarder la respiration, tantôt à inspirer plus d'air qu'on n'en expire, il est évident que dans le premier cas on accélère ou retarde la circulation, et par une suite nécessaire celle des humeurs ; et que dans le second, on diminue ou l'on augmente le volume d'air qui y est contenu.

« Or, tout ce mécanisme étant aidé par la posture du corps, par la position combinée et assortie des membres, il est évident qu'il doit produire un effet sensible et prochain dans la circulation du sang et des humeurs ; effet physique, effet nécessaire et intimement lié au mécanisme hydraulique du corps humain ; effet d'autant plus sûr que le repos de la nuit a rendu les organes plus souples ; que la diète de la veille a diminué la plénitude des artères, des veines et des canaux des humeurs ; que la position préparatoire a levé plus d'obstacles, etc. »

L'équilibre physique et moral, qui est le but auquel tendent les adeptes du Koung-Fou, ne se maintient que par l'influence réciproque et proportionnelle de trois forces, physique, chimique et psychique. Ceux qui atteignent ce but idéal, en même temps qu'ils gardent leur corps de toute infirmité, libèrent leur âme de l'asservissement des sens.

On voit que la sublime conception des Tao-Cheu ne le cède à aucun des systèmes philosophiques ou religieux de l'antiquité païenne qui tendent à mettre l'homme en possession de la perfection physique et morale. Mais leur physiologie est-elle à la hauteur de leur philosophie?

En outre de l'union harmonieuse des trois forces musculaire, chimique et intellectuelle, qui est comme le trépied de la vie, le Koung-Fou fait de la circulation du sang, des humeurs et des gaz, ainsi que de l'oxygénation du fluide par l'air, les deux conditions essentielles de la vie. Naturellement le mot « oxygène » n'est pas prononcé, mais la chose y est ; qu'on en juge : « L'air qui entre sans cesse dans le sang et dans les humeurs par les poumons étant comme le balancier qui tempère et entretient leur fluidité, la santé ne peut se rétablir ni subsister que par lui. »

Telle est l'interprétation que donne le P. Amiot de la doctrine des Tao-Cheu, en honneur 44 siècles avant Harvey et Lavoisier.

Il est certain que les Chinois connurent une ère de civilisation à laquelle nous ne sommes peut-être pas encore parvenus nous-mêmes, malgré les découvertes dont nous nous enorgueillissons. Rien d'étonnant à ce que leur thérapeutique ait, à cette même période, atteint l'apogée de l'art. Une longue ère de décadence et de stagnation a suivi, pendant laquelle ils ont conservé de leur splendide culture des coutumes bizarres, des gestes qui ne répondent plus à leur but, toute une machinerie, des décors pour une pièce dont il ne reste guère que la mimique, et parmi lesquels grimacent quelques vieux acteurs. Le Koung-Fou est encore en usage, mais la vraie théorie en est oubliée, et ce n'est plus qu'un assemblage de pratiques traditionnelles et superstitieuses, auxquelles peu ajoutent réellement foi, mais que l'on garde par habitude plutôt que par conviction.

La technique des exercices se transmet par un enseignement exclusivement oral. Tel artisan de village, barbier ou menuisier, qui a visité la capitale de sa province à l'époque de son apprentissage, s'est mis à l'école d'un bonze (Tao-Cheu), et, de retour au pays, forme des élèves.

Les figures ci-jointes donneront une idée des exercices dont se compose actuellement le Koung-Fou. Ceux-ci sont précédés de huit vers rimés, que les élèves apprennent par cœur, et dont chacun est comme le résumé poétique de l'exercice auquel il se rapporte (fig. 21 à 28).

Cet ensemble de versification et de gymnastique forme une sorte de livret qui a pour titre :

Chant des huit grands travaux.

Un deuxième titre rappelle que ces exercices sont destinés à « fortifier le corps ».

Les commentaires rimés des attitudes peuvent se traduire ainsi :

1° Des deux mains levées comme pour retenir le ciel : *cela aide aux trois « tsiao »* (œsophage, estomac, intestin) (fig. 21).

2° Etendre un bras après l'autre à la manière d'un homme qui tend l'arc pour lancer sa flèche sur un aigle : *cela fortifie le foie et le poumon* (fig. 22).

3° Etendre verticalement un bras après l'autre, le dos de la main en avant : *cela fortifie la rate et l'estomac* (fig. 23).

4° Tenant les deux coudes près des aisselles, fixant les pieds, et regardant en arrière : *cela vous fait éviter les cinq catarrhes et les sept blessures* (fig. 24).

5° Etendre les bras en avant, ayant les deux poings l'un contre l'autre, puis lever lentement les deux bras jusqu'à ce qu'ils soient dressés : *cela augmente la force et la respiration* (fig. 25).

6. Faire une révérence solennelle, en courbant les reins à la manière du tigre qui va bondir (fig. 26).

7° Retenir d'abord les coudes sous les aisselles, puis étendre le bras droit vers la gauche, et le bras gauche vers la droite : *cela vous évite les maladies du cœur* (fig. 27).

8° « *La nourriture se digère sur-le-champ goutte à goutte* » (fig. 28).

Règles pour se servir de ces huit exercices :

a) S'exercer environ vingt minutes après chaque repas.

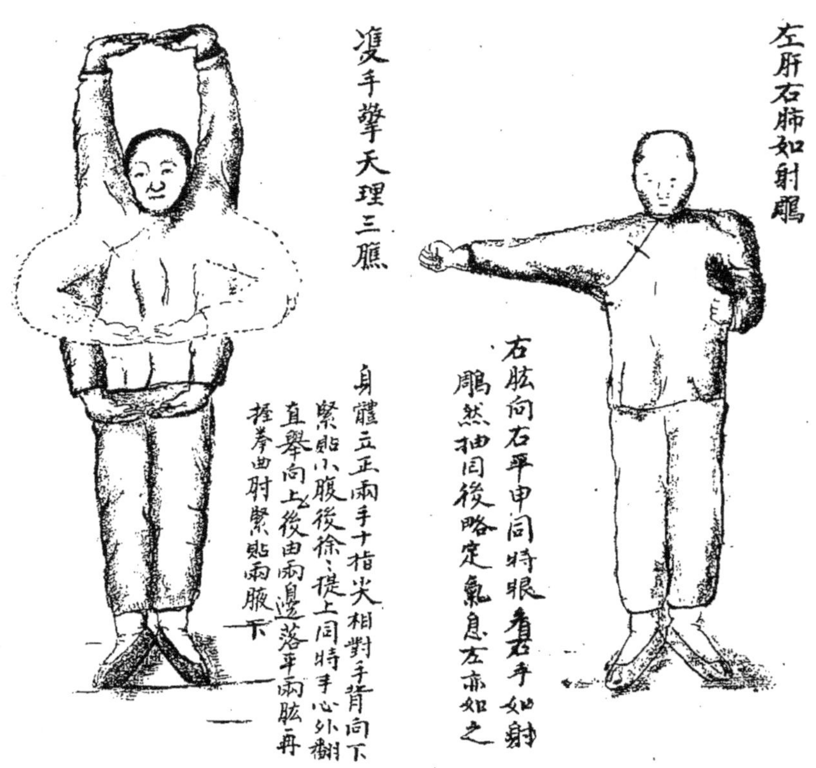

左肝右肺如射鵰

右肱向右平申同時眼看君手如射
鵰然抽回後略定氣息左亦如之

復手擎天理三焦

身體立正兩手十指尖相對手背向下
緊貼小腹後徐徐提上同時手心外翻
直舉向上後由兩邊落平兩肱再
握拳曲肘緊貼兩腋下

Fig. 21.

Fig. 22.

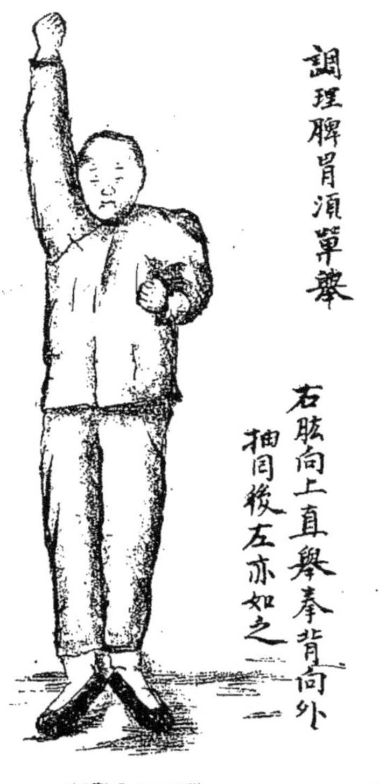

調理脾胃須單舉

右肱向上直舉拳背向外
抽回後左亦如之

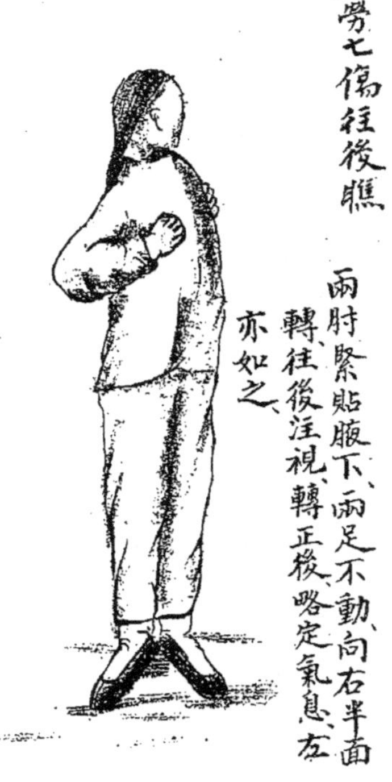

五勞七傷往後瞧

兩肘緊貼腋下兩足不動向右半面
轉往後注視轉正後略定氣息左
亦如之

Fig. 23.

Fig. 24.

仙人作揖虎洪腰

曲身向前至地、如畫畢、園、後由舊路歸原式、

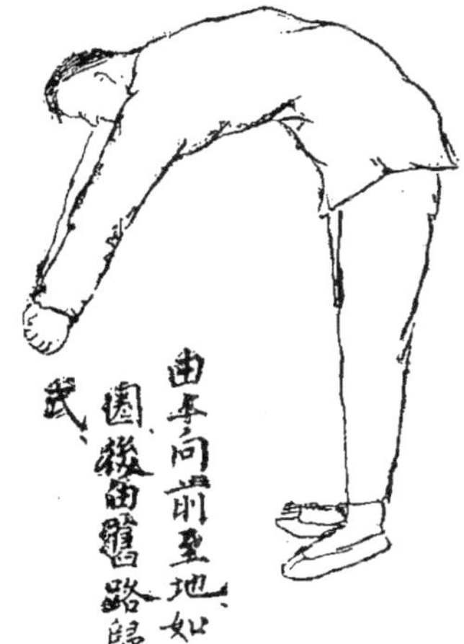

Fig. 26.

握拳瞪眼生氣力

兩肱向前平申、兩拳相對、徐、上起至上下挺直而止、

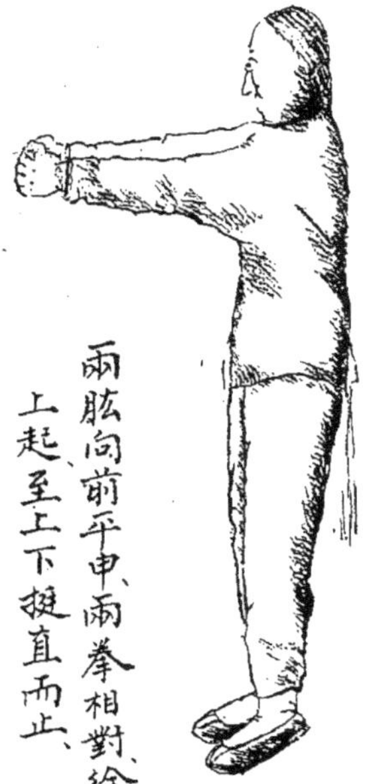

Fig. 23.

馬上點之飲食消

兩肱各向外平申五指申闊後落下至小腹、十指相對如抱斗然、後兩手提至心陷處同時脚根提起、即翻手用力急速捫下足根同時着地連着三次、

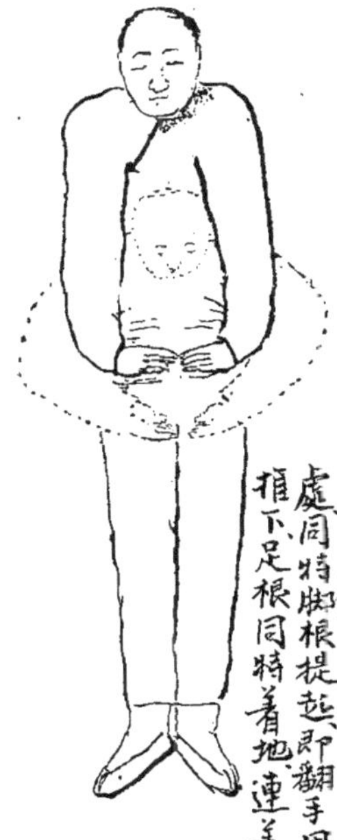

Fig. 28.

搖首擺尾去心病

兩肱抽回腋下、即右肱向左斜申、左肱由後向右斜申、同時身向左轉如半面轉式後歸原式右亦如之、

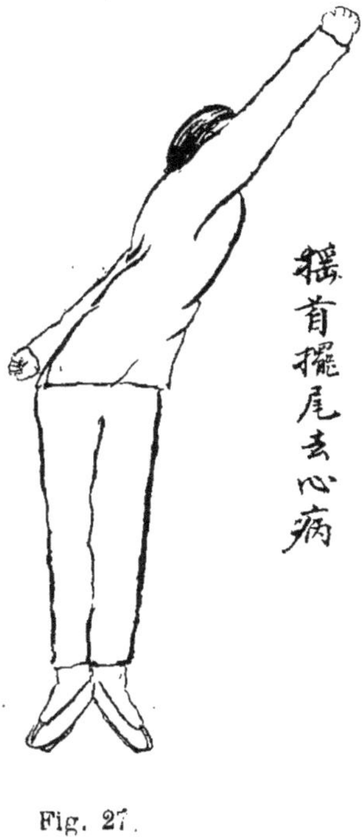

Fig. 27.

Eviter de le faire après un repas trop copieux.

b) En s'exerçant ne pas aller trop vite, mais donner toute sa force.

Les exercices doivent durer environ douze minutes. Pour la force et la durée des mouvements, se régler sur la résistance plus ou moins grande de chacun.

c) Après l'exercice, ne pas s'asseoir aussitôt, mais marcher quelques minutes.

Il est à remarquer que ces huit exercices se font dans la *station debout,* tandis que ceux dont le mémoire du P. Amiot reproduit les dessins étaient exécutés *assis,* bien qu'il ait soin d'avertir qu'il en existe d'autres dans des positions différentes.

Chacune des huit attitudes en station verticale comprend trois parties :

1° Une position de départ : station verticale ;

2° Un exercice des bras ou du tronc ;

3° Un mouvement de respiration.

Si on laisse de côté les « cinq catarrhes et les sept blessures» dont la signification nous échappe, ce reliquat moderne de l'antique physiothérapie chinoise mérite autre chose qu'un haussement d'épaules et de faciles épigrammes. Tout nous sépare de la mentalité des Célestes : le temps, la distance, l'hérédité, la religion, l'éducation. Que diront les médecins de l'an 6 000 de nos méthodes et de nos formules? Cette gymnastique d'attitudes, de mouvements et de respiration ressemble étrangement aux pratiques du système de Ling : tout y semble combiné pour favoriser le jeu des grandes fonctions, fortifier la musculature péri-viscérale plutôt que celle des bras, et accélérer la déplétion veineuse des gros viscères, poumons, foie, rate, tube digestif. On y trouve jusqu'à la pression vibrante contre la ptose des viscères. A tous ces titres, si elle ne peut prétendre à la valeur d'une méthode curative, son rôle préventif est indéniable et parfaitement rationnel.

Quant au massage, il est actuellement encore très usité en Chine, en particulier celui de la tête, dans lequel les barbiers se sont spécialisés. On sait que les Célestes se font[1] raser le haut du crâne, ne gardant qu'une natte de cheveux. Cette opération terminée, et la natte étant tressée, le massage, complément facultatif, est pratiqué de la façon suivante :

« Le patient est assis sur une chaise, l'opérateur se tient devant lui, les deux mains étendues et appliquées sur le crâne fraîchement rasé, les pouces l'un contre l'autre. Les deux pouces massent alternativement de bas en haut la base du nez, puis ils s'écartent en pressant sur les yeux clos. Les réunissant ensuite sur le devant du crâne, l'opérateur les écarte l'un de l'autre en massant alternativement les deux tempes du sommet du crâne jusqu'à l'oreille.

Alors, à gauche d'abord, les pouces réunis descendent de l'oreille à la nuque, sur le côté du cou,; l'opérateur presse la carotide d'une main, tandis que l'autre donne un coup assez sec à la tête et l'incline en sens opposé, d'un mouvement de va-et-vient répété. De même à droite.

Voilà pour le massage avec le pouce.

Une autre opération qui suit ou accompagne, c'est le *pincement* (soit entre le pouce et l'index, soit à pleine main) surtout de la base du nez, du bas du front, et des deux côtés du cou (région de la carotide), pinçant peau et chair à la fois. Un autre mode de pincement des mêmes endroits se fait entre l'index et le médius, la face dorsale de ces doigts appliquée sur la peau, qui est saisie entre les deux articulations de la deuxième phalange.

Voici également d'autres formes de massage :

---

1. Peut-être ne faut-il pas trop se hâter de dire : *se faisaient.*

Tapotement de la main plate sur le front, le crâne, les tempes.

Pincement, entre le pouce et les autres doigts, de la région de l'épaule.

Tapotement à poings fermés sur les omoplates (alterna-tivement des deux mains, comme en tambourinant) et le long de l'épine dorsale, ou plutôt sur l'échine même, le patient se courbant de façon à la bomber.

L'empirïque chinois donne de ces manœuvres les explica-tions suivantes, touchant le but à atteindre :

Mettre à l'aise les veines du crâne, leur donner du jeu.

Assouplir le grand nerf de chaque côté (du cou ?) et l'arti-culation des épaules.

Mais surtout, remède contre les maux de tête, les lour-deurs.

Il faut essayer de produire une abondante suée de la tête, pour la dégager et déterminer un bien-être général.

Dans tout le Nord de la Chine, ce massage est pratiqué généralement par tous les barbiers, même ceux des vil-lages [1]. »

Pour le massage de la tête et du cou, que l'on compare la position indiquée dans le Koung-Fou avec les figures du Traité de Widé et Bourcart : *même attitude* du patient et de l'opé-rateur. Dans l'une et l'autre technique, les *manœuvres* se composent :

d'effleurages et de pressions des nerfs ;

de mouvements du cou ;

de malaxation des tissus mous ;

de tapotement à main plate et à poings fermés.

Le *but* est identique :

1. Ces détails sur la pratique actuelle du Koung-Fou, et les dessins des figures 21 à 28 nous ont été communiqués par un missionnaire (W).

décongestionner la circulation veineuse de la tête et du cou ;

assouplir la musculature et les articulations cervicales et scapulo-humérales ;

guérir la céphalée ;

provoquer un bien-être général.

La kinésithérapie chinoise opérait-elle des guérisons ? Le P. Amiot, qui n'est pas suspect de tendresse pour elle, l'affirme positivement, et la proposait à l'étude impartiale des savants de son époque. Peut-être son appel fut-il entendu du côté de Stockholm.

*
* *

INDE

LES EXERCICES DE L'AYAR-VÊDA — LE CHAMBONING

En 1845 parut à Calcutta un livre qui fit grand bruit à l'époque. C'était, publiée par le Dr Wise, une compilation d'extraits authentiques des anciens livres de médecine hindoue (Commentary on the hindou systeme of medicine). Avant lui, sir W. Jones avait retrouvé quelques fragments du IVe livre sacré des brahmanes, l'*Atharva-Véda*, contenant un traité de médecine, l'*Ayar-Véda*. Un autre traité, d'origine *divine*, comme ses semblables, c'est-à-dire révélé, nous est parvenu. Il date d'au moins dix siècles avant l'ère moderne. On y trouve prescrite, entre autres exercices, la *retenue de la respiration* contre l'asthme. Déjà nous trouvons employée la même pratique, avec la même indication, dans le Cong-Fou des Tao-Tsé. Récemment un médecin allemand, le Dr Saenger, préconisait une formule d'inspiration *filée* et d'expirations successives qui n'est, somme toute, que la méthode chinoise et hindoue (in *Revue de Cinésie*, n° 11, 1904, d'après « le Gymnaste suisse »).

MÉGASTHENÈS, historien grec envoyé en mission dans l'Inde au IIIe siècle avant Jésus-Christ, rapporte que « parmi les brahmanes, il y a un ordre de médecins qui s'appuie principalement sur la *diète* et le *régime*, ensuite sur des *procédés externes*, ayant une grande défiance des effets de modes de traitement plus puissants. C'est pourquoi on dit qu'ils se servaient de charmes pour venir en aide à leur médecine ».

Ainsi la physiothérapie (diététique et mouvement) florissait dans l'Inde il y a plus de 2 000 ans, et déjà les bons effets qu'on en obtenait étaient mis au compte de la suggestion. *Nier* a toujours paru plus facile que *contrôler* : on peut nier de son fauteuil.

En quoi consistait la cinésie des Hindous? Leurs livres de médecine sont consacrés principalement à la description d'exercices hygiéniques, en quoi ils ne diffèrent pas sensiblement des compilations qui ont pullulé à partir du XVIe siècle sur la même matière. Mais où la curiosité s'éveille, c'est lorsqu'on voit que les exercices d'ensemble (lutte, sabre, bâton) sont précédés de *mouvements individuels, isolés* (qui les préparent pour ainsi dire), *des différentes parties du corps et des divers groupes musculaires.*

Nul doute que les Grecs ne se soient inspirés de cette pratique, qu'on retrouve chez Ling et les Scandinaves, et nous sommes d'autant plus fondés à émettre cette assertion que nos ancêtres voyageaient soit par goût, soit par nécessité, pour satisfaire leur curiosité comme pour créer des débouchés à leur industrie et qu'à l'instar des nations modernes, les peuples de l'antiquité, les Grecs en particulier, envoyaient des savants en mission chez les autres peuples pour leur emprunter ou du moins y étudier leurs méthodes.

Le massage faisait partie de ces exercices préliminaires, et on le pratiquait *de haut en bas,* de la racine des membres vers leur extrémité : « Les muscles des bras, des mains, du dos, de la poitrine, du ventre, des cuisses, sont pressés du haut en bas ; le masseur les tourne ou les tord transversalement aux fibres musculaires, ceux de la partie supérieure du bras et de la cuisse toujours en dedans, ceux de la partie inférieure de la cuisse en dehors. Cela s'appelle *éveiller le corps* » (d'après N. Dally).

Tout le monde connaît le shampooing, cette friction savonneuse que nos coiffeurs ont empruntée aux Anglais : or *champooing* n'est qu'une corruption du mot hindou *chamboning,* qui désigne une sorte de pétrissage doux dirigé toujours des extrémités supérieures du corps et des parties supérieures des membres vers les parties inférieures.

Cette forme de massage se retrouve dans la méthode suédoise, à laquelle Stapfer l'a empruntée, et dont il fait un usage si fréquent sous le nom de *roulement musculaire* des quatre membres (pétrissage centrifuge).

* *

HELLADE

GYMNASTES ET MÉDECINS, PÉDOTRIBES ET ALIPTES

L'Inde exerçait sur les cités de l'Hellade une influence qu'elle devait à l'antiquité de sa civilisation, au prestige lointain et mystérieux de ses traditions, de sa religion, de ses richesses. Alexandre ne fut pas le seul entraîneur de peuples qui en rêva la conquête. Nous avons vu que les Grecs y envoyaient des *missionnaires.* Ils lui empruntèrent sans doute, pour la gymnastique et la médecine, plus qu'on ne peut affirmer sur preuves, mais autant que les acquisitions qu'ils lui devaient dans d'autres domaines permettent de supposer.

Je ne m'attarderai pas à décrire les jeux homériques, de quelque charme que soient, à l'âge où on les lit en amateurs, ces épisodes auxquels notre prime jeunesse préférait d'autres lectures où le dictionnaire était superflu.

Une grande part de ce que nous savons de la gymnastique médicale chez les Hellènes nous vient d'HIPPOCRATE. Notre illustre confrère fut élève d'HÉRODICOS, gymnaste renommé, père de la kinésithérapie, s'il faut en croire Tissot. Il est vrai que Galien attribue cette invention à ESCULAPE et que MÉDÉE, qui pratiqua officieusement, ou illégalement, la médecine (ce qui la fit traiter de magicienne), rendait la jeunesse aux personnes âgées et la santé aux infirmes au moyen de l'hydrothérapie et du massage. Quoi qu'il en soit, nous trouvons à l'origine de la gymnastique médicale le même phénomène qui marque le début de presque toutes les grandes inventions ou réinventions d'empiriques (hydrothérapie, cures de Schroth, de Kneipp, de Rikli) : un homme, le plus souvent fruste, parfois illettré, mais qui observe. Ici l'inventeur se rapproche plutôt du type Thure-Brandt, le génial « père de la gymnastique appliquée au traitement des maladies de la femme ».

HÉRODICOS était *gymnaste*. Ce titre était réservé à une classe de personnages dont les fonctions exigeaient une culture étendue, surtout dans le domaine de la médecine et de l'hygiène. Ils devaient, non seulement connaître à fond, cela va de soi, tous les exercices et les mouvements dont les *pédotribes,* sous leur direction, appliquaient et enseignaient les éléments, mais encore et surtout ils dirigeaient l'entraînement des amateurs et des athlètes, veillaient à leur état moral, leur servaient d'intermédiaire entre eux et leurs parents qu'ils tenaient au courant de leurs progrès, les encou-

rageaient au moment des jeux publics, les réprimandaient
au besoin. La loi les autorisait à les mettre à mort en cas de
faute grave. Parfois ils leur enseignaient une « botte secrète ».
Enfin il les soignaient lorsque la maladie ou les blessures les
éloignaient de l'arène. Philostrate (trad. Mynas), à qui nous
devons ces détails, s'exprime ainsi à leur sujet :

« Quelle idée faut-il se former de la gymnastique ? Quelle
« autre, si ce n'est de la regarder comme *une science formée*
« *de la médecine et de l'art de frotter les corps ;* mais comme
« *plus parfaite que cet art, et comme une partie de la méde-*
« *cine*. A quel degré participe-t-elle de l'un et de l'autre,
« c'est ce que je vais montrer.

« Combien y a-t-il de formes de luttes ? C'est au *frotteur*
« des athlètes à les indiquer, en prescrivant l'opportunité,
« les mouvements et la mesure, et comment l'athlète doit se
« tenir en garde, ou vaincre son adversaire qui est aussi sur
« ses gardes : le *gymnaste* à son tour les instruira aussi,
« malgré l'instruction qu'ils ont déjà reçue ; mais dans quel
« cas l'athlète doit agir dans la lutte, ou dans le pancrace, ou
« bien échapper à son adversaire, quand il a l'avantage, ou
« le repousser, ce sont des choses que le gymnaste n'aurait
« pu savoir s'il ignorait l'art du frotteur : sous ce rapport
« donc, l'art de ces maîtres est le même. Cependant purifier
« les humeurs, chasser le superflu, amollir les parties dures,
« donner du corps à quelques autres, redresser ou fortifier,
« tout cela est du domaine de la gymnastique, choses que le
« frotteur ignore, ou bien s'il les connaît, il s'en servira de
« manière à faire souffrir les athlètes, en torturant le sang
« généreux des hommes libres : voilà sous quel rapport la
« gymnastique est plus parfaite que la science du frotteur.

« A l'égard de la médecine, voici ce qu'elle est :

« Toutes les maladies que nous appelons catarrhes, hydro-

« pisies, phtisies, ainsi que les différentes épilepsies, les
« médecins les guérissent par des bains, par des potions ou
« par des emplâtres, tandis que la gymnastique les fait cesser
« par la diète et par la friction. Si l'athlète éprouve quelques
« fractures ou blessures, la vue troublée ou quelques désar-
« ticulations, il faut le conduire chez le médecin, la gymnas-
« tique ne peut rien là-dessus.

   « Par ce que je viens de dire, je pense avoir démontré le
« rapport de la gymnastique avec la médecine et avec l'art de
« frotter, cependant je crois y reconnaître encore ce qui suit :
« le même médecin ne saurait connaître toutes les bran-
« ches de la médecine, l'un peut dire avoir connaissance des
« fractures, l'autre des fièvres, celui-ci guérit les yeux et celui-
« là les phtisiques, et quoique ce soit une grande chose pour
« la médecine d'obtenir le moindre succès, il se flatte de con-
« naître toute la médecine ; mais pour la gymnastique on ne
« peut pas en promettre toute la connaissance. »

On voit par cette description que le *masseur* ou *frotteur*
était chargé spécialement du dressage élémentaire de l'athlète,
tandis que le *gymnaste* et le *médecin* se partageaient le
domaine de l'entraînement, de l'hygiène, de l'orthopédie et
de la thérapeutique. Au gymnaste revenait le traitement des
troubles de sécrétion, des affections du système nerveux
(qu'on confondait sous le nom général d'épilepsies) et de la
nutrition. Le médecin se réservait les plaies, les affections
oculaires et, qui l'eût cru ? les traumatismes du squelette, où
personne ne songe plus, à l'heure actuelle, à contester le rôle
prépondérant de l'orthopédie, de la mobilisation, de la gymnastique, et du massage. Déjà, au temps de Philostrate, les
gymnastes se spécialisaient dans telle ou telle branche de
leur art. C'est aussi la tendance actuelle, puisque les indications de la kinésithérapie, comme nous le verrons, s'étendent

de plus en plus en même temps que la doctrine se précise et que se perfectionne la technique.

L'étude de la gymnastique et du massage dans l'antiquité n'est pas seulement intéressante au point de vue spécial ; elle éclaire d'un jour inattendu quelques-unes des légendes qui sans elles restaient inexplicables. La mythologie nous apprend que Prométhée créa l'homme avec de la boue, ou le frotta d'argile après l'avoir créé. En réalité, cette légende veut dire que Prométhée, frotteur, ou peut-être gymnaste réputé, donnait de la vigueur, par des frictions, aux corps confiés à ses soins. Nous savons en effet que ces frictions se faisaient au moyen de poussière ou de boue. Ainsi s'explique également la légende tragique de la sorcière Médée.

Un siècle avant Galien, les athlètes n'étaient déjà plus ce qu'ils furent dans les fastes glorieux de la Grèce ancienne. Aux temps héroïques, « ils faisaient des exercices de guerre dans la gymnastique, et ceux de la gymnastique dans la guerre. » Mais, envahis par la mollesse et la bonne chère *siciliennes*, ils perdirent de leur vigueur et *s'abandonnèrent aux mains des médecins*.

« Et d'abord c'est la médecine qui a gâté la gymnastique « en se faisant voir un conseiller d'expérience d'un art effé- « miné plutôt que propre aux athlètes. Elle leur enseigne la « paresse... elle leur donne des apprêteurs de mets et des « bons cuisiniers qui les rendent gourmands et ventrus ; elle « leur ordonne de se nourrir de pains légers et bien cuits, « et de se remplir le ventre en se servant, contre le bon sens, « des poissons qui peuplent la mer, en désignant leur qualité, « et présentant comme lourds ceux de limon, tendres ceux « des rochers, charnus ceux de la mer, délicats ceux qui se « nourrissent d'herbage, et sans goût ceux qui mangent de « l'algue ; elle ordonne ensuite d'une manière étrange, au

« sujet de la chair de porcs, de regarder comme mauvais ceux
« qui paissent sur les rivages, à cause de l'ail marin dont les
« bords de la mer abondent ; de s'abstenir de ceux qui pais-
« sent près des rivières à cause des crabes qu'ils mangent ;
« de n'admettre que ceux qui se nourrissent de cornouilles
« et de glands. Cependant ce régime voluptueux excite au
« plaisir de l'amour, et détériore la bonne santé du corps.
« C'est l'œuvre de la médecine. »

Voilà des reproches que Philostrate ne pourrait plus faire
à nos régimes modernes, où les farineux, les viandes blanches
bien cuites, l'abstention de ce qui flatte le goût et « excite au
plaisir de l'amour » ont remplacé les délicieux petits cochons
qui se nourrissent de glands.

On a vu que le gymnaste avait droit de haute et basse
justice sur le peuple des athlètes, et qu'il en usait jusqu'au
bout. Il écartait des exercices ceux qui ne s'y présentaient
pas dans les conditions requises et voici à quels symptômes
il reconnaissait les « indignes ».

La pesanteur des sourcils, la respiration profonde, l'en-
flement du creux des clavicules, et le petit gonflement des
parties latérales des lombes accusaient les gros mangeurs ;
les amateurs de vin de Chypre étaient trahis par leur gros
ventre, leur aspect hilare et la sueur qui couvrait leurs reins
et leurs fémurs ; les débauchés se présentaient à l'exercice
sans force, sans souffle, sans courage, et se fatiguaient promptement. De plus, chez eux, le creux des clavicules était
marqué, l'ischion comme disloqué, le thorax resserré, la peau
froide.

Quelle précision dans les détails de l'observation et qui
confirme ce que les maîtres du massage ont toujours avancé,
à savoir que le palper affine le toucher et perfectionne le
diagnostic !

Les Grecs usaient déjà de la plupart des ressources de la physiothérapie actuelle. Les bains de soleil étaient d'un usage courant chez eux, et nos ancêtres en thérapeutique savaient fort bien distinguer l'exposition au soleil ou *bain de lumière* du bain de soleil ou *sudation ;* distinction si nettement mise en relief par Monteuuis (de Nice) et sur laquelle il insiste longuement et avec raison. Déjà Philostrate formule les mêmes critiques contre *les ignorants qui s'exposent à l'ardeur de tous les soleils :* « Les athlètes de « science qui raisonnent ne le font pas toujours et indifférem- « ment ; ils s'exposent à ceux qui sont convenables, car les « soleils, pendant le vent du nord et la sérénité, sont purs « et propres à l'insolation (bains de soleil ou de lumière de « Monteuuis), parce que leurs rayons tombent par l'atmo- « sphère pure ; tandis que ceux du temps du sud et nébuleux « sont humides et très chauds, propres à amollir plutôt qu'à « chauffer. Voilà pour les jours d'insolation. »

« Rikli s'exprime en termes presque identiques :

« Ce qu'il y a de plus délicieux pour l'être physique, c'est « un bain de lumière, quand il est pris *par un ciel serein,* à « une température moyenne de 18 à 20° C. Cet état presque « paradisiaque suscite chez tous une étonnante sensation de « bien-être, une animation et une conscience de soi supé- « rieures. »

Et qu'on ne s'étonne pas, dans une étude sur la gymnastique, d'une digression qui semble être en dehors du sujet :

« Le bain atmosphérique (bain d'air, de lumière, de soleil) « a un dernier mode d'action, c'est la suractivité fonctionnelle « qu'il imprime à l'organisme et en particulier au cœur.

« Ce mode d'action, il ne faut pas le perdre de vue, car « pour les faibles, il constitue une dépense qui souvent doit « régler sa durée et son hygiène ; il commande pour eux la

« position horizontale au lieu de la marche et des exercices
« de gymnastique qui pourtant en Allemagne sont la règle...
« Même pris dans la position horizontale, le bain de lumière
« est pour l'organisme la source d'une réelle fatigue par la
« suractivité fonctionnelle qu'il entraîne (Monteuuis).

ORIBASE, médecin et ami de l'empereur Julien, peut être
rangé au nombre des médecins grecs anciens, non pas seulement à cause de la langue qu'il emploie, mais parce que son
œuvre est une compilation de textes, la plupart d'origine
hellénique. Il avait publié, par l'ordre de Julien, une encyclo-
pédie en LXX livres de toutes les connaissances médicales de
son temps ('Ιατρικαὶ Συναγωγαί, *Collectanea medicinalia*),
formée d'extraits textuels de Galien, d'Antyllus et autres.
Plus de la moitié de cette anthologie est perdue. Quelques
extraits nous donneront une idée de l'emploi que les Grecs
faisaient du massage et de la gymnastique dans la pratique
médicale :

« Quant à ceux qui ont des affections chroniques, ils doi-
« vent se coucher seulement pendant les exacerbations : dans
« les intervalles, rien ne les empêche de prendre du mouve-
« ment, car ils ont besoin de quelque chose qui les remue et
« d'excitations variées » (tiré d'Antyllus).

La thérapeutique moderne n'a rien changé à ces prescriptions, et l'on notera la justesse de l'observation concernant
le besoin d'excitants chez les neuro-arthritiques.

Dans un autre passage, soulignons une remarque dont
nous vérifions quotidiennement l'exactitude tout en en modi-
fiant la conclusion :

« Si les malades ne supportent pas l'application des mains

« parce qu'elle leur donne *la même sensation que lorsqu'on touche une plaie,* il faut arrêter la friction. »

L'expérience nous apprend que la sensation de plaie, de contusion, d'abcès, qui fait partie de la symptomatologie subjective de *la cellulite*, loin d'être une contre-indication du massage, ne peut disparaître *que par un massage spécial;* avec elle disparaît également la cause qui la fait naître et l'entretient. Mais *la friction* est en effet nuisible.

« La promenade fait beaucoup de bien à ceux qui ont la sciatique... La course est utile aux gens affectés de sciatique. »

Il y a beaucoup de réserves à faire sur ce chapitre.

Les auteurs grecs appréciaient la valeur du mouvement passif chez certains fébricitants, chez les convalescents, chez ceux qui souffrent d'insomnie. Comment tant et de si excellents conseils ont-ils pu être oubliés pendant des siècles et pourquoi les générations médicales actuelles ont-elles si peu recours à des pratiques dont la valeur s'impose à celui qui réfléchit?

Les hydrothérapeutes trouveront matière à discussion dans le passage suivant, relatif à la natation.

« La natation est nuisible à la tête, qu'elle se fasse dans la mer ou partout ailleurs. Dans l'eau douce elle produit les mêmes effets à un degré faible et peu intense ; voilà pourquoi il faut la défendre ordinairement, car elle est nuisible aux tissus nerveux à cause du froid et de l'humidité qu'elle produit chez ceux qui restent longtemps dans l'eau. La natation dans les eaux minérales et chaudes ne convient pas parce qu'elle remplit la tête; il faut rejeter à plus forte raison la natation dans de l'eau chauffée artificiellement » (Oribase, tr. Bussermaker et Daremberg).

Les exercices étaient, chez les Grecs, précédés et suivis

d'un massage, pratiqué par les *aliptes*. L'huile servait habituellement à ces frictions ; dans un but thérapeutique on la remplaçait par d'autres ingrédients, en général détersifs, spécialement dans la gale, le pityriasis, le phtiriasis et autres affections cutanées. Mac-Auliffe croit que l'art du masseur n'était pas réservé aux seuls habitués de la palestre, et qu'en outre les Grecs ont peut-être connu le massage gynécologique. Il base cette dernière opinion sur un passage d'Hippocrate (trad. Littré, livre V, § I, tome V, p. 205), où il est question d'une femme qui présentait, avec de la fièvre continue, une dureté sous-ombilicale. Cette tumeur fut malaxée ; du sang fut évacué par le bas, et la malade guérit.

Je ne suis pas aussi convaincu que notre érudit confrère de l'antiquité du massage gynécologique, pour les raisons suivantes : la malaxation abdominale était d'un usage courant, non seulement dans les cas gynécologiques, mais dans toutes sortes de tumeurs abdominales, les intestinales en particulier. Mac-Auliffe lui-même en cite maints exemples (*La Thérapeutique physique d'autrefois*, Paris, p. 393). De plus, il s'agissait ici de manœuvres purement externes. Enfin, l'expression « par le bas » est obscure : si elle s'applique à l'anus, il peut s'agir soit d'une tumeur péri-annexielle ou annexielle ouverte dans le rectum, soit d'un amas de matières fécales dont l'expulsion fut accompagnée d'un flux hémorroïdaire. Si au contraire le sang s'écoula par le vagin, il faudrait entendre que la malade fut atteinte d'une poussée subaiguë de cellulite péri-cœco-annexielle, dont la résolution, favorisée (?) par le massage, coïncida avec le flux menstruel. Je me hâte d'ajouter que les manœuvres du praticien grec ne me paraissent ressembler, ni de près, ni de loin, à ce que nous pratiquons et enseignons sous le nom de Kinésithérapie gynécologique.

Les anciens avait remarqué que le massage diminuait le ventre et augmentait le volume des autres parties du corps. Mac-Auliffe donne de cette différence dans les résultats une explication fort vraisemblable (*ibid*). On pourrait ajouter cette raison : les manœuvres des *aliptes*, fort énergiques, produisaient un gonflement du tissu cellulaire aussi bien dans la paroi abdominale que dans le reste du corps ; mais, dans le ventre, elle était beauconp moins appréciable que partout ailleurs, parce que la disparition du contenu intestinal (matières et gaz) y amenait un affaissement plus visible que l'œdème de la paroi.

Les effets réflexes du massage n'ont pas échappé aux observateurs de l'antiquité, qui distinguent dans les frictions le *genre actif* (effets directs) et le *genre passif* (modifications qu'elles produisent dans un territoire éloigné, effets réflexes). Ils s'étendent longuement sur la durée et l'énergie des manœuvres, et ces dissertations nous ont paru un peu subtiles.

*
* *

ROME

DÉCADENCE DE LA GYMNASTIQUE ET DU MASSAGE

Les Romains usèrent beaucoup du massage, mais plutôt comme complément du bain qui était devenu, à l'époque impériale, leur principale et favorite occupation, que comme thérapeutique. Quant aux exercices gymnastiques, ils leur préférèrent, aux temps glorieux de la République, la guerre et les exercices militaires et, plus tard, les jeux du cirque et les combats de gladiateurs. Cependant Plutarque rapporte un fait intéressant : « César, pour se guérir d'une névralgie générale, se faisait *pinçotter* chaque jour par ses esclaves »

(N. Dally). En se soumettant à cette thérapeutique, l'illustre capitaine ne faisait-il que suivre une pratique courante à son époque, ou plutôt n'avait-il pas eu l'occasion, dans ses campagnes en Orient et en Egypte, de s'initier aux bienfaits du *traitement manuel neuro-dermique* pour combattre les névralgies dont il souffrait déjà?

« L'avènement du christianisme accentua encore la décadence des exercices physiques, et l'abolition des jeux olympiques, décrétée en 394 par Théodose sous l'influence des nouvelles idées, porta un coup très grave à la gymnastique » (Mac-Auliffe).

A partir de cette époque, nous ne possédons aucun document sur l'application du mouvement au traitement des maladies. Il est du reste fort probable que des méthodes passées il ne subsista pendant plusieurs siècles que des traditions déformées, qui se perpétuèrent surtout dans le peuple, et dont les pratiques actuellement encore en vigueur dans certaines contrées sont le vestige.

*
* *

EUROPE. — RENAISSANCE ET TEMPS MODERNES

MERCURIALI. — FULLER. — HOFFMANN. — N. ANDRY
TISSOT. — AMOROS. — LING

Mais au souffle ardent du renouveau scientifique et littéraire, qui vint animer l'Occident au xvie siècle, la gymnastique fut remise en honneur, du moins dans les écrits de quelques médecins. Les fragments retrouvés dans Hippocrate, Galien, Celse et autres, et dont quelques parcelles s'étaient conservées oralement ou plutôt pratiquement par l'intermédiaire des médecins arabes, furent recueillis et mis au jour par Mercuriali (1569), de Vérone, imité bientôt par Pierre Faber, de Toulouse ; Marsili, de Vérone ; Archange Tuccaro, de l'Abruzze. Mais dans le temps même que le mouvement visait à reprendre sa place légitime dans la thérapeutique (reprise que favorisait l'essor donné par les physiciens à la mécanique), la médication chimique livrait les malades à l'empirisme le plus grossier. Il est juste de dire que les efforts des rénovateurs de la palestre grecque ne dépassèrent jamais les limites des belles périodes oratoires et de la dissertation académique.

Quelques signes avant-coureurs d'une renaissance vraiment pratique de la cinésie se firent pourtant sentir vers la seconde moitié du xviii° siècle. Le médecin anglais Fuller préconisa l'exercice « pour la guérison de plusieurs maladies, comme la consomption, l'hydropisie, la gale et autres éruptions cutanées ». Son ouvrage est manifestement une adaptation tirée d'Oribase, qui vantait déjà de seconde main la natation et la friction contre l'hydropisie, la psore (gale) ou les dartres, contre l'émaciation et la phtisie (consomption). Fuller garde la friction, mais remplace la natation par l'équitation, modification malheureuse, ou en tout cas aussi impraticable que l'exercice aquatique dans la majorité des cas.

Avant Fuller même, Nicolas Andry (1658-1742), doyen de la Faculté de Médecine de Paris, se fit le champion de la cinésie appliquée à la conservation et à la restauration de la santé. Il fit soutenir à deux reprises (1723 et 1741) une thèse sur le sujet suivant : *l'exercice modéré est-il le meilleur moyen de se conserver en santé ?* Tissot le considère comme le fondateur de la cinésie en France, surtout à cause d'un autre ouvrage « qui le plaça haut dans l'estime de toute l'Europe ». Cet ouvrage a pour titre : *l'Orthopedie ou l'art de prévenir*

et de corriger dans les enfants des difformités du corps.
C'est le premier traité paru sur ce sujet. A ce titre, il mérite
d'être signalé. Les idées qui s'y trouvent furent reprises et
développées par Tissot lui-même.

Cet auteur occupe une place plus importante dans l'histoire de la gymnastique, parce qu'à côté des idées générales,
un peu vagues, sur le mouvement appliqué à la cure des
maladies, on trouve chez lui nombre d'observations qui
dénotent un sens clinique et pratique. Il publia son ouvrage
(*La gymnastique médicinale et chirurgicale, ou Essai sur
l'utilité du mouvement ou des différents exercices du corps,
et du repos dans la cure des maladies*, par M. Tissot, docteur
en médecine et chirurgien-major du 4ᵉ régiment des chevau-
légers), presque en même temps que parut le mémoire du
P. Amiot sur le Cong-Fou.

L'édition française porte la date de 1780 ; c'est donc par
mégarde que Dally lui assigne celle de 1781.

L'ouvrage fut traduit en allemand, en italien, en suédois
et en norvégien. Il débute par un court aperçu historique et
rend hommage en passant aux noms glorieux des anciens et
des modernes, et parmi ceux-ci à Fr. Fuller, Sydenham,
Boerhave et Van Swieten en particulier, qui tous préconi-
saient l'exercice, la promenade, l'équitation, comme des
moyens excellents de guérison dans plusieurs maladies. Une
mention spéciale est accordée au Hollandais Tronchin, qui
fut appelé en France par le duc d'Orléans, et y fit fureur
(1756). On sait comme l'abus des saignées, des purgations et
des lavements était encore vivace : Molière en avait fait rire,
mais on n'en sortait point. Tronchin n'en avait cure, non plus
que de l'émétique et des vésicatoires, et « se bornait à conseiller des frictions, du mouvement, de l'exercice, de longues
promenades à pied, *l'usage du vin*, de la viande froide ».

Tissot a puisé les éléments de son ouvrage dans les auteurs anciens ; il ne s'en cache pas du reste, et appuie ses arguments de citations qui leur sont absolument superposables. Il faut dire qu'à cette époque le plagiat des ancêtres était une des formes de la vénération témoignée à leur endroit. Les écrivains latins, nos classiques du xvii⁰ siècle, en usèrent de même envers leurs prédécesseurs.

Après avoir consacré ses premiers chapitres *au mouvement* en général (dont il s'excuse de ne pouvoir donner une définition), *aux effets généraux du mouvement* (« le mouvement peut souvent tenir lieu de remède, et tous les remèdes du monde ne peuvent pas tenir lieu de mouvement »), l'auteur étudie ses effets *relatifs*, quant au temps, au lieu, à la durée. Il conseille de laisser, et au besoin de faire crier les enfants, chez qui les cris et les pleurs remplacent l'exercice. Il n'est pas ennemi du bercement des nouveau-nés (mouvement passif). Avec Aétius, il cherche à réhabiliter le mal de mer, qui évacue les humeurs peccantes et donne du ton aux viscères. Il divise les exercices en violents, modérés et doux. Ces derniers conviennent aux malades très débilités. Il conseille de faire lever les malades, même atteints d'affections aiguës (variole, plaies, fractures, suppurations) de temps à autre, tant il craint pour eux les inconvénients du repos trop prolongé. Mais il connaît également les dangers des mouvements trop précoces, trop énergiques ou trop prolongés ; il signale les méfaits de la station debout immobile, qui amène des troubles de circulation. Avant quelques auteurs contemporains (Jacquet), il a observé des syphilitiques guéris par l'exercice (galériens), sur qui le mercure n'avait eu aucune action. Mais où Tissot est vraiment novateur, c'est lorsqu'il recommande la mobilisation dans les affections chirurgicales (entorses, fractures, traumatismes articulaires), dans lesquelles les médecins grecs et romains n'osaient intervenir que par le repos. A la mobilisation, il joint le pétrissage (entorses) et les frictions. Les pratiques orientales du mouvement passif, faites dans un but d'hygiène et de « volupté », il propose de les appliquer aux cas où les mouvements actifs sont contre-indiqués. Ce passage du bon Tissot est caractéristique du style de l'époque : « dans l'ancienne Rome, dit-il, cette opération était confiée aux mains de ces beautés que l'or soudoie ».

Doit-on permettre l'exercice aux phtisiques? Oui, dit l'auteur de *la gymnastique médicinale*, à condition que le pouls ne soit pas accéléré une demi-heure après la cessation du mouvement (marche).

On attribue (L. Hallion) à Brück l'honneur d'avoir signalé le premier le spasme fonctionnel connu sous le nom de *crampe des écrivains*. Or Tissot rapporte une observatiou (p. 354) qui, si elle ne lui confère pas la priorité du parrainage, prouve cependant qu'il avait vu ce syndrome.

Un autre médecin, antérieur de plus d'un demi-siècle à Tissot, joua un rôle important dans la rénovation de l'éducation physique en Europe, et surtout dans l'Europe centrale.

Frédéric Hoffmann (1660-1742) naquit et professa à Halle, en Saxe. Sa principale œuvre est intitulée : *Medicina rationalis systematica*. Son système repose sur le principe suivant : l'organisme animal est doué à l'origine d'une force vitale, et tous ses mouvements sont coordonnés mathématiquement et mécaniquement. C'est la théorie de la montre et de l'horloger, chère aux physiciens du XVIIe siècle. La force active motrice est l'éther, secrété par le cerveau, et synonime de l'âme. Chaque homme a deux âmes : la *sensitive*, qui constitue son *animalité*, et la *spirituelle* qui préside à son *hominalité*. Les mouvements peuvent s'altérer par *spasme* ou par *atonie*. On voit quelle base Hoffmann donne à son système : c'est la physiologie, dont Ling fera de même le fondement de son œuvre, et la circulation du fluide nerveux ou *éther*. Pour le médecin allemand, la santé, la vie et les maladies sont des choses où la nature agit simplement : il est donc inutile d'en compliquer le mécanisme, et les unes peuvent être entretenues, les autres combattues, par des procédés simples et un petit nombre de médicaments.

Les moyens de conserver la santé et de prolonger la vie sont l'hygiène, l'exercice, les lotions, les frictions, la diète. Ainsi s'entretiennent la *diacrise* (désassimilation) et la *syncrise* (assimilation). Le mouvement entretient la chaleur, active la respiration, accélère la circulation, excite l'appétit, favorise l'élimination des excrétions. La plupart des maladies chroniques reconnaissent pour origine *la lenteur du cours du sang*. L'exercice prévient la goutte. Enfin, le mouvement est un adjuvant précieux, indispensable en certains cas, de l'action des médicaments.

Les mouvements sont volontaires, actifs (jeux, promenade, travail professionnel), ou communiqués, passifs. Les uns et les autres doivent être dosés selon l'âge, le tempérament, l'individualité et le genre de vie du malade.

Nous avons peu ajouté à ces sages prescriptions.

Nombre de publications sur les propriétés curatives du mouvement virent alors le jour en Allemagne. Mais toutes s'inspirent des idées et du système d'Hoffmann. Trois hommes émergent de cette pléiade : Basedow, créateur d'une école-modèle d'instructeurs gymnastes (1774). Gutsmuths, propagateur de la gymnastique d'appareils (1670-1720), Jahn (1778-1852) le père de la gymnastique allemande. En face de leurs noms s'inscrivent ceux de Clias, Amoros et N. Laisné.

Clias, officier de l'armée helvétique, publia en 1816 sa

Gymnastique élémentaire qui lui valut d'être chargé de l'enseignement de la gymnastique dans les écoles communales de Paris. Sa méthode a régné, avec celle d'Amoros, en souveraine maîtresse pendant près d'un siècle sur l'éducation physique de la jeunesse. Qu'il nous suffise de dire qu'elle tend au triomphe de l'acrobatie.

Le nom de Laisné mérite d'être cité à cause de son *traitement de la chorée par la gymnastique*, sur lequel Blache, en 1855, présenta un mémoire à l'Académie de Médecine[1].

La méthode du colonel Amoros est passible de reproches analogues; cependant les intentions de l'inventeur étaient louables, et ses débuts ne firent pas prévoir les exagérations dans lesquelles il tomba plus tard. et qui compromirent finalement son succès. Ancien officier espagnol, Amoros se fit en 1816 naturaliser Français, et par son énergie et sa persévérance, imposa un temps ses idées au gouvernement royal ainsi qu'au public. Son principal mérite est d'avoir sinon créé, du moins tenté de créer une *gymnastique respiratoire*. Mais sa façon de procéder (exercices rythmés et cadencés par le chant des exécutants) est illogique dans son principe et conduit à des résultats anti-physiologiques. En outre, ses mouvements de respiration sont difficiles et fatigants d'exécution ; il les combine avec des exercices de percussion du thorax. Selon lui, les exercices consistent en une *répétition rapide et prolongée* des mêmes actes. Lui aussi préconisa, comme son rival et son contemporain Clias, inventeur ou vulgarisateur du triangle (trapèze), les exercices aux agrès.

M. le professeur Guermonprez résume parfaitement l'impression que laisse l'étude du système d'Amoros; il lui

---

1. Voir le fascicule : MALADIES DE LA NUTRITION.

distribue avec impartialité la critique et l'éloge. « Amoros
« s'est trompé, lorsqu'il a prétendu que les chants sont seuls
« capables de donner le *rythme* des mouvements gymnas-
« tiques. »

« La méthode d'Amoros visait haut et loin. Si elle avait
« conservé son esprit primitif, elle aurait obtenu la vulga-
« risation la plus large.

« Il a compromis une idée juste, un exercice utile (respi-
« ration) en lui donnant une mauvaise forme, un mauvais
« geste.... Qu'on reprenne donc les bons exemples d'Amoros,
« en oubliant ses erreurs ».

Le principal grief qu'on peut reprocher au colonel, s'il
faut en croire son ennemi Clias et son propre disciple Napo-
léon Laisné, est de n'avoir pas su *doser* ses exercices selon
l'âge, le sexe, et l'aptitude physique. Son excuse est dans sa
profession initiale et dans son époque toute imprégnée de
l'idée de force et de grandeur. La gymnastique d'agrès qui
exige la synergie fonctionnelle et fait travailler inégalement
et irrégulièrement les groupes musculaires au hasard de
l'attitude du sujet, du rapport de sa taille avec les dimensions
de l'appareil, de l'activité et de la puissance des diverses
parties de sa musculature et de son squelette, n'est pas une
gymnastique physiologique ; elle ne peut donc pas être une
gymnastique médicale.

*
* *

Nous arrivons enfin à une méthode de gymnastique, contemporaine de celles du colonel Amoros en France, et de
Jahn, en Allemagne, mais conçue dans un esprit plus scientifique et plus large en même temps, puisqu'elle embrasse

la pédagogie, l'instruction militaire, l'esthétique, et, ce qui nous intéresse plus particulièrement, la médecine.

La méthode de Ling peut offrir aujourd'hui au monde médical un siècle d'expérience et de résultats. On peut encore, on pourra toujours la discuter, on ne doit plus l'ignorer.

Nous avons vu comment « le père de la gymnastique suédoise » a pu connaître l'œuvre de ses prédécesseurs : toutefois avant lui, personne n'a exposé ou n'a laissé un corps complet de doctrine sur la matière.

Ling naquit en 1777, en Smaland (Suède). Il fréquenta l'Université de Copenhague, où, tout en suivant les cours, il étudia l'escrime sous la direction de deux émigrés français. Nul doute qu'il ne puisa dans cet art, qui le guérit d'une douleur rhumatismale du bras, le désir d'une étude plus approfondie du mouvement, agent thérapeutique. Il cultiva dès lors assidûment les sciences médicales, et sollicita en 1812 du gouvernement suédois une subvention pour la création d'un Institut de gymnastique. La bureaucratie scandinave lui fit cette réponse admirable : *Nous avons assez de jongleurs et de danseurs de cordes sans les mettre à la charge de l'État.* Cependant il obtient plus tard satisfaction et dès lors fit créer l'Institut central de gymnastique de Stockholm, dont il importe de connaître le fonctionnement et le but, si l'on veut se former une opinion juste de la méthode elle-même.

L'idéal de Ling fut toujours « la perfection physique et morale » du citoyen. Celui-ci doit être, en même temps qu'un être bien développé, un *patriote*. Le patriotisme implique une forte éducation militaire. D'où cette double préoccupation chez Ling : gymnastique médicale et gymnastique militaire. De là, dans l'auditoire et les élèves, ce mélange de futurs professeurs de gymnastique des écoles secondaires (pour les écoles primaires, l'instituteur est en même temps le *gymnaste*), de futurs instructeurs militaires, de futurs gymnastes-militaires. Les cours sont communs, de sorte que le même élève, tantôt suit un cours de massage, tantôt manie le sabre et la baïonnette, tantôt pratique la gymnastique sur les malades qui viennent se faire soigner à l'Institut. Cependant il existe trois diplômes distincts de professeur de gymnastique, d'instructeur militaire, de médecin-gymnaste. Les élèves militaires possédant leur diplôme complet cumulent la capacité médicale et militaire, de sorte qu'on voit souvent d'anciens officiers et des officiers en non-activité pratiquer la gymnastique médicale. Thure-Brandt, l'inventeur de la Kinésithérapie gynécologique, était capitaine. On a vu un aucien capitaine de vaisseau, M. Torngren, devenir directeur de l'Institut et professeur de gymnastique pédagogique. Donc aucune analogie d'instruction, d'éducation, de situation sociale, entre un « gymnaste » suédois et un « masseur » de nos pays. Cette distinction capitale est trop peu connue en France ; il est vrai que les gymnastes scandinaves, d'autre part, qui viennent exercer leur art chez nous, méconnaissent ou oublient, de leur côté, que nos mœurs, nos coutumes, et nos lois diffèrent des leurs, ce qui amène des malentendus et des conflits dont pâtit l'essor de la Kinésithérapie.

Le système de Ling se divise en trois branches principales : la *gymnastique pédagogique*, la *gymnastique militaire* et la *gymnastique médicale*. La description méthodique de ce vaste ensemble ne fut achevée qu'après la mort de l'inventeur, survenue en 1839, par Liedbeck, (ancien agrégé à la Faculté de médecine d'Upsal) et par Georgii (sous-directeur de l'Institut, chargé de l'enseignement de l'anatomie physiologique), ses élèves. L'ouvrage est intitulé : *Traité sur les principes généraux de la gymnastique*, par Ling. Georgii

publia en outre un opuscule de vulgarisation scientifique :
Kinésithérapie, ou traitement des maladies par le mouvement, selon la méthode de Ling. Paris, Germer Baillière, 1847.

Ling fait de l'unité de l'organisme humain, ainsi que de l'importance des lois mécaniques et physiologiques qui le régissent, les bases de son système.

Toute excitation produite sur une partie quelconque du corps a sa répercussion sur les autres parties et sur tout l'ensemble.

Ainsi se trouve expliqué et justifié l'emploi physiologiquement et mécaniquement dosé du mouvement. On provoquera donc des *mouvements directs* ou *réflexes* partout où le besoin s'en fera sentir. On en déterminera la *direction*, la *durée* et l'*étendue*.

La direction est déterminée par celle des fibres musculaires *sur* lesquelles ou *par* lesquelles on veut agir, et par la direction, l'étendue et la forme des surfaces articulaires.

L'étendue est déterminée par celle de la mobilité des jointures.

Le temps est toujours égal (les parties mises en mouvement parcourent des espaces égaux dans des temps égaux).

Un mouvement est **déterminé**, lorsque sa direction correspond à celle des fibres musculaires qu'on veut mettre en action, et lorsque le temps est proportionnel au poids de la partie qui doit être mise en mouvement.

Mais comment prétendre obtenir tel ou tel mouvement, c'est-à-dire mettre un muscle (ou groupe musculaire) en action, si l'on ne peut *isoler* ce muscle (ou ce groupe musculaire) et empêcher ainsi *la synergie fonctionnelle?*

Car tout mouvement volontaire (actif) est **produit par**

un groupe *agoniste*[1] de flexion, d'extension, d'adduction, d'abduction, etc., et **modéré** par un groupe *antagoniste* d'extension, de flexion, d'abduction, d'adduction. Cette action modératrice a un effet évident et nécessaire, mais il faut l'éliminer si l'on veut obtenir le travail isolé d'un seul muscle ou d'un seul groupe. Pour cela, il suffit de remplacer l'action des antagonistes par une *résistance* placée sur le levier osseux dans la direction du mouvement. Cette résistance varie suivant des lois déterminées, absolument et relativement.

Tel est le but des MOUVEMENTS A RÉSISTANCE, d'une importance capitale en Kinésithérapie.

La résistance peut provenir du malade ou de l'opérateur ; et l'on conçoit que, dans les deux temps du même mouvement, elle puisse changer de sens. Ainsi, dans la flexion de l'avant-bras sur le bras, le médecin opposera une résistance (premier temps), et le malade résistera ensuite à l'extension pratiquée par le médecin (deuxième temps), ou vice versa.

L'opérateur (ou le malade) peut exercer la résistance dans les deux temps du mouvement.

Le malade peut résister au premier temps (ou au deuxième) du mouvement, et s'abandonner passivement au deuxième temps (ou au premier).

Il existe donc trois sortes de mouvements :

1° LE MOUVEMENT ACTIF LIBRE ;

2° LE MOUVEMENT ACTIF AVEC RÉSISTANCE ;

3° LE MOUVEMENT PASSIF.

Tous autres qualificatifs sont superflus.

Le mouvement actif libre, et le mouvement passif (véhiculation, mobilisation, massage, friction) étaient seuls

---

1. Qu'on veuille bien excuser ce néologisme pour la clarté et la symétrie des propositions.

employés en thérapeutique avant Ling. Encore les conditions dans lesquelles on en usait étaient-elles assez **vagues**, ou dépourvues le plus souvent de garanties scientifiques. Dans le système suédois, le mouvement actif à résistance est le mouvement thérapeutique par excellence ; le mouvement passif n'est souvent qu'une préparation aux deux autres, un acheminement vers un objectif meilleur ; quelquefois il est le seul possible, ou le seul indiqué. Le mouvement actif libre est le mouvement **pédagogique**, militaire, esthétique. On pourrait l'appeler aussi : mouvement de développement général.

Dans ce but, les mouvements actifs libres sont choisis de façon à développer principalement les organes renfermés dans la cage thoracique, ce dont ne s'inquiètent guère les méthodes qui visent à hypertrophier le muscle.

« A la suite de très vives polémiques concernant la valeur
« de la barre fixe, du trapèze, des anneaux, etc., pour le
« développement normal de la jeunesse et sa préparation
« aux devoirs patriotiques, les Suisses résolurent de trancher
« la question pratiquement. Ils formèrent, dans une compa-
« gnie, un peloton choisi de quarante-six conscrits, rompus
« à la gymnastique empirique, et les soumirent aux mêmes
« travaux que des conscrits quelconques formant les autres
« pelotons de cette compagnie.

« Au début de l'instruction, tout sembla aller fort bien à
« l'avantage des gymnastes, qui étaient plus, alertes, plus
« adroits que leurs camarades de la campagne non rompus
« aux rétablissements, à la planche et à la sirène. Mais bien-
« tôt, grâce à une gymnastique rationnelle et assouplissante,
« l'équilibre se déplaça en faveur des seconds, et les moni-
« teurs de gymnastique, malgré un amour-propre que l'on
« comprendra aisément, durent s'avouer vaincus, *surtout*

« *pour l'endurance à la marche et à la course, ainsi que*
« *la résistance à supporter le poids du havresac et du*
« *fusil.* » (C* Lefébure).

Les mouvements de la gymnastique suédoise se distinguent
en outre par leur simplicité qui les met à la portée de tous,
tandis que les méthodes d'Amoros et consorts ne sont accessibles qu'à une élite.

Faut-il ajouter que, dans son pays d'origine, la gymnastique de Ling est enseignée *obligatoirement*, que *tous les
élèves* de *toutes les institutions* prennent part aux exercices,
qui sont *quotidiens*, et *qu'un seul moniteur* suffit pour trente
ou cinquante sujets (et même davantage), puisque ceux-ci,
une fois dégrossis rapidement par groupes de cinq ou six,
exécutent toujours des mouvements d'ensemble? Il suffit
d'avoir assisté une fois à une séance de gymnastique dans
une école scandinave ou à l'Institut Central, pour se con-
vaincre de l'entrain que les exécutants apportent à cette
méthode, qui en même temps qu'elle cherche à faire des poi-
trines et des muscles, développe des caractères. Elle ne diffère du reste pas dans ses principes essentiels, selon qu'elle
s'applique à des enfants ou à des adultes ; le choix des mouvements est si varié, leur nombre si étendu, qu'on peut y
puiser pour tous les âges et pour tous les degrés d'entraînement.

Tandis que la gymnastique empirique fait travailler principalement les muscles des bras et les pectoraux, immobili-
sant ainsi le thorax et obligeant les épaules à se porter en
avant, la méthode suédoise attache une grande importance
aux mouvements de la partie postérieure du tronc, des
membres inférieurs et de la musculature abdominale. Elle
favorise ainsi l'attitude correcte du tronc, l'harmonie des
diverses fonctions, et le développement des muscles du bassin

et des jambes, dont le rôle n'est pas moins important que celui des biceps.

On trouve, dans l'œuvre de Ling, la préoccupation visible de *l'exécution intégrale et correcte* des mouvements, lesquels partent toujours d'une position initiale et se font avec une certaine lenteur et une grande amplitude, au lieu des gestes rapides qu'exige la gymnastique d'application, dont l'utilité pratique est parfaitement admissible, mais à condition d'être précédée d'une méthode de développement.

Kaisin fait bien ressortir le but élevé qu'atteignent les instructeurs scandinaves :

« La création de nombreux centres neuro-moteurs que la « gymnastique suédoise provoque, l'affinement qu'elle pro-« cure du sens musculaire, par le dosage exact des mouve-« ments pour leur faire atteindre leur but avec un minimum « de dépense énergétique, la discipline physique et psy-« chique qu'entraînent le maintien permanent du déploie-« ment de la poitrine et l'exécution des exercices dans des « conditions nettement déterminées, et toujours identiques « à elles-même, le développement de la volonté par la con-« trainte de vaincre sans défaillance la tendance au relâche-« ment dans la réalisation des mouvements, sont autant « d'éléments d'évolution vers la perfection du système ner-« veux et des facultés intellectuelles. »

Un mouvement est dit **spécifique** lorsque son action primitive s'isole sur un organe ou sur un certain groupe de nerfs et de vaisseaux, et que sa durée et son rythme sont déterminés ; autrement dit, quand l'opérateur peut en doser à volonté *la qualité* et *la quantité*.

Il tombe sous le sens commum qu'un mouvement ne peut être déterminé, spécifique, constant dans ses effets, comparable avec d'autres, s'il n'est exécuté dans de certaines conditions toujours identiques.

Dans ce but, on convient de faire partir chaque mouvement d'une certaine *position*.

On distingue quatre POSITIONS OU STATIONS *fondamentales* (sujet *debout, assis, couché, suspendu*), soumises à certaines règles ainsi que les VARIANTES *qui en dérivent.*

Ainsi la STATION VERTICALE (sujet debout) *fondamentale,* nécessite une direction déterminée des jambes, des hanches, de la colonne vertébrale, du bassin, du cou, de la tête, des épaules, des bras. Elle est le point de départ (position initiale) d'un certain nombre de mouvements ; mais d'autres mouvements, exécutés également dans la station verticale, exigent une variante dans l'attitude primitive : variante des jambes, des bras, du tronc.

Ces remarques font comprendre immédiatement la différence profonde qui sépare l'exercice en général de la gymnastique telle que la conçoivent Ling et ses successeurs. Sans doute, avant lui (et nous l'avons exposé suffisamment) bien d'autres ont compris les avantages du mouvement au point de vue de la santé. Mais de tous les systèmes que nous avons passés en revue, exception faite pour le Koung-Fou, seul, le système de Ling, dans sa partie médicale, possède un ensemble d'attitudes, soumises à des règles, prises dans un but thérapeutique (probablement dérivatif); seul, avec le système chinois, il est *analytique,* c'est-à-dire qu'il décompose, fractionne, réduit à sa plus simple expression le travail musculaire. Les autres méthodes sont *synthétiques,* et en outre, *athlétiques* et même *acrobatiques.*

Supposons, pour illustrer d'un exemple cette démonstration, que l'on recommande l'exercice à un individu atteint d'œdème post-phlébitique ou variqueux. La prescription est rationnelle, mais difficile à réaliser, si l'on abandonne le sujet à ses propres moyens. La marche, en effet, lui est pénible, voire impossible ; en tout état de cause, elle se fera dans de mauvaises conditions. Mais qu'à ce malade confortablement installé dans une chaise longue, l'on fasse exécuter d'abord quelques légers mouvements *passifs* (effleurage, mobilisation des orteils, puis du cou-de-pied, enfin du genou et de la hanche) et l'on verra l'œdème disparaître progressivement, en même temps que les articulations reprendront leur jeu, les muscles leurs fonctions et leur volume. Peu à peu les mouvements passifs seront remplacés par des *exercices à résistance*, sans changer la position du malade, et sans que ce progrès l'oblige à un *effort*. Seuls les muscles extenseurs et fléchisseurs du membre inférieur seront « à l'ouvrage ». Au bout de quelque temps, la prescription idéale, tout d'abord impossible à exécuter, sera suivie fidèlement, facilement et avec les meilleurs résultats.

La méthode de Ling est actuellement la base de l'éducation scolaire et de l'instruction militaire dans les pays scandinaves. On peut dire qu'elle a régénéré la race suédoise. En médecine, elle jouit d'une vogue au moins égale à celle de la thérapeutique chimique. Son succès dans les autres pays du Nord, bien que moins brillant que dans sa patrie, est cependant considérable. Il existe en Russie, en Allemagne, en Angleterre, en Belgique, en Amérique, des instituts sur le modèle de celui de Stockholm.

Ling a eu des successeurs remarquables : il faut citer parmi eux Branting, Hartélius, Georgii, Liedbeck, Torngren, Widé.

Au nombre de ses élèves les plus illustres, se placent au premier rang Thure-Brandt, le fondateur de la *Kinésithé-*

rapie gynécologique[1], et Emile Zander, l'inventeur de la *Mécanothérapie*, méthode dans laquelle d'ingénieuses combinaisons de machines remplacent la main du gymnaste pour
l'exécution des mouvements.

Le point de départ des recherches de Zander fut une idée
philanthropique : disciple de Ling et apôtre zélé de sa méthode, il voulut en étendre les bienfaits au plus grand
nombre possible de ses semblables. Sa vie entière, depuis sa
sortie de l'Institut central de Stockholm, fut consacrée à l'é-
tude et à la construction des appareils qui portent son nom. La
mécanothérapie n'est pas une méthode spéciale, distincte de
celle de Ling ; elle est la partie hygiénique et thérapeutique
de cette méthode, dans laquelle on a substitué au moteur
humain, à ses leviers, à ses articulations naturelles, des
moteurs et des appareils mécaniques, dont la précision, la
douceur, la facilité de réglage ne laissent rien à désirer.
Aussi cette modification fut-elle accueillie avec enthousiasme,
surtout dans les pays germains, anglo-saxons, et même scandinaves, où elle n'est pas cependant parvenue à supprimer
le « gymnaste ». C'est qu'à côté de ses avantages incontes-
tables, « la mécanothérapie » offre quelques inconvénients
qu'un observateur impartial ne saurait méconnaître.

Il serait puéril de nier que la possibilité de traiter un grand
nombre de « sujets », au lieu de deux ou trois, dans le même
temps, ne constitue un progrès, surtout au sens « indus-
triel » du mot. Il est également évident que, pour un mouvement donné, une machine établie dans ce but avec la précision nécessaire ne puisse l'emporter et ne l'emporte sur le
moteur humain au point de vue du rythme, de la régularité
et de la précision. La machine n'est pas « nerveuse », elle n'a

1. Voir le fascicule spécial.

pas d' « à-coups », elle ne se fatigue pas. Un seul homme peut installer dans leurs appareils autant de patients qu'il a de machines, régler celles-ci, les mettre en mouvement, et diriger le traitement. Chacun des sujets peut ainsi passer d'un appareil à l'autre; d'où, grande économie de temps et de personnel. Mais il faut compter avec les frais d'achat, d'installation, de marche et d'entretien des machines, et ces frais sont élevés. Pour les amortir, on doit être assuré d'une « circulation » assez intense de clients. Ceci n'est qu'une objection d'ordre matériel. Au point de vue purement médical, la mécanothérapie justifie-t-elle l'enthousiasme de ses partisans ?

On peut admettre que pour un sujet à occupations sédentaires, qui ne peut ou ne veut s'adonner à la pratique quotidienne d'un sport hygiénique, ou à qui son état de santé interdit des mouvements trop énergiques, la mécanothérapie est un adjuvant très précieux de conservation de son équilibre fonctionnel. Les candidats à l'obésité, les ralentis, sédentaires, cardiaques, rhumatisants, se trouveront fort bien des exercices provoqués, et auront tout avantage à s'y astreindre d'une façon régulière et suivie.

Dans les cas où le massage doit être associé à la gymnastique, et à plus forte raison, dans ceux où il doit occuper la première place, la Kinésithérapie manuelle sera préférée. Elle le sera encore, dans le traitement des traumatismes articulaires ou osseux, où la gradation des mouvements se fait autant au cours d'une même séance que d'une séance à l'autre, et où les diverses manipulations du massage se combinent si étroitement avec la mobilisation des jointures, les mouvements passifs et à résistance, les exercices pratiques et la rééducation, qu'il est bien compliqué et peu « économique » de passer de l'un à l'autre, soit par un changement

de machines, soit par un changement d'opérateurs. Car la
prétention de remplacer la main par une machine à masser
ne supporte pas l'apparence d'une discussion ; les représen-
tants autorisés de la mécanothérapie sont les premiers à en
convenir. La machine peut également rendre de grands services pour la mobilisation des raideurs et ankyloses incom-
plètes qui nécessitent un traitement de force, de durée, et
d'uniformité. On ne confondra pas avec la mécanothérapie
scientifique l'emploi de certains instruments, grossièrement
construits, que des spéculateurs sans scrupules lancent dans
le commerce et mettent entre toutes les mains. Ces imitations
d'appareils connus depuis fort longtemps, et qui, eux, ser-
vent à des indications bien déterminées, doivent débarrasser
le patient en un tour de main de toutes ses misères. La vraie
science n'a rien à voir avec ces charlatans. Tout traitement,
qu'il soit manuel, mécanique ou chimique, ne peut réussir
que sous une direction médicale, constante et effective. En
Kinésithérapie, cette surveillance doit être très étroite, et
dans la majorité des cas, dans tous les cas pourrait-on dire,
si l'on ne se heurtait en pratique à des impossibilités, le
médecin appliquera lui-même le traitement.

*
* *

EUROPE. — XIXe SIÈCLE

RECHERCHES CLINIQUES ET EXPÉRIMENTALES

Les tentatives en vue d'une renaissance de la Physiothérapie
dont nous avons indiqué le début aux xvie, xviie et xviiie siècles,
furent continuées dans tout le cours du xixe. Mais l'enthou-
siasme, et aussi une sorte de « furor antisepticus » qui sui-

virent les immortelles découvertes de Pasteur laissèrent un peu dans l'ombre les recherches très intéressantes faites par des auteurs dont il serait injuste de ne pas rappeler les noms et les travaux.

Bouvier et Gerdy ont publié l'un et l'autre un mémoire concernant l'influence de l'*attitude* sur l'éclosion et l'aggravation de certaines affections. Cette influence est réelle et profonde, d'où il s'ensuit logiquement que par certaines positions données au corps ou à des segments du corps, on peut modifier favorablement l'évolution de quelques maladies.

Maissiat attribue en grande partie la chlorose au repos (sédentarité) et à la compression du ventre, soit par un corset, soit par une attitude habituellement infléchie sur l'abdomen.

Nélaton établit qu'on peut modifier les mouvements du cœur par la seule position du corps ; que par des actions mécaniques sur le mésentère et sur les intestins, on peut ralentir ou accélérer le cours du sang. Il examine les influences de la pesanteur dans les congestions, les hémorragies, les phlegmasies et les ulcères : « Quel que soit l'organe enflammé, dit-il, il faut lui donner une position telle que la circulation en retour, sur laquelle la pesanteur exerce principalement son action, trouve dans cette puissance un auxiliaire et non un obstacle. »

Plusieurs thèses sur « l'attitude » ou « la position » ont vu le jour dans la première moitié du xixe siècle. Citons celles de Arbey, Lacroix, Desgrand, Dugat-Estublier.

Percy et Laurent préconisent la percussion à l'aide d'une palette comme le meilleur traitement mécanique de certaines tumeurs (kystes sébacés, tendineux), de la leucorrhée, des abcès froids, dans l'atrophie, les dyspepsies, l'hydropisie, l'obésité...

Velpeau fut le promoteur de l'écrasement des collections sanguines.

Marc de Molènes, dans sa thèse inaugurale « de la migraine », résume l'état des connaissances et de la pratique de son époque sur cette question.

Les causes de cette affection aboutissent toutes au même résultat : *la congestion céphalique veineuse*. Ralentissement de la circulation, accumulation du sang dans les sinus de la base du crâne, compression du nerf trijumeau et surtout de la branche ophtalmique, telle est la suite des phénomènes pathogéniques.

Le traitement est prophylactique et palliatif. Le premier est basé sur l'hygiène (alimentation et exercice); le second se compose de mouvements et de massage. L'auteur observe très justement que la mastication soulage les malades, que les souffrances sont moindres dans l'inspiration que dans l'expiration, que le renversement de la tête en arrière procure une détente passagère.

Naegeli a repris cette conception et a imaginé toute une série de manœuvres (extension, flexion, rotation, etc.) pour combattre les troubles de la circulation encéphalique.

Dally, qui a cité et résumé très consciencieusement les travaux précités, rappelle qu'Arêtée et Cœlius Aurelianus avaient déjà recommandé les mouvements décongestionnants contre la céphalée.

Edouard Robin cite le fait suivant : Piegu, interne à la Salpêtrière, parvint à enrayer une crise d'épilepsie par la compression des membres au moyen d'un lien.

Il rappelle l'usage, par certains praticiens, de la compression artérielle dans des cas de panaris et de phlegmons diffus de la main. Les douleurs ont été rapidement calmées. On a trouvé utile, pour éviter la gangrène, de rendre la compres-

sion modérée, et même de la suspendre de temps à autre ;
mais il n'a pas été pris de précautions pour isoler l'action
sur l'artère de l'action sur le nerf correspondant.

Parry, de Bath, employait la compression des carotides
contre les migraines et les convulsions.

Vidal, de Cassis, estime que *la compression, indépendamment de son mode d'action spécial, peut encore, suffisamment
prolongée, finir par détruire la manière d'être morbide des
tissus, par changer leur mode de vitalité.* Si l'on admet que,
non seulement la compression, mais encore tous les mouvements déterminés et dosés, peuvent prétendre à la même
action, la kinésithérapie tout entière est en germe dans cette
proposition de Vidal.

Citons encore le « Traité de médecine pratique » de Piorry,
où l'auteur consacre un chapitre à la *friction abdominale
avec pression,* qu'il recommande contre l'accumulation de
gaz dans l'intestin, mais en n'attachant à ces manœuvres
qu'une efficacité purement mécanique, tandis que le but à
atteindre est de produire un état physiologique (action
réflexe), qu'il s'agisse de spasme ou d'atonie.

Dans un important mémoire présenté à l'Académie des
sciences le 12 mars 1855, le Dr Louis Mandl « s'est proposé
de démontrer que la respiration diaphragmatique ou abdominale fournit les meilleurs résultats pour la production du
son et pour la conservation de la voix » (N. Dally). La méthode
du Conservatoire est fondée sur une doctrine absolument
opposée. L'auteur est un des premiers à décrire les trois
types de mouvements respiratoires : diaphragmatique, costo-
supérieur, costo-inférieur. Il démontre scientifiquement que
c'est la compression d'une des parties du thorax qui détermine le mode respiratoire. Ces idées sont à rapprocher de
celles qui ont inspiré aux anciens la pratique des bandes

compressives pour la rétention du souffle (Cong-Fou, Grecs).

Marchal, de Calvi, et L. A. Segond, de Paris, publièrent également des études très documentées sur le même sujet. Tous deux recommandent des exercices appropriés, et en particulier l'inspiration profonde, pour l'hygiène du chanteur, le développement de la voix, et le moyen de combattre et de prévenir certaines maladies locales et générales.

Parmi les auteurs plus récents qui ont étudié expérimentalement ou cliniquement l'action physiologique de la kinésithérapie, nous citerons ceux dont les conclusions semblent pouvoir être admises, sous réserve de faits nouveaux qui tendraient à les modifier.

Von Mosengeil (1876) prouve expérimentalement que le massage favorise et active l'absorption, par les lymphatiques, des liquides épanchés dans les articulations.

Reibmayr et Hoffinger ont démontré que la résorption d'un liquide injecté dans le péritoine d'un lapin s'effectue deux fois plus vite lorsqu'on pratique un massage abdominal.

Le massage général augmente l'élimination d'azote et la quantité d'urine (Bendix).

Le massage augmente la richesse du sang en hématies (Mitchell).

Expériences de Vulpian, Marey, Petrowski, établissant l'action locale des excitations sur l'appareil vaso-moteur de la peau.

Von Mosengeil évalue à 2° et même 3° centigrades l'élévation de la température locale sous l'influence du massage.

G. Berne, chez un hémiplégique, constate que la température s'élève par le massage dans les deux moitiés du corps, mais inégalement. La chaleur du côté sain est constamment supérieure d'environ 1° centigrade. Chez un neurasthénique, les diverses parties du tégument offraient une élévation thermique différente suivant les régions. Le maximum d'élévation se produit dès les premières minutes. Stapfer a constaté (sans toutefois la mesurer) un abaissement de la température, très appréciable à la main, de la peau du ventre chez certaines femmes au début de la séance de massage.

R. Hirschberg signale le premier l'*action diurétique du massage abdominal* (1889).

H. S. Frenkel imagine son traitement, par *la rééducation*, des troubles de coordination motrice dans le tabes. Ses travaux sur cet important sujet s'échelonnent de 1890 à 1907.

Castex (1891) a poursuivi des recherches importantes sur l'état microscopique des parties ayant subi le massage après un traumatisme (contusion).

Les conclusions de cette étude sont à retenir :

Le muscle traumatisé, mais massé, retrouve sa constitution normale.

Le muscle traumatisé, non massé, offre les altérations suivantes :

Sclérose diffuse avec *hypertrophie du tissu conjonctif annexe* dans ses diverses parties, hémorragies interstitielles, engorgements des vaisseaux sanguins et hypertrophie de leur tunique adventice.

Le muscle traumatisé, mais massé, offre son histologie normale. C'est la *restitutio ad integrum*.

Les vaisseaux sanguins sont normaux dans le muscle massé. Dans le muscle non massé, ils offrent *une hyperplasie de leur tunique externe*.

Les filets nerveux, normaux dans le muscle massé, présentent dans le muscle non massé, de la *périnévrite, et de la névrite interstitielle*.

La lésion des nerfs est plus marquée que celle des vaisseaux.

En somme, les lésions observées sont celles d'une *sclérose très régulièrement diffuse*. (Extrait de G. Berne, *le Massage* 1905.)

Les travaux bien connus de MM. Just Lucas-Championnière et Dagron sur *l'emploi précoce du massage et de la mobilisation dans les affections traumatiques du squelette* ont diffusé cette méthode de traitement au point que personne ne songe plus actuellement à en discuter la valeur et l'opportunité dans beaucoup de cas, et particulièrement dans les fractures du poignet.

A l'étranger, les travaux de Kleen, de Stockholm, sur les effets physiologiques des excitations cutanées et musculaires font autorité. Il a étudié en particulier les variations de la pression artérielle consécutives à ces excitations.

Tout le monde connaît les expériences classiques de Goltz (1863) sur le tapotement abdominal chez les grenouilles. Elles ont été reprises par Stapfer et Romano (1895) qui en ont tiré des conclusions en partie fort différentes de celles de Goltz (découverte du réflexe dynamogène, recherches sur les états syncopaux, critique des mémoires de Goltz sur les effets du tapotement abdominal). On sait combien la gynécologie a profité de ces belles expériences (méthode de Brandt-Stapfer).

OErtel, de Munich, imagine en 1875 son traitement de certains troubles circulatoires (dyspnée d'effort, arythmie cardiaque et pulmonaire, obésité), par *la marche progressive en terrain accidenté*. Sa méthode est basée sur sa propre observation[1].

En France, les travaux de vulgarisation de Lagrange, appréciés par tous les spécialistes, ont plutôt forcé l'estime du grand public par les qualités du style, l'élégance et la pré-

---

1. Voir le fascicule : MALADIES DE LA NUTRITION, et dans le présent fascicule : MALADIES DE LA CIRCULATION.

cision de la phrase, qu'ils n'ont réussi à triompher de la
réserve qu'on témoigne à l'ordinaire chez nous pour tout ce
qui est exotique. Qui sait cependant, à la longue, si cette
froideur ne se fût pas changée en sympathie, n'eût été une
sorte d'invasion des grands centres par une véritable armée
de gymnastes et masseurs, les uns Suédois authentiques et
diplômés des Instituts de leur pays, les autres, d'instruction, de culture, beaucoup moins élevées. Le praticien
français a vu un ennemi dans chacun de ces étrangers qui
auraient pu, avec un peu plus de largeur d'esprit d'un côté,
de correction et de respect de la loi de l'autre, être pour lui
d'utiles auxiliaires, voire des moniteurs d'un art qu'il se serait
ensuite approprié.

L'Université de Berlin fut une des premières, sinon la
première après les pays scandinaves, à organiser l'enseignement de la kinésithérapie, qui fut confié à Zabludowski.

La Belgique, sous l'impulsion du professeur Le Marinel, la
suivit dans cette voie.

En Russie, en Angleterre, en Italie, en Amérique, la méthode
de Ling est connue, enseignée, ou du moins pratiquée sous
les auspices ou la protection de l'État. La kinésithérapie gynécologique, à Saint-Pétersbourg, est « l'antichambre des
salles d'opérations » comme le propose depuis longtemps
Stapfer.

Ce qui nous manque, en France, c'est d'abord un personnel
pédagogique assez nombreux. L'École de Joinville, grâce aux
efforts du lieutenant-colonel Coste, pourrait assumer la tâche
de formation et d'initiation pour les moniteurs de l'enseignement primaire et secondaire (instituteurs, directeurs de
gymnastique) : il suffirait d'imposer à ces éducateurs un stage
obligatoire, qui ferait partie de leur brevet d'aptitude pédagogique.

Quant à la gymnastique thérapeutique, c'est aux Facultés de médecine qu'il appartient de l'inscrire dans leurs programmes. Son rôle préventif et curatif est assez important pour que les futurs médecins en soient instruits.

Quelle est actuellement la situation de la kinésithérapie, envisagée comme méthode de traitement, vis-à-vis des autres thérapeutiques? Officiellement, la méthode est à peu près ignorée ; au point de vue privé, un certain nombre de praticiens cherchent à la répandre dans le corps médical, par des conférences, des publications, des cours périodiques. Ces efforts ont produit quelques bons résultats, et amené des recrues, débutants enthousiastes ou avisés et vétérans que l'inanité de certaines méthodes n'ayant d'autre mérite que leur ancienneté a conduits au scepticisme. Mais pour la grande majorité des médecins, le *mot* et la *chose* n'ont pas une signification bien déterminée. Ils pensent, dans certains cas, à recourir au massage ; à la gymnastique, autant dire jamais. Ce qui leur manque (et qui oserait leur en faire reproche), c'est un aperçu *des indications et des contre-indications de la kinésithérapie;* c'est la connaissance succinte de la *physiologie et de la thérapeutique du mouvement;* c'est enfin, un *formulaire pratique des exercices et du massage.*

Ils trouveront, dans l'ensemble de cet ouvrage, les méthodes de traitement kinésique applicables aux affections gynécologiques, aux maladies des voies respiratoires, en orthopédie, dans les traumastismes, en pathologie nerveuse, en dermatologie, dans les affections cardiaques et dans la plupart de celles qu'on réunit sous le vocable des maladies de la nutrition.

Pour éviter des redites, il a semblé utile de réunir à la suite du résumé historique qu'on vient de lire, les choses qu'il est indispensable de savoir avant d'entreprendre un traitement.

Les chapitres suivants contiendront là-dessus les parties communes aux différentes branches de la kinésithérapie.

CHAPITRE II

LES FORMES ET LES EFFETS DU MOUVEMENT THÉRAPEUTIQUE

On ne peut donner ici qu'un aperçu d'ordre général sur cette question, qui sera traitée à fond dans les différents chapitres de ses applications pratiques ; mais cet aperçu est nécessaire, pour des raisons dont l'évidence se passe de démonstration.

Et d'abord, est-il indispensable de prouver l'existence de ces effets? Pas plus, j'imagine, que de démontrer l'existence du mouvement lui-même. Mais si tout le monde est d'accord sur les résultats hygiéniques de l'exercice et sur l'utilité de ce dernier chez l'individu sain, cet accord cesse d'être unanime lorsqu'il s'agit de sujets en état de rupture d'équilibre physiologique. Malgré l'exemple des anciens, malgré la logique et l'expérimentation, une certaine doctrine a prévalu et prévaut encore dans quelques milieux, d'après laquelle des états pathologiques qui bénéficieraient à coup sûr des effets locaux et généraux du mouvement sont exclus de cette thérapeutique, soit qu'on ignore ou qu'on nie sa vertu, soit qu'on en craigne les résultats nocifs, soit qu'on discute son opportunité. La lecture des travaux publiés sur cette question, l'examen des malades soumis avec succès à la thérapie du mouvement, modifieront plus ou moins aisément la mentalité des indifférents et des adversaires de bonne foi. A ceux

qui craignent les dangers inhérents à l'emploi de la kinésithérapie, il est trop facile de répondre que ces dangers
existent également en thérapeutique chimiqne et dans toutes
les thérapeutiques, y compris l'expectante, et que ce n'est
qu'une question de capacité du praticien, de dosage et
d'opportunité du médicament. Toutes les objections sérieuses
peuvent donc se ramener à celle-ci : *la kinésithérapie est
une chose excellente en soi, mais dans* TEL CAS, *elle est formellement contre-indiquée.*

Indépendamment de ses qualités intrinsèques, toute thérapeutique aboutit à des effets plus ou moins bons, selon la
valeur de celui qui la dirige et l'applique. Ce qu'on peut
résumer dans cette formule : *tant vaut l'homme, tant vaut la
méthode.* Si, d'une part, le kinésithérapeute doit posséder à
fond la pratique et la théorie de son art, le corps médical
doit, en retour, faire confiance à une méthode qui a donné
des preuves.

Étant admis que la kinésithérapie peut modifier un état
pathologique, en quoi consistent ces modifications ?

Elles varient nécessairement suivant *la forme et le dosage
du mouvement et selon l'état de réceptivité du sujet.* Ainsi
la thérapeutique chimique sait adapter la forme et la dose
du médicament à la maladie et au malade ; le calomel en
pommade, en ingestion ou injection, à forte ou faible dose,
à dose massive ou fractionnée, produit des résultats bien différents suivant ces modes d'administration. Certains d'entre
eux sont rapides, d'autres lents à se produire ; ici, le sel
agit mécaniquement, et là par voie réflexe ; dans un cas, son
action est locale, dans un autre, générale. De même pour le
mouvement.

Il est essentiel, en kinésithérapie, de distinguer les effets
MÉCANIQUES des effets RÉFLEXES, ces derniers étant de beaucoup

les plus importants, quoique les plus obscurs et les moins étudiés jusqu'à présent. Cette distinction est très importante au point de vue doctrinal et pratique. Il faut, en outre, envisager ces effets dans les trois formes que nous connaissons du mouvement thérapeutique : mouvements actifs libres, mouvements actifs à résistance, mouvements passifs.

I. — MOUVEMENTS ACTIFS LIBRES

a) *Effets mécaniques.* — Le but recherché par celui qui pratique un exercice libre est, indépendamment des autres résultats que nous analyserons dans un instant, *d'augmenter le rendement* mécanique de ses différents appareils : ampliation thoracique et pulmonaire, raccourcissement et épaississement des muscles, libre jeu des articulations, allongement de l'arc décrit par les leviers osseux, accélération de la progression et de la sécrétion des humeurs. Ces effets, purement locaux, et consécutifs à des tractions repétées des muscles sur leurs points d'attache aux leviers mobiles, ont pour conséquences d'autres effets, les uns utiles, les autres nocifs, tous d'ordre indirect ou réflexe.

b) *Effets réflexes.* — On les observe soit au début ou au cours de l'exercice (et antérieurement à certains effets mécaniques), soit à une période éloignée. Tels sont les phénomènes *vaso-moteurs* (rubéfaction et chaleur), *bio-chimiques* (assimilation et désassimilation, oxydations, modifications des sécrétions et excrétions), *rythmiques* (modifications du rythme respiratoire et circulatoire), *neuro-psychiques* (suractivité des centres psycho-cinésiques). Les effets réflexes, à quelque catégorie de mouvements qu'ils appartiennent, pourraient être aussi, et à juste titre, dénommés *effets éducatifs* ou *rééducatifs*.

On doit ranger parmi les effets indirects de l'exercice libre les *synergies* ou contractions musculaires réflexes qui se produisent au cours du travail d'un ou de plusieurs groupes musculaires.

Lagrange a fort judicieusement mis en relief le rôle que jouent dans l'effort et la fatigue ces contractions secondaires, parfois fort éloignées du foyer principal, et dont le rôle est tantôt utile, tantôt néfaste, selon le but qu'on se propose et selon l'état sanitaire du sujet. Il les range au nombre des effets mécaniques du mouvement actif ; peut-être est-il plus indiqué de les assimiler aux effets réflexes, puisqu'ils sont dus à cette sensation plus ou moins consciente que nous avons de l'insuffisance du groupe musculaire principal à exécuter tout seul le mouvement. Comme nous avons surtout en vue l'exercice appliqué au traitement des malades, il faut connaître particulièrement les résultats qu'il donne dans ce cas.

L'exercice actif libre convient à tous les *déséquilibrés et ralentis de la nutrition,* sous trois conditions indispensables :

1ᵉ Que les appareils respiratoire et circulatoire soient à l'état physiologique ou tout au moins de bonne compensation ;

2° Que le système nerveux ne soit pas épuisé ;

3° Que l'exercice soit pris à dose quotidienne et progressive (entraînement), et sous la direction d'un médecin.

Une lésion cardiaque ou pulmonaire avancée contre-indique formellement l'exercice libre ; de même l'état défectueux des artères. Tout travail musculaire libre nécessite l'effort, c'est-à-dire la tension de la sangle abdominale qui ne peut avoir lieu que par l'immobilisation du diaphragme et de la cage thoracique. Cette immobilisation a pour cause une élévation de pression dans le système vasculaire qui peut aggraver des lésions préexistantes et en causer de nouvelles, au cerveau, au cœur et au poumon.

Cependant si la lésion cardiaque est bien compensée, si l'état général du tuberculeux, du cardiaque ou de l'artério-scléreux le permet, il y aura sans doute plus d'inconvénients au repos absolu que d'avantages réels, surtout si l'exercice est bien dosé, bien surveillé, et choisi parmi les moins susceptibles de provoquer le travail de la paroi abdominale (marche).

L'épuisement du système nerveux, conséquence d'un surmenage, de fortes émotions, de la maladie, contre-indique également l'exercice actif; ici convient au contraire la gamme, judicieusement ascendante, du repos absolu avec esquisse de massage très doux, très léger, très court surtout, et de quelques petits mouvements passifs, puis des manœuvres progressivement dosées, des mouvements « à deux ». On réduira ainsi, pour les convalescents, les épuisés et les cachectiques, le temps d'immobilisation et de réparation.

Mais on s'exposerait à d'irrémédiables échecs si on laissait au malade lui-même, à son entourage, ou à des incompétents, quels que soient du reste leur intelligence, leurs titres ou leur zèle, la direction de cette délicate progression. C'est au médecin seul qu'elle revient, et toutes les ressources de la kinésithérapie devront lui être familières. La gymnastique suédoise, la voiture, la marche, l'équitation, le cycle, l'escrime, la natation, les jeux et les sports offrent à sa thérapeutique préventive, hygiénique et curative une gradation infinie.

II. — MOUVEMENTS ACTIFS A RÉSISTANCE

Les effets du mouvement avec résistance sont de tous points semblables à ceux du mouvement actif libre, sauf qu'il *loca-*

lise le travail au lieu de le généraliser. On peut dire qu'il a nombre des avantages de l'exercice libre, et qu'il n'a aucun de ses inconvénients. Excluant l'action des antagonistes, la synergie et l'effort abdomino-thoraco-cérébral, il réalise l'idéal du MOUVEMENT-MÉDICAMENT.

Comme la méthode de Ling est fondée en majeure partie sur l'emploi de ces mouvements, quelques notions générales concernant leur principe, leur technique et leur emploi trouveront ici leur place.

La partie MÉDICALE du système suédois comporte en effet :

1° L'emploi *restreint* des mouvements actifs libres ;

2° L'usage *très étendu* des mouvements passifs ;

3° L'application, *dans la plupart des cas*, des mouvements à résistance, qui tiennent le milieu, pour ce qui concerne l'intervention personnelle du malade, entre les deux autres.

Ce terme « à résistance » ne doit pas faire supposer une sorte de lutte entre le médecin et son malade, mais une coopération de deux participants, dont l'un *dirige* et *localise* le mouvement, en veillant à en écarter toute synergie.

Si le malade exécute un mouvement (extension de l'avant-bras sur le bras), tandis que le médecin, en appliquant une main sur le groupe des extenseurs, oppose une légère résistance qui annihile et remplace l'action modératrice des antagonistes (fléchisseurs), les extenseurs seuls travaillent, l'action des fléchisseurs étant remplacée par la main du médecin qui modère l'extension de l'avant-bras. On voit donc qu'il est possible de faire contracter isolément et indépendamment le groupe des extenseurs ou celui des fléchisseurs. Si l'on a eu soin de donner préalablement au sujet une position telle que les autres muscles du corps soient au repos (*position :* demi-couché, coude appuyé), on aura rempli les conditions principales d'un mouvement à résistance.

Un autre avantage du mouvement ainsi localisé est que toute l'innervation motrice disponible est réservée au seul groupe musculaire en action.

Le degré de la résistance varie à chaque instant du mouvement, selon une courbe qui passe du zéro au maximum et vice-versa. On aura une idée de ce maximum en sachant qu'il ne doit jamais produire le plus léger tremblement.

Outre leur action sur la nutrition locale et générale, les mouvements à résistance exercent une *dérivation* du sang vers les muscles en travail. Cette action est fréquemment utilisée, même dans les mouvements passifs.

Un exemple fera bien comprendre une de ces indications les plus fréquentes et les plus utiles du mouvement « à deux ». Soit un sujet atteint de paralysie incomplète des extenseurs du pied, incapable, par conséquent, de soulever le poids de son corps et de marcher. Si, le faisant étendre, le tronc à demi relevé et appuyé, on commande au sujet d'étendre son pied, en même temps qu'on oppose à ce mouvement une légère résistance, on arrivera progressivement à augmenter la force des extenseurs, et finalement à rendre la marche possible.

Au nombre des effets physiologiques des mouvements actifs libres, nous avons mentionné la suractivité des centres psycho-moteurs. Lorsque leur activité ordinaire est ralentie ou partiellement abolie (hémiplégie), les mouvements actifs avec résistance constituent la meilleure thérapeutique de *rééducation* de ces centres.

III. — MOUVEMENTS PASSIFS. — MASSAGE

Le terme de « mouvement passif » est tout à fait impropre si on l'entend au sens absolu, car on ne saurait concevoir l'existence et la forme d'un mouvement de ce genre. Mais l'expression est admissible s'il est convenu qu'elle signifie « mouvement pratiqué sur un sujet passif ».

Ici encore, nous trouvons des effets mécaniques d'*allongement* et de *raccourcissement* des fibres musculaires, de *réplétion* et de *déplétion* des veines et des capillaires, d'*accélération* de la lymphe et du courant sanguin rétrograde, d'*ébranlement* des tissus mous qui n'est pas sans influence sur le squelette lui-même, de *compression* et de *relâchement* des organes profonds, et une sorte de *massage* des parties soumises aux manipulations. La *mobilisation,* c'est-à-dire le mouvement passif qui vise spécialement les jointures, fait sentir ses effets non seulement sur l'état physique des cartilages et de la synovie, mais sur tout l'appareil musculo-tendineux et ligamentaire qui concourt à la solidité et à la fonction de l'article, sur les vaisseaux et les nerfs qui lui appartiennent ou qui passent dans son voisinage, et sur la sécrétion du liquide articulaire et des glandes, même de celles qui en sont assez éloignées. Ainsi le mouvement passif peut restaurer ou amender une fonction glandulaire endocrine (sécrétion ovarienne).

Il faut signaler encore un autre effet, tout particulièrement recherché dans le traitement de certaines névralgies et névrites : l'*extension d'un tronc nerveux profond.* Cette extension, escomptée par la théorie, est-elle obtenue en pratique, ou se limite-t-elle, comme j'en ai émis l'hypothèse, à un allongement de la peau et de ses innombrables filets nerveux (ce qui n'est pas un résultat négligeable) ? Quoi qu'il en soit de sa localisation, l'effet cherché n'est pas contestable, puisqu'il se traduit, comme toute excitation nerveuse physique ou chimique, par une modification en mieux ou en pire de la sensibilité.

Il est vraisemblable que quelques-uns des effets physiologiques et mécaniques attribués à l'action du mouvement passif sur le muscle doivent être restitués à une *excitation neuro-dermique*.

J'aurai l'occasion de revenir à cette importante question.

Cette excitation des nerfs sensitifs peut varier du positif au négatif, en ce sens qu'elle peut se traduire finalement par une *sédation*. Tout dépend de l'état d'équilibre nerveux du sujet, de la dose du mouvement, et de l'habileté de l'opérateur.

De tous les mouvements passifs, le plus utile, d'une façon générale, est sans conteste la « *respiration passive* ». Comme le dit ironiquement Lagrange, nous ne l'employons guère, en France, que pour rappeler les noyés à la vie. Et pourtant quel merveilleux agent de revivification de tous les « noyés » de la nutrition, ralentis, cardiaques, névropathes, obèses, dyspeptiques, asphyxiés chroniques par insuffisance respiratoire ! Bienfaisante dans ses effets généraux sur la nutrition, la fonction respiratoire porte également son action locale et mécanique, générale et physiologique, sur les troubles de fonction de l'appareil thoraco-pulmonaire, consécutifs à des lésions de ce territoire ou de ses dépendances, si longtemps méconnus ou négligés, et que G. Rosenthal, de Munter, Thooris, Gunzburg, Maurel, Siems, etc., ont mis en pleine lumière en même temps qu'ils en ont indiqué le traitement.

Il est presque impossible, en pratique, de séparer le massage de la gymnastique, tant leurs emplois se commandent réciproquement et leurs effets s'ajoutent les uns aux autres. Cette distinction, purement artificielle, domine encore en France. Il n'en était pas de même chez les Grecs, et la méthode suédoise a judicieusement rangé le massage parmi

les mouvements passifs pour en faire une branche de la
« gymnastique ». C'est dans le même ordre d'idées qu'a
été créé le terme de *kinésithérapie*.

Le massage, en effet, est le mouvement passif réduit à sa
plus simple expression ; à l'état *moléculaire*, a-t-on dit. Il
met en mouvement, quelle que soit sa forme et son énergie,
soit mécaniquement, soit mieux par action réflexe, les
parties molles et liquides de l'organisme. Cette mobilisation
peut n'être qu'une modification en quantité ou en tension de
l'énergie nerveuse, comme dans le simple contact des mains :
elle n'en est pas moins réelle, et son utilité, loin de la céder
à celle de manipulations plus apparentes, leur est souvent de
beaucoup supérieure.

Nombre d'auteurs se sont évertués à donner une classification minutieuse des manœuvres du massage. Dagron ramène
toute cette terminologie, quelque peu compliquée, à un seul
mot : la PRESSION, et si l'on ne craignait de tomber de la
phraséologie dans l'obscurité, on se rangerait volontiers à
l'avis de ce praticien expérimenté. Que penser, en effet, de
ces auteurs qui ne distinguent pas moins de *23* manœuvres,
parmi lesquelles l'agacement, le chatouillement et la titil-
lation !

Le préjugé le plus tenace, et dont il importe que le néo-
phyte se débarrasse promptement, consiste à croire que le
massage est un ensemble de formules gesticulatoires. La vertu
du massage est moins dans le geste lui-même que dans la
main qui l'exécute, et dans le cerveau qui en dirige les effets.
Toute manœuvre est bonne qui atteint le but cherché ; les
plus simples et les plus courtes sont les meilleures. Il est
donc superflu de compliquer la forme du geste dont l'importance est accessoire. L'apprentissage est dans l'étude de la
durée, de l'intensité, du point d'application, des indications,

du dosage ; il est aussi dans l'entraînement de la main (légèreté, souplesse, mobilité, dextérité).

Il est certain que la PRESSION résume théoriquement tout
ce qu'on peut imaginer au point de vue du contact des doigts
avec les tissus. Cette pression est *normale* à la surface,
oblique ou *tangentielle;* elle est *continue* ou *interrompue ;*
elle doit être *régulière* et *rythmique.*

Cependant dans le langage courant, il est commode de se
servir de termes spéciaux pour les diverses modalités de la
pression :

La FRICTION déplace la peau sur les plans sous-jacents.

L'EFFLEURAGE est un glissement des doigts ou de la main
entière sur les téguments.

La TRÉPIDATION est un tremblement imprimé par la main
aux tissus sur lesquels elle s'applique, et aux parties voisines.

La VIBRATION est un ébranlement, moléculaire en quelque
sorte, ou tout au moins beaucoup plus fin, plus délicat que
la trépidation ; elle débute dans la paume de l'opérateur, se
communique aux parties sous-jacentes et se propage jusqu'à
des points très éloignés. Et pourtant le spectateur ne perçoit
aucun mouvement de la main qui vibre. Le sujet compare
volontiers une vibration bien faite à une électrisation.

« Il est regrettable, dit à ce propos Hasebroek, que les
« innombrables machines inventées journellement et pré-
« sentées au public sous le titre pompeux de « dernière » et
« toute dernière » nouveauté, *vribrateurs, trépidateurs,*
« *oscillateurs, percuteurs,* aient un peu discrédité cette
« forme si recommandable du traitement manuel. Les dupes
« de cette réclame pseudo-scientifique ont tôt fait de s'aper-
« cevoir, à leurs dépens, qu'entre les promesses des inven-
« teurs et la réalité, il y a un abîme. »

Les vibrateurs peuvent rendre des services dans quelques

cas bien déterminés; d'ordinaire la vibration manuelle leur est supérieure et fait partie d'un traitement d'ensemble ; ses effets sédatifs et résorptifs s'ajoutent alors à ceux des autres manœuvres. L'indication la plus nette de la vibration se présente lorsqu'il s'agit de faire cesser une contraction prolongée dans la couche musculeuse des conduits glandulaires, d'une portion du tube digestif, ou d'un appareil muscolo-ligamentaire. Bourcart en a tiré des effets remarquables dans le traitement de l'appendicite aiguë et subaiguë ; elle est d'un emploi courant dans la méthode de Brandt-Stapfer (kinésithérapie gynécologique).

Citons pour mémoire la *percussion* et le *hachement,* rarement indispensables.

Le *pétrissage,* qui consiste à détacher les parties molles (peau, tissu cellulaire, muscles, aponévroses) et à les rouler entre le pouce ou la paume et les doigts, ou à les renvoyer d'une main à l'autre, est une manœuvre assez complexe et variable dans son intensité, son but et ses effets. On peut « pétrir » avec une extrême légèreté et entre les pulpes des deux phalanges une partie aussi ténue que l'est, par exemple, la paupière inférieure, et « malaxer », de toute la surface palmaire des deux mains, des masses charnues et volumineuses.

Toute exploration manuelle, toute palpation, telles qu'on les pratique à l'hôpital et en clientèle, constituent un massage, au cours duquel les doigts explorateurs pressent le tégument contre des plans plus ou moins résistants (aponévroses, muscles, squelette, viscères). Lorsque le malade se contracte, le plan résistant est le muscle immédiatement sous-jacent à la peau. Plus on insiste, plus dur devient le plan de résistance. Or, toute pression du revêtement cutané et de son tissu cellulaire où cheminent d'innombrables nerfs, lymphatiques et canaux sanguins, devient un traumatisme sitôt qu'elle dépasse une certaine énergie. Chez les nerveux, la pression, même modérée, du doigt sur la peau y détermine fréquemment une ecchymose ; ces ruptures vasculaires, lentes à se résorber, sont le point de départ de petites cicatrices douloureuses et persistantes, parfois durables parce qu'elle se sclérosent. On peut admettre, sans que la preuve soit possible, l'existence d'ecchymoses sous-cutanées, invisibles, chez les individus particulièrement susceptibles au moindre heurt. Peut-être même se fait-il, dans les tissus très fragiles, des effractions spontanées, ou du moins dont la cause nous échappe. On voit quelle fatigue, quel énervement douloureux peut amener une exploration prolongée, faite par des mains bien intentionnées mais qui *veulent savoir* coûte que coûte. Lorsque cet examen est répété un grand nombre de fois sans interruption, comme à l'hôpital, on peut être assuré qu'il constitue pour certains patients un véritable martyre.

Le palper, tel que le pratiquent maîtres et élèves des hôpitaux, praticiens en clientèle, est une manœuvre souvent plus énergique que le massage : il peut donc causer des accidents là où le massage est inoffensif. D'autre part, il est certain que quelques praticiens palpent avec légèreté, et que beaucoup de masseurs ont la main lourde et meurtrière. Je crois qu'il suffirait de quelques démonstrations pour persuader aux jeunes étudiants que la douceur, la brièveté, la patience dans l'examen donnent des résultats supérieurs, sont inoffensifs, et ménagent les nerfs du malade. Que penserait-on d'une méthode d'exploration qui consisterait à soustraire, à chaque examen, une palette de sang au sujet ? L'énergie nerveuse est-elle donc moins utile que le liquide nourricier, et se régénère-t-elle plus facilement ?

Une malade « cellulitique », massée par nous, est soulagée après chaque séance et marche vers la guérison. Un confrère l'examine, et *huit jours après,* elle sent encore la marque des doigts explorateurs.

Un massage mal fait laisse aux patients une sensation de lassitude, d'abattement, de dépression ; il semble à certains qu'on les a « roués de coups ». Objectivement et subjectivement, cette hypothèse est souvent justifiée.

Un massage bien fait donne une impression de légèreté, de rajeunissement. Il semble que tout malaise s'est évanoui.

Les manœuvres réunies sous le nom de *frictions* sont des pressions dirigés tangentiellement à la surface du corps. Si la main adhère légèrement aux tissus, sur lesquels elle glisse sans appuyer, elle pratique un *effleurage.* Entre ces deux extrêmes, on conçoit qu'il y a place pour une série de manipulations d'intensité variable.

Les effets les plus patents des frictions, ceux qui s'imposent aux yeux des observateurs les moins avertis, sont les effets de progression des liquides épanchés dans les tissus avoisinant une articulation. On peut suivre jour par jour la diffusion du sang extravasé sous la peau, et s'imaginer de la sorte ce qui se passe en profondeur.

Ces résultats, en grande partie mécaniques, sont aussi les premiers que l'on ait étudiés et dont on ait cherché à élucider expérimentalement le mécanisme. Ils jouent un rôle important dans la plupart des traumatismes du squelette et aussi dans les contusions des parties molles avec exsudat de liquides. Aussi ne doit-on pas les négliger, comme rien de ce qui peut soulager le malade et hâter la guérison. Toutefois on aurait tort de ne voir dans la main qu'une machine à accélérer le mouvement des liquides organiques, conception qui se trouve résumée dans la recommandation immuable

« et surtout frottez toujours de bas en haut ». Même dans l'entorse, qui est pour les « laïques » le cas type du massage « de bas en haut », l'effleurage ne se borne pas à refouler vers la racine du membre le sang et la lymphe extravasés. La direction des effleurages, le pétrissage léger s'exercent dans tous les sens, utilisant ainsi les nombreuses voies de résorption qui convergent finalement vers les canaux plus importants dont la direction tend, à mesure que leur diamètre augmente, à devenir parallèle à l'axe du membre et à s'acheminer vers sa racine. En outre, les muscles et ligaments contracturés s'assouplissent, les adhérences en voie de formation se résorbent, la mobilité se retrouve en partie par le fait seul de ce « nettoyage » mécanique.

Le même préjugé qui ne voit dans le traitement kinésique des épanchements que son effet accélérateur de la résorption ne connaît du massage abdominal que son incontestable efficacité dans la coprostase. D'abord ne masse pas qui veut un côlon défendu par une paroi épaisse ; ensuite, il est souvent de très mauvaise thérapeutique de s'attaquer énergiquement à un intestin en état de spasme ; et enfin la constipation n'est qu'un des côtés d'une question bien plus générale et plus complexe. Ce n'est du reste, pas un moyen de la guérir que de vider quotidiennement le gros intestin par un procédé mécanique. En réalité, le massage abdominal et la gymnastique abdominale ont une action élective sur nombre d'affections générales et de diathèses constitutionnelles. Par sa richesse en plexus nerveux et en gros troncs vasculaires, par son important contenu viscéral, et par le rôle important que joue sa paroi au point de vue de l'équilibre de ses organes, du jeu des grandes fonctions respiratoire et circulatoire, le ventre est le lieu d'élection du massage. C'est aussi par son intermédiaire que s'effectue le massage des organes génitaux de la femme selon la méthode de Brandt-Stapfer.

Nous commençons seulement à entrevoir les effets de répercussion du massage et de la gymnastique sur l'état général des sujets, par quoi ces méthodes sont appelées à transformer la thérapeutique, et peut-être la pathologie. Certains faits tendraient à démontrer, d'autre part, que la meilleure façon de décongestionner un organe, de cicatriser une plaie, de vaincre un spasme serait d'exercer des manœuvres, non sur la région du mal lui-même, mais à une certaine distance, en excitant des filets nerveux qui se rendent au même ganglion ou au même plexus que les nerfs lésés.

C'est au système nerveux, ce grand régulateur de toute notre machine, c'est à la restauration de son équilibre, qu'il faut rapporter la plus grande part des effets du traitement manuel, et non à « l'intensité des pressions et des secousses subies par les tissus mous ». La plupart des auteurs qui ont écrit sur le massage semblent trop oublier qu'entre leurs doigts et les muscles, il y a quelque chose de très important : LA PEAU ET LES NERFS CUTANÉS.

C'est à l'action de nos doigts sur les nerfs (et nécessairement ce sont les nerfs sensitifs cutanés qui reçoivent le premier choc), avec toutes ses conséquences proches ou lointaines, éphémères, ou durables, qu'il faut attribuer ces modifications surprenantes, et pourquoi ne pas le dire, ces guérisons qui déroutent les pronostics, font crier la foule au miracle, mais rendent méfiant le praticien qui ne trouve dans son bagage doctrinal que la suggestion pour les expliquer.

Orienté dans cette voie, le masseur se préoccupera beaucoup moins de déployer toutes les variétés de ses manœuvres et l'énergie de ses muscles que de faire un diagnostic exact de l'affection, d'étudier son sujet, de choisir le point d'application du traitement, d'en doser la quantité, et d'en observer les effets.

Cette conception du massage, qui est purement française, ne le met évidemment pas à la portée du premier venu, mais ainsi comprise, la kinésithérapie s'offre comme un champ d'investigations aux travailleurs et comme une méthode capable, de par les résultats déjà acquis, de soulager une foule de chroniques, délaissés par la médication ordinaire, pour qui l'empirique et le charlatan étaient là ressource suprême.

C'est ici le lieu de définir les indications.

CHAPITRE III

LES INDICATIONS ET CONTRE-INDICATIONS
DE LA KINÉSITHÉRAPIE

Les indications de la Kinésithérapie sont subordonnées à l'utilité absolue et relative de ses effets.

La formule de Lagrange « l'exercice est formellement indiqué toutes les fois qu'il ne peut pas nuire », est très juste au point de vue théorique, mais serait insuffisante si l'on n'y ajoutait les développements qu'elle comporte, et que cet auteur n'a pas manqué de tracer, dans tout le cours de son œuvre. A notre avis l'exercice est absolument indiqué :

a) quand l'organisme est en voie de *développement* : enfance, adolescence.

b) quand il est en voie de *réparation* : convalescence.

c) quand il est en état de *déséquilibre chronique.*

L'EXERCICE CHEZ LES ENFANTS ET LES ADOLESCENTS

L'exercice est une nécessité pour l'enfant et l'adolescent, au même titre que l'aliment. Personne n'oserait contester cette vérité, qui tient malheureusement plus de place dans les discours que dans la réalité. Si pourtant le « mens sana in corpore sano » doit être autre chose qu'une formule, il convient d'attribuer au corps, comme le voulait Montaigne, part égale dans la distribution de l'exercice. Les générations actuelles commencent à recevoir une éducation basée sur ce principe, mais il fut un temps (celui dont je puis parler d'expérience) où l'on imposait à l'enfant, au jeune homme, *dix ou douze heures d'immobilité* relative (étude ou classe) avec travail cérébral, contre *deux heures de mouvement* (récréation). La gymnastique proprement dite était facultative, remplaçait, une fois par semaine, la récréation, et ne comportait que des exercices individuels. Comme sa durée n'excédait pas une heure, on peut affirmer que chaque élève exercé « recevait » en moyenne de *deux à cinq minutes de gymnastique par semaine.*

En Suède, dans les maisons d'éducation de tout degré, et pour les deux sexes, il y a *une heure de gymnastique par jour,* en dehors du temps de récréation ; ces exercices sont *obligatoires* pour tous et *collectifs.* Chaque élève fait donc réellement une heure de gymnastique.

Dans les pays anglo-saxons les jeux et sports occupent la moitié de la journée.

En Allemagne, chaque heure d'immobilité est suivie de quinze minutes de détente en plein air.

Il est impossible qu'une pareille différence dans les systèmes ne se retrouve pas dans les résultats. On a fait quelques efforts, en France, pour augmenter le nombre d'heures consacrées à la gymnastique et rendre celle-ci plus rationnelle. Mais pour enseigner la gymnastique il faut des maîtres, et pour former des maîtres, il faudrait un Institut Central. Nous avons bien l'école de Joinville où le lieutenant-colonel Coste a introduit d'excellentes réformes et qui pourrait former des gymnastes civils. Elle est ouverte à tous les instituteurs et à tous les professeurs de gymnastique désireux d'y faire un stage. Cette mesure devrait être généralisée et rendue obligatoire pour tous les maîtres primaires et tous les futurs direc-

teurs et directrices de gymnastique des maisons d'enseignement secondaire.

La méthode de choix pour l'organisme en formation se
compose d'un ensemble judicieux d'exercices combinés, comprenant :

1) la gymnastique éducative, orthopédique (gymnastique
suédoise);

2) la gymnastique d'application (gymnastique aux agrès,
escrime, natation, course, lutte, saut, etc.);

3) les jeux.

Ces exercices seraient répartis sur les heures non consacrées
au travail intellectuel, au repos et à la nourriture, dans la
proportion suivante :

Gymnastique orthopédique : une heure;

Gymnastique d'application : une heure;

Jeux et promenades : deux heures.

Neuf heures seraient consacrées au sommeil, deux heures
aux repas, huit heures aux travaux intellectuels et une heure
aux soins hygiéniques. Cette proposition est naturellement
susceptible de variantes suivant l'âge et la constitution des
sujets. Le temps consacré aux exercices religieux, aux arts
dits d'agrément, et en général, à toute occupation sédentaire
ne doit pas être pris sur les heures de gymnastique, des jeux,
et des promenades. C'est malheureusement le principe contraire qui règne dans bien des pays, où tout est sacrifié à la
préparation des examens, des concours, du programme, et
où tout se fait par émulation. L'amour-propre est à peu près
l'unique stimulant des écoliers. Nous sommes une nation de
candidats perpétuels. Notre gymnastique elle-même n'a visé,
pendant un siècle, qu'à former des acrobates pour l'ébahis-
sement des spectateurs.

L'EXERCICE CHEZ LES CONVALESCENTS

Dans la convalescence des maladies aiguës, l'exercice est *en général,* un agent favorable à la prompte « restitutio ad integrum » de l'organisme total et surtout de l'appareil touché par le processus morbide. Mais il faut ici se garder d'un écueil redoutable : l'application immodérée du traitement.

Il est de toute évidence, en effet, que pour le retour progressif à la santé, la question du DOSAGE de l'exercice est de première importance : dosage de la quantité et de la qualité du mouvement.

Au point de vue de la qualité, c'est-à-dire du choix, la progression est naturellement la suivante :

Mouvements passifs et massage.

Mouvements actifs avec résistance.

Mouvements actifs libres.

L'emploi des deux premières formes (la première n'étant pour ainsi dire jamais prématurée) permet d'arriver plus rapidement au moment où l'indication de la troisième forme s'impose à l'esprit du praticien le plus circonspect. Prenons comme exemple une maladie où l'extrême prudence est de règle, la fièvre typhoïde ; rien ne s'oppose à l'emploi quotidien du mouvement passif sous les deux formes suivantes :

Mouvements de respiration passive.

Roulement musculaire des quatre membres.

Même dans la période la plus aiguë, même en cas d'hémorragie intestinale ou de complication cardiaque et pulmonaire, ces manœuvres sont d'une innocuité parfaite : la phlébite seule contre-indiquerait le massage. Elles ne nécessitent aucun déplacement du malade, à condition que la tête du lit et ses deux côtés soient d'un accès facile.

Kellgren (de Londres) et son élève Cyriax ont érigé en méthode l'emploi de la Kinésithérapie dans les affections aiguës, soit comme traitement spécial, soit comme adjuvant des autres méthodes. Pour en juger avec compétence, il faudrait en avoir une expérience au moins visuelle, mais la lecture de leurs observations permet de conclure que le but cherché par les auteurs est légitime : régulariser la nutrition et favoriser les réactions naturelles de défense de l'organisme.

Le dosage de la quantité dans l'exercice est tout aussi important, peut-être plus important que celui de la forme. Car si l'on risque de nuire au malade en lui imposant un mouvement actif prématuré, on lui fera certainement le plus grand tort par un massage prolongé ou par de grandes et multiples mobilisations. C'est surtout en Kinésithérapie que *peu* et *bien* valent mieux que *beaucoup* et *longtemps*.

Une à cinq *respirations passives*, faites avec calme et douceur, sans soulèvement exagéré des épaules, sans distension forcée de l'éventail costal, constituent une gymnastique suffisante pour un fébricitant.

Par cette manœuvre, vous avez obtenu les résultats suivants.

Mobilisation de la cage thoracique ;

Élongation passive des muscles qui s'y insèrent, de la peau et du tissu cellulaire qui les recouvrent, des vaisseaux et nerfs qui y cheminent ;

Distension de la plèvre, des alvéoles pulmonaires et des ramifications bronchiques ;

Aspiration du sang au cœur.

Pour un débilité, ce n'est pas un mince résultat. Activer la circulation et la ventilation pulmonaire, mobiliser le thorax, n'est-ce pas combattre préventivement les complications pleuro-pulmonaires ?

Peu à peu et avec prudence, le convalescent bénéficiera des

effets du *massage neuro-dermique*, qui régularisera son innervation ; du *massage abdominal*, qui activera la circulation veineuse, régularisera les fonctions digestives, et tonifiera les centres nerveux de la région ; de la *mobilisation* des petites, puis des grandes articulations. Dès qu'il pourra s'asseoir dans son lit, quelques mouvements passifs de la tête, puis du tronc seront indiqués. Se méfier de la rotation de la tête qui peut provoquer une syncope.

Le médecin commencera enfin les *mouvements à résistance*, qui empêcheront l'atrophie musculaire sans exiger aucun effort général de la part du malade, de telle sorte que, le jour où il quittera le lit, toutes les articulations du « rescapé » seront prêtes à fonctionner, sa circulation n'aura pas grand effort à réaliser pour s'adapter à ses nouvelles conditions, ses muscles ne lui feront pas défaut.

Et nous n'envisageons ici qu'un point de vue spécial, qu'on pourrait appeler conservatif. Faire de l'exercice pour empêcher la « rouille » d'envahir l'organisme immobilisé par un long séjour au lit, c'est de la bonne thérapeutique préventive. Mais la Kinésithérapie vise plus haut et plus loin : nous avons vu que par les effets généraux, physiologiques ou réflexes de nos divers modes d'action, elle imprime un coup de fouet à toutes les grandes fonctions, favorise l'oxydation des déchets de la nutrition, l'assimilation des produits utiles, la sécrétion des glandes, le jeu des émonctoires. Il n'est donc pas exagéré de dire qu'elle réduit le temps nécessaire à la « revalescence », et qu'elle est au point de vue social, une économie de temps et d'argent.

L'EXERCICE CHEZ LES DÉSÉQUILIBRÉS DE LA NUTRITION

L'organisme n'est pas seulement en « réparation » dans la période de terminaison favorable des maladies aiguës : cette réparation est continue, même à l'état de santé. Le corps doit retrouver chaque jour ce qu'il perd par la destruction de son épiderme et de ses muqueuses, par ses excrétions intestinales, pulmonaires, cutanées et rénales, par la dépense de son énergie nerveuse. Les pertes sont compensées par l'alimentation qui, dans certains milieux, est supérieure aux dépenses corporelles, par suite de l'insuffisance de l'exercice. Ce déséquilibre entre les recettes et les dépenses organiques est surtout fréquent dans les villes, et dans les classes aisées. L'hérédité aidant, il en résulte une série de troubles de la nutrition caractérisées soit par une accumulation de matériaux inutilisés (graisse, sucre) soit par une combustion incomplète des déchets (acide urique), soit enfin par un déséquilibre du système nerveux (névroses). La rareté relative de ces maladies par viciation de la nutrition dans les classes laborieuses et surtout chez le paysan (car l'ouvrier des villes paie un large tribut, depuis quelques années, aux affections neuro-arthritiques) montre bien le mécanisme qui les produit et la thérapeutique qu'il convient de leur opposer. La sédentarité, l'alimentation trop copieuse, l'insuffisance de l'aération, ralentissent les échanges nutritifs, accumulent les réserves ; la lenteur et la paresse des fonctions cellulaires fabriquent des produits d'élimination incomplètement oxydés. C'est donc par l'exercice qu'on activera la nutrition.

Aux obèses et diabétiques, on prescrira l'exercice libre, sous forme de jeux, promenades, sports, suivant les indications fournies par le malade, la maladie et le milieu. Le goutteux, en dehors de ses crises, sera soumis à la même thérapeutique. Les mouvements à résistance et la gymnastique passive trouveront leur emploi dans les cas où l'exercice actif libre est impossible, insuffisant, ou contre-indiqué.

Les déséquilibrés du système nerveux trouveront dans le massage neuro-dermique, les mouvements passifs, l'exercice actif avec résistance, la sédation de leurs douleurs, la disparition de leur fatigue, et la possibilité d'un retour à la vie normale et active.

Si la Kinésithérapie, sous ses formes si variées et qui s'adaptent à tous les âges, à toutes les indications et à tous les besoins, est une nécessité pour l'organisme en *formation* ou en *perte d'équilibre*, combien cette nécessité n'apparaît-elle pas encore plus évidente lorsqu'il s'agit de la *conservation de cet équilibre ?* Elle agit alors à titre préventif.

A ce point de vue, elle est fort en honneur à l'étranger ; chez nos voisins, les Instituts de mécanothérapie et les salles de gymnastique où l'on pratique la méthode de Ling sont assidûment fréquentés. La Kinésithérapie doit également tendre, en France, à devenir le complément de toute cure thermale ; par son action sur le système nerveux, la respiration et les échanges nutritifs, elle ne peut que rendre plus parfaite et plus durable l'efficacité des eaux minérales.

Si les perturbations que les agents pathogènes infligent à l'organisme retentissent le plus souvent sur la synergie fonctionnelle, il arrive cependant que par suite d'un traumatisme local, d'une malformation congénitale ou acquise (fracture, hémorragie cérébrale, lésion valvulaire, insuffisance rhino-pharyngienne, dermatose, déformation costo-vertébrale, lésion utéro-annexielle) certaines parties, certaines fonctions ne remplissent plus qu'imparfaitement leur rôle. La Kinésithérapie, soit seule, soit associée à d'autres traitements qui la précèdent, l'accompagnent ou la suivent, intervient alors efficacement pour consolider le membre blessé, soulager l'organe affaibli, insuffisant à sa tâche, rééduquer la fonction perdue, corriger les attitudes, activer la circulation dans les organes où la stase sanguine et l'inaptitude fonctionnelle avaient créé des lésions réputées jadis incurables en dehors de l'opération. Elle fait plus (et ce ne sera pas son moindre mérite) ; elle embellit ce qu'elle touche.

CHAPITRE IV

TECHNIQUE GÉNÉRALE DES POSITIONS ET DES MOUVEMENTS

POSITIONS

A. — Positions ou stations fondamentales

Tout mouvement se fait dans une certaine position du corps.

Tout mouvement *méthodique* doit être exécuté dans une position *méthodique* pour avoir toute son efficacité.

Tout mouvement thérapeutique exécuté dans une position défectueuse peut ne pas atteindre le but cherché, ou aboutir à un résultat opposé.

On peut ramener toutes les positions du corps, préparatoires aux mouvements thérapeutiques, à cinq, dites positions fondamentales, qui sont[2] :

Debout, assise, couchée, a genoux, suspendue.

Chacune d'elles comprend des variétés dont le nombre n'est pas fixe ; on les appelle positions dérivées.

---

1. Notre documentation est basée :
a) sur les ouvrages des auteurs les plus compétents (Widé et Bourcart, Hartélius, Fick et Vuillemin ; Lagrange).
b) sur des notes et expérimentations personnelles rapportées de nos séjours en Suède.

2. La commodité de la description et l'usage autorisent ici certains accords grammaticaux contraires à la logique.

POSITION DEBOUT

Le sujet place ses pieds en équerre, talons rapprochés, les jambes, le tronc et le cou droits, la tête verticale, les bras tombant naturellement le long du corps. Le ventre et le menton sont rentrés.

POSITION ASSISE

Le corps repose sur le bassin et une partie des cuisses. Les autres segments conservent la même attitude que ci-dessus.

POSITION COUCHÉE

3 variétés : dorsale, ventrale, latérale [1].

Dorsale : Le sujet est étendu sur le dos, les situations respectives des divers segments du corps étant les mêmes que dans la station debout.

Ventrale : le sujet est étendu à plat ventre, les pieds dépassant le lit, le front reposant sur les deux mains croisées.

Latérale : le corps repose sur le côté droit ou gauche.

POSITION A GENOUX

Le corps repose sur les genoux et une partie des jambes ; les pieds sont en dehors du plan d'appui. Pas d'autres modifications.

POSITION SUSPENDUE

Le corps est suspendu par les mains écartées de la largeur des épaules, leurs paumes tournées en avant, le tronc, les jambes et les pieds (talons joints, pointes en dehors) tombant de leurs poids.

---

1. La méthode de Ling n'admet qu'une position couchée fondamentale, la *dorsale*. Dans quelles stations dérivées ranger alors la *ventrale* et la *latérale*? Ce ne peut être que *par déplacement du corps en entier*, et alors on retombe dans la combinaison des 3 variétés.

B. — POSITIONS DÉRIVÉES OU SECONDAIRES

I. — POSITIONS DÉRIVÉES DE LA STATION DEBOUT

a) PAR DÉPLACEMENT DES MEMBRES SUPÉRIEURS.

1° Bras tendus verticalement en haut, paumes vis-à-vis.

2° Bras tendus horizontalement, latéralement, mains en pronation.

3° Bras tendus horizontalement en avant, paumes vis-à-vis.

4° Mains aux hanches, pouce en arrière :

Dans la position 2°, trois variétés : les avant-bras ramenés devant la poitrine, mains en pronation donnent :

5° Mains devant la poitrine.

Les avant-bras repliés en arrière, mains tendues derrière la nuque, les extrémités des doigts à peine en contact, sans flexion de la tête, donnent :

6° Mains à la nuque.

Les avant-bras fléchis verticalement, paumes en avant donnent :

7° Extension latérale horizontale des bras avec flexion verticale des avant-bras, paumes en avant.

Dans la position 3°, les mains mises en flexion dorsale contre un mur, donnent :

8° Appui antérieur des mains : les paumes des mains sont appuyées contre un mur, les doigts dirigés en haut.

b) PAR DÉPLACEMENT DES MEMBRES INFÉRIEURS.

1° Se dresser sur la pointe des pieds.

2° Fléchir les genoux, pieds posés ou sur la pointe des pieds.

3° Avancement d'une jambe (d'une distance égale au double d'un pied, le poids du corps réparti sur les deux jambes).

4° Jambes écartées (du double de la longueur des pieds sans hancher).

5° **Position** de marche sur place : un genou élevé et fléchi, les deux segments du membre formant angle droit.

6° **Position** d'escrime ou de fente : une jambe est portée en avant, dans la direction de la pointe du pied en équerre, à une distance de trois pieds environ, genou fléchi directement au-dessus de l'extrémité du pied ; l'autre jambe tendue en arrière, sans bouger le pied, toujours à plat; le corps se porte dans le prolongement de la jambe tendue ; de même aussi le bras homologue de la jambe fléchie, porté en avant de façon à ce que ces trois segments, jambe, tronc, bras opposé, soient dans le même plan et la même direction. Le bras homologue de la jambe tendue reste abaissé, dans le même plan que l'autre bras et parallèle à lui.

c) Par déplacement de la tête. — Les positions dérivées se confondent ici avec les mouvements proprement dits ; ceux-ci se font toujours en partant de la position fondamentale.

d) Par déplacement du tronc.

1° Inclinaison du tronc en avant, mains aux hanches : flexion des articulations coxo-fémorales; en maintenant le dos en extension, la tête légèrement fléchie en arrière, le regard en avant.

2° Flexion du tronc en avant : peu employée, généralement combinée avec extension verticale des bras, lesquels suivent le mouvement, paumes en avant, jusqu'à ce que l'extrémité des doigts touche le sol.

3° Flexion du tronc en arrière, mains aux hanches.

4° Flexion latérale du tronc, bras pendants.

5° Rotation du tronc, mains aux hanches : le tronc pivote à droite ou à gauche sur les articulations vertébrales, le bassin immobile, les épaules dans le même plan. La tête suit exactement le mouvement.

Note : on combine souvent, comme nous l'avons fait, deux positions dérivées, pour une plus grande efficacité ou commodité du mouvement. Exemples : *a)* 1° et *b)* 2° ; *a)* 3° et *b)* 2° ; *a)* 7° et *d)* 5° ; *a)* 6° et *d)* 1°, etc.

II. — POSITIONS DÉRIVÉES DE LA STATION ASSISE

a) PAR DÉPLACEMENT DES MEMBRES SUPÉRIEURS. — Mêmes modifications que dans la station : *debout.*

b) PAR DÉPLACEMENT DES MEMBRES INFÉRIEURS.

1° Jambes allongées : le corps repose sur toute la surface postérieure depuis les ischions jusqu'aux tendons d'Achille.

2° A califourchon : se fait habituellement sur un siège élevé, avec courroies maintenant les cuisses ou les pieds (*plint haut,* sorte de banc plus haut que le *plint bas* ou banc gymnastique). Sert de position de départ aux mouvements de rotation et de torsion du tronc.

3° Jambes écartées : l'écart est de deux longueurs de pied. Donne une plus grande stabilité.

4° Position d'escrime : combinaison de *b)* 6° avec la station *assise.* Usitée exlusivement en gymnastique orthopédique.

c) PAR DÉPLACEMENT DU TRONC. — Mêmes modifications que dans la station *debout :* *d)* 1° ; *d)* 2° ; *d)* 5°. De plus :

1° Inclinaison du tronc en arrière : cette position, qui ne s'exécute pas dans la station debout, sert aux mouvements destinés à faire travailler la sangle abdominale. S'en méfier chez les femmes (congestion des organes pelviens).

2° Relâchement du tronc : le sujet détend les muscles qui maintiennent le tronc redressé ; épaules tombantes, tête et dos légèrement fléchis.

Position de départ pour la respiration passive.

Note : On peut combiner les positions suivantes : *a)* mains aux hanches, avec *b*) 2°; avec *b*) 3°; avec *c*) inclinaison du tronc en arrière.

d) Par déplacement de la tête. — Même remarque que pour la station *debout*.

III. — POSITIONS DÉRIVÉES DE LA STATION COUCHÉE

α) dorsale :

a) Par déplacement des membres supérieurs :

1° voir B, *a*) 1°;

2° voir B, *a*) 2°;

3° voir B, *a*) 4°;

4° voir B, *a*) 6°.

Position de départ pour la gymnastique orthopédique.

b) Par déplacement des membres inférieurs.

1° genoux fléchis, écartés ou non ;

Position de départ pour le massage abdominal, le massage gynécologique, et certains mouvements de la kinésithérapie gynécologique.

2° jambes pendantes ;

3° cuisses avancées ;

les cuisses sont étendues en dehors du plan du lit par l'action des extenseurs de l'articulation du genou, celle des fléchisseurs de l'articulation coxo-fémorale, et aussi par celle des muscles abdominaux.

c) Par déplacement du tronc.

1° tronc avancé :

le tronc est maintenu en dehors du plan du lit par l'action des muscles antérieurs du corps. Les mains sont ordinairement « aux hanches ». Les jambes sont maintenues par un aide ou par une courroie.

2° demi-couchée :

Le dossier du lit articulé est relevé à 45° ;

3° assise :

Le dossier du lit articulé est relevé à 90°. -

4° tronc tordu avancé : comme 1°, mais avec torsion du tronc à droite ou à gauche.

Orthopédie.

β) *ventrale :*

a) Par déplacement des membres supérieurs :

1. voir B, *a)* 1°; B, *a)* 2°; B, *a)* 4°; B, *a)* 6° ;

2. appui antérieur des mains : les mains du sujet sont posées sur les épaules d'un aide assis en face de lui.

b) Par déplacement du tronc :

1° tronc avancé : le tronc est maintenu en dehors du plan du lit par l'action des muscles extenseurs du dos et des cuisses. Les mains sont « aux hanches » ou « à la nuque ».

2° tronc avancé relevé : comme précédemment, mais le tronc est en extension forcée, la tête relevée.

γ) *latérale :*

Le corps repose entier dans une position, droite ou gauche, intermédiaire entre la dorsale et la ventrale.

Position de départ pour le relèvement latéral du tronc (scoliose).

IV. — POSITIONS DÉRIVÉES DE LA STATION A GENOUX

Par déplacement des membres inférieurs.

Genoux écartés (de la longueur d'un pied).

Position de départ pour le renversement du corps en arrière (gynécologie).

V. — POSITIONS DÉRIVÉES DE LA STATION SUSPENDUE

a) Par déplacement des membres supérieurs :

Flexion rectangulaire des bras : les bras sont amenés dans

le plan horizontal des épaules, de façon à former avec les avant-bras un angle de 90 degrés.

b) Par déplacement des membres inférieurs :

Extension rectangulaire des membres inférieurs :

en position suspendue fondamentale ou dérivée *a*), le sujet étend les cuisses, les jambes et les pieds sur une même ligne horizontale.

Ces deux stations sont du ressort de l'orthopédie et de la gymnastique d'application.

MOUVEMENTS

I. — Mouvements de massage

a) Effleurage. — Les doigts (effleurage digital) ou la main sont appliqués par leur face palmaire sur la partie à traiter, mise à nu (de préférence) ou recouverte d'un linge. Ils se déplacent de différentes manières suivant le résultat cherché :

en suivant la direction générale des veines et des lymphatiques ;

en suivant fidèlement le trajet ou les contours d'un organe ;

en cherchant à impressionner en même temps le plus grand nombre possible des terminaisons nerveuses cutanées.

La direction centripète des effleurages, érigée en dogme par la plupart des masseurs, laisse supposer qu'on n'attend du massage qu'un effet mécanique.

En réalité, cette direction doit être avant tout subordonnée à l'effet cherché sur le système nerveux : centripète, l'effleurage est excitant ; centrifuge, il est sédatif.

Cependant, dans le massage des exsudats, il est logique de pratiquer les manœuvres dans le sens de l'écoulement physiologique des liquides.

Dans l'effleurage, la main glisse sur les téguments avec une

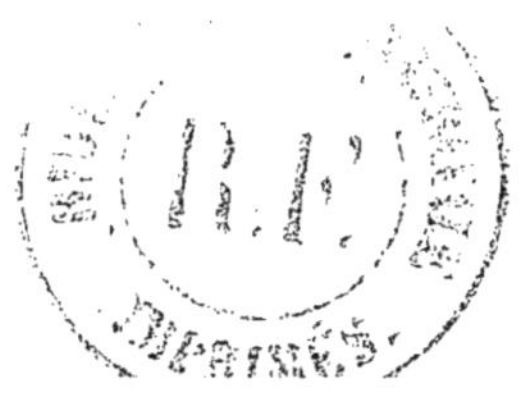

grande légèreté, surtout en cas de traumatisme, de douleurs.

Effet thérapeutique cherché : *la sédation*, ou la préparation du sujet à des manœuvres plus énergiques.

Indications : contracture, excitation, douleur.

b) FRICTIONS. — Les doigts ou la main entière, au lieu de glisser sur les téguments, y adhèrent plus ou moins énergiquement, et les entraînent dans leurs propres déplacements.

Les frictions digitales peuvent être excessivement légères (gynécologie, traumatismes) ; elles peuvent être fortes et même rudes (massage dit hygiénique), sans être pour cela meilleures peut-être ou plus efficaces.

Effet thérapeutique ou physiologique : révulsion, résorption, action directe ou réflexe sur les nerfs sensitifs et vaso-moteurs ; excitation.

Indications : stases sanguines, congestions ou anémies locales. Les frictions fortes et prolongées déterminent de la vaso dilatation, les frictions légères et courtes de la vaso-constriction.

c) PERCUSSIONS. — Les mains de l'opérateur viennent frapper une partie du corps du sujet avec une force variable et suivant plusieurs modes :

Percussion digitale : la pulpe d'un ou de plusieurs doigts frappent, d'une façon élastique et rythmée, une zone du tégument (percussion précordiale).

Percussion cubitale (aussi appelée « hachement ») : la main frappe de son bord cubital. On combine généralement les percussions alternatives et rapides des deux mains (hachement du dos) (fig. 29 [1]).

Percussion dorsale des doigts : la main frappe les téguments du dos des trois derniers doigts en supination, ou du

---

1. M. Stapfer a mis obligeamment à notre disposition les clichés de son *Traité de Kinésithérapie Gynécologique* (Paris, Maloine, éd.).

dos de quatre doigts fléchis, en pronation. La flexion des doigts ne doit pas être complète, de manière à « faire ressort ». S'exécute généralement sur la région lombaire.

Effet thérapeutique : révulsion, excitation forte ou légère, rubéfaction, congestion.

Indications : stimulation cardiaque (p. digitale et cubitale) stimulation rachidienne, révulsion cutanée et excitation musculaire dorso-lombaire (hachement du dos) congestion thérapeutique lombaire, dans l'aménorrhée, la dysménorrhée ; excitation musculaire des ligaments utérins.

d) PRESSIONS. — Les doigts seuls ou la main entière, appliqués sur les tissus, appuyent sur eux, soit *normalement* à leur surface, soit en les comprimant plus ou moins entre les différents segments palmaires. La pression pure est rarement employée : l'habitude la transforme aisément, soit en vibration, ou en trépidation, soit en malaxation ou pétrissage. Ses indications se confondent avec celles des manœuvres suivantes ; de même pour les effets.

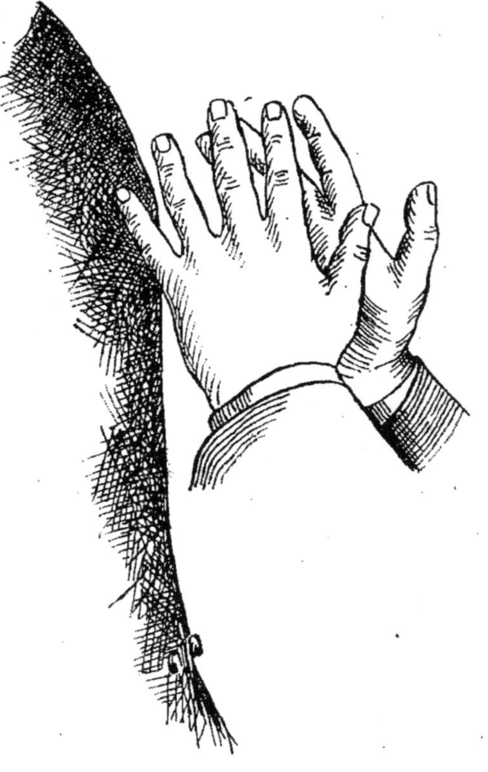

Fig. 29.

e) VIBRATIONS ; TRÉPIDATIONS. — La distinction entre ces deux manœuvres est assez difficile à établir en théorie, bien qu'elle soit très nette en pratique. Dans la trépidation, la main exerce une série de pressions rapides entre lesquelles son contact avec les téguments n'est pas aussi parfait. De plus, si la main est animée d'un mouvement oscillatoire, les parties sous-jacentes sont également animées d'un tremblement visible. Dans la vibration, rien ne bouge en apparence : la main paraît simplement appliquée sur les tissus, également immobiles. Le sujet n'en perçoit pas moins une trémulation fine qui se propage aux parties profondes.

Certaines mains vibrent avec facilité ; d'autres n'y parviennent jamais à un degré aussi parfait, malgré une longue pratique. On a inventé des appareils vibratoires : leurs défauts sont criants. La main qui vibre (et cette remarque vaut surtout en gynécologie) doit percevoir l'effet de ses vibrations. Comment obtenir ce résultat par des machines? Celles-ci peuvent rendre service dans quelques circonstances, mais leurs effets, qui devraient presque toujours être sédatifs, deviennent constamment excitants par l'abus qu'on en fait. Mettre un vibrateur ou un trépidateur entre les mains d'un malade est un non-sens thérapeutique, mais cela peut être une excellente affaire commerciale.

La vibration se fait avec un doigt, avec plusieurs doigts séparés ou réunis en cône, avec la main posée à plat, ou avec le talon de la main.

La pression vibrante unidigitale est usitée dans le traitement des points nerveux selon la méthode de Cornélius (cf. les Névralgies, Vigot fr.), et des points douloureux crâniens, de certains points intercostaux, où la malaxation cutanée est impossible ou difficile.

Pour exercer des vibrations sur le trajet du cæcum ou du

côlon contracturés, y appliquer trois ou quatre doigts suivant l'axe du conduit intestinal. Même technique pour quelques régions peu accessibles à la paume ou à la main entière. (Pour la vibration en gynécologie, voir le fascicule spécial).

La vibration manuelle se fait le plus souvent sur le ventre, la région épigastrique, précordiale. On ne doit pas appuyer, sous peine de mettre la musculature en défense, ce qui enlèverait tout effet à la vibration relativement au traitement des organes profonds.

Effets physiologiques et thérapeutiques : la vibration transmet aux tissus mous un mouvement en quelque sorte moléculaire, qui active le processus nutritif. C'est comme si l'on soumettait chaque cellule ou groupe de cellules à des mouvements passifs : ainsi s'explique l'effet sédatif, résolutif de la vibration.

Indications : Contracture, spasme, éréthisme ; un muscle contracturé se relâche, des orifices fermés s'ouvrent, des canaux glandulaires, vasculaires, digestifs, en état de spasme, se dilatent et redeviennent perméables.

f) PÉTRISSAGE ET MALAXATION. — On pétrit les muscles, on malaxe la peau et le tissu cellulaire. En langage courant, les deux expressions sont souvent employées l'une pour l'autre.

Pétrissage et malaxation se font avec les doigts seuls, ou avec la main entière. De toute façon, le grand écueil de cette manœuvre est la douleur qu'elle provoque, et que l'expérience, la souplesse du poignet, la dextérité des doigts réduit au minimum. Les débutants laissent leur signature sur les tissus ; les vétérans eux-mêmes ont parfois la main lourde ; enfin il y a des sujets particulièrement sensibles.

On ne peut manipuler des tissus en défense : le relâchement musculaire absolu est indispensable, et pour l'obtenir, il faut user en certains cas de petits moyens, bien simples, mais auxquels on ne pense pas toujours. Chez les nerveux (qui sont souvent les sujets les plus calmes et les plus froids en apparence), on ne craindra pas de recommander plusieurs fois au cours de la séance, la passivité, la détente, le repos neuro-musculaire.

Pour pétrir un muscle ou un groupe musculaire volumineux, on le saisit à pleines mains, on l'isole autant que possible et on le « travaille » doucement, avec l'éminence thénar et le 1ᵉʳ métacarpien d'un côté, les quatre doigts de l'autre. Se méfier du pouce, à lui seul plus énergique, plus offensif que les autres doigts. Pour de petits muscles on se contentera de la pulpe des doigts.

La malaxation cutanée est décrite ailleurs.

Effets physiologiques et thérapeutiques : suractivité nutritive, excitation ou sédation, selon le dosage.

Indications : presque toute la pathologie chronique.

II. — MOUVEMENTS DE GYMNASTIQUE

Pour décrire les mouvements, le plan qui nous a paru le plus pratique consiste à suivre l'ordre adopté pour les positions. — Nous n'avons pas la prétention de signaler tous les mouvements passifs, actifs et à résistance qu'on fait exécuter dans chacune des stations fondamentales et dérivées, mais les plus usuels et particulièrement ceux qu'on emploie de préférence dans telle ou telle position. La plupart des mouvements spéciaux à l'orthopédie ne sont pas décrits ici (voir le fascicule : Orthopédie). Pour faciliter l'application de la gymnastique à tous les praticiens, on a cherché à supprimer dans la mesure du possible les appareils et sièges spéciaux.

POSITION DEBOUT

1. RESPIRATION ACTIVE (extension active du thorax avec élévation antérieure et verticale des bras) (fig. 30 et suiv.).

1er *temps* : le sujet est debout, le buste droit et les bras pendants le long du corps, paumes en dedans. Il élève les deux membres supérieurs horizontalement en avant puis verticalement en haut en un seul temps.

Les paumes des mains se regardent pendant toute cette première partie du mouvement, et les bras sont bien tendus jus-

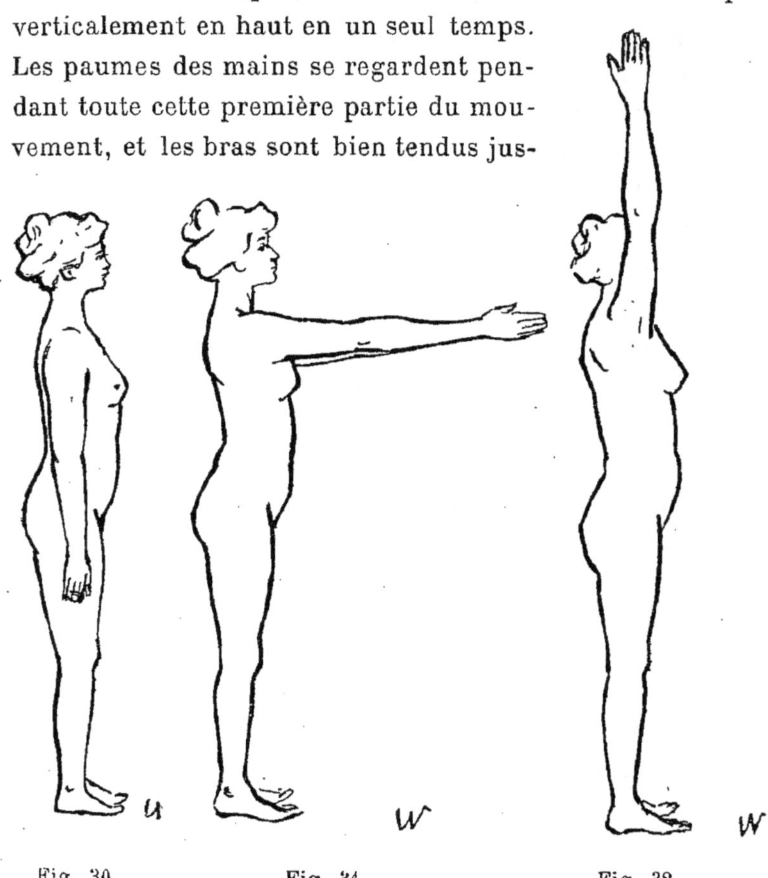

Fig. 30.   Fig. 31.   Fig. 32.

qu'à la verticale. L'inspiration commence avec le mouvement et finit lorsque les bras sont dans le prolongement de l'axe du corps.

2e *temps* : à ce moment les bras descendent en dehors perpendiculairement au plan sagittal du corps ; les mains se tournent peu à peu en dehors, de sorte qu'à la fin du mouvement leurs paumes viennent s'appliquer contre la face externe des cuisses.

L'expiration commence et finit avec ce 2e temps.

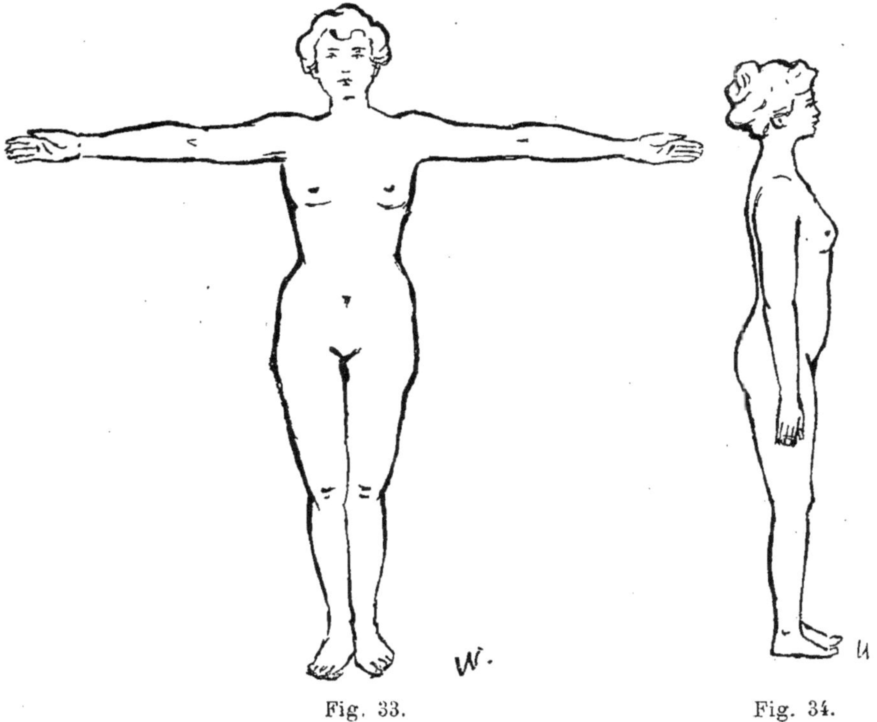

Fig. 33.   Fig. 34.

2. FLEXION ACTIVE DU TRONC EN AVANT ET EN ARRIÈRE. — Mains aux hanches, ou les bras tendus verticalement.

1er *temps* : la flexion en avant se fait dans les articulations intervertébrales, en commençant par les inférieures (expiration).

2e *temps* : c'est l'inverse pour le redressement (inspiration).

Pause : expiration.

3e *temps* : flexion du tronc en arrière (inspiration).

4e *temps* : retour à la position initiale (expiration).

3. Flexion latérale active du tronc. — Bras pendants, pieds serrés.

1ᵉʳ *temps* : flexion du tronc à droite ; le bras droit glisse le long du corps ; l'épaule droite reste dans le plan transversal (inspiration).

2ᵉ *temps* : redressement (expiration).

3ᵉ *temps* : flexion à gauche (inspiration).

4° *temps* : redressement (expiration).

4. Inclinaison active du tronc en avant. — Mains aux hanches.

1ᵉʳ *temps* : flexion du corps en avant sur les articulations coxo-fémorales, le tronc et les jambes restant rigides (expiration).

2ᵉ *temps* : redressement (inspiration).

5. Extension active du thorax. — Sur la pointe des pieds, mains aux hanches.

1ᵉʳ *temps* : le sujet se dresse sur la pointe des pieds, talons joints, en portant les épaules en arrière (inspiration).

2ᵉ *temps* : il ramène les épaules dans le plan transversal et repose les talons sur le sol (expiration).

6. Rotation active du tronc. — Mains aux hanches.

1ᵉʳ *temps* : le corps pivote vers la droite sur les articulations intervertébrales inférieures et lombo-sacrées ; les hanches ne bougent pas ; les épaules, la tête et les coudes se déplacent dans un même plan (expiration).

2ᵉ *temps* : retour à la position initiale (inspiration).

3ᵉ *temps* : rotation à gauche (expiration).

4ᵉ *temps* : retour à la position initiale (inspiration).

7. Élévation d'un membre inférieur en extension horizontale ou en flexion rectangulaire. Mains aux hanches.

1ᵉʳ *temps* : le sujet élève un des membres inférieurs bien tendu (ou avec flexion du genou) jusqu'à l'horizontale.

2e *temps* : retour à la position.

Le reste du corps ne bouge pas ; si on fléchit le genou, cette flexion se fait à 45°, la pointe du pied en dehors et en exten-

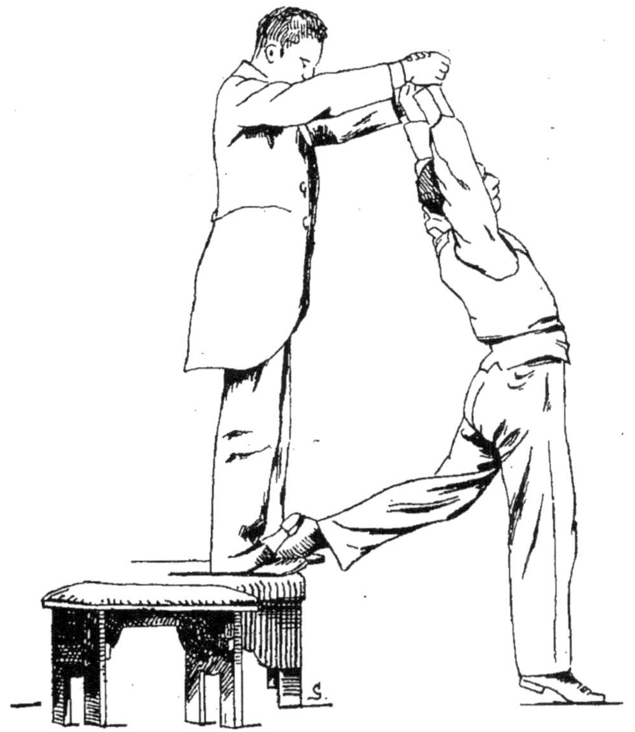

Fig. 35.

sion. Au début, on peut faciliter cet exercice en prenant point d'appui sur la main, du côté opposé au mouvement.

8. FLEXION DES MEMBRES INFÉRIEURS PORTANT LE POIDS DU CORPS. — Mains aux hanches.

1er *temps* : le sujet se dresse sur la pointe des pieds (inspiration), écarte les genoux et les fléchit ainsi que les articulations coxo-fémorales (expiration). Le corps reste droit, les coudes et les épaules sont portés en arrière.

2e *temps* : il se redresse sur la pointe des pieds (inspiration) et repose les pieds sur le sol (expiration).

Exercice fatigant, à prescrire seulement aux sujets jeunes.

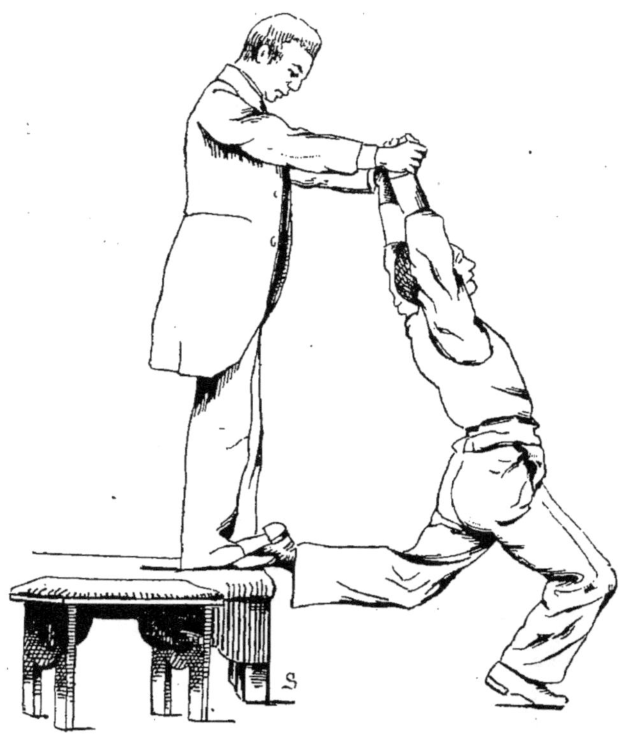

Fig. 36.

9. FLEXION ET EXTENSION D'UN MEMBRE INFÉRIEUR PORTANT LE POIDS DU CORPS EN OPISTHOTONOS (Stapfer). — Ce mouvement peut être prescrit contre la constipation, les névralgies crurales ; il tend fortement la paroi abdominale et les muscles antérieurs de la cuisse. En gynécologie, on l'emploie dans certains troubles fonctionnels (constipation, aménorrhée, dysménorrhée, règles retardées ou insuffisantes) sans lésions génitales. S'exécute avec ou sans aide (fig. 35, 36).

Avec aide. — Attitude du sujet : debout, à 50 centimètres environ d'un tabouret auquel il tourne le dos; l'une des jambes est fléchie en arrière et repose par la face dorsale du pied sur l'extrémité de ce tabouret. Les bras sont élevés verticalement, les mains renversées en arrière.

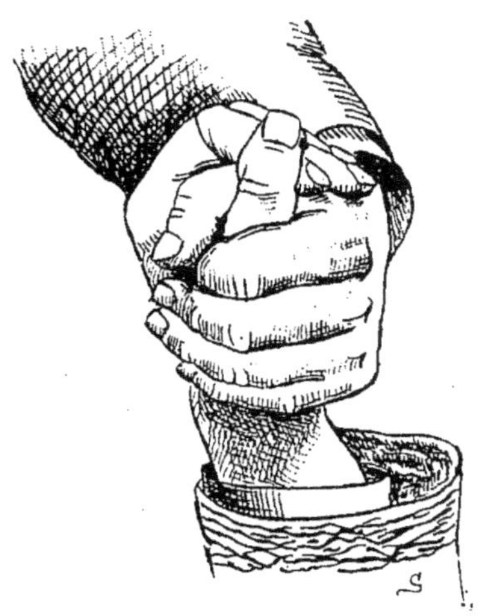

Fig. 37.

Attitude du médecin : debout sur le tabouret, tourné vers le sujet, l'équilibre antéro-postérieur assuré par un léger écartement des jambes. Il applique les paumes de ses mains sur celles du sujet, et leurs mains s'entre-croisent (fig. 37).

1er *temps :* le sujet fléchit la jambe qui repose sur le sol, en élevant le talon et en portant le haut du corps en arrière. Tout son corps décrit ainsi une courbe à concavité postérieure (opisthotonos).

2e *temps :* le sujet se redresse et repose le talon sur le sol.

A exécuter 3 fois pour chaque jambe. Ne convient qu'aux sujets jeunes et exempts d'affections pelviennes ou cardiaques.

Sans aide. — On peut à la rigueur remplacer l'aide par le dossier d'une chaise placée devant la malade. Mais les fautes sont alors faciles à commettre. Le plus ordinaire consiste à ne pas renverser le tronc en arrière.

10. EXTENSION DE LA JAMBE EN ARRIÈRE (actif avec résistance).. — Debout, appui antérieur des mains.

Attitude du médecin : assis sur un tabouret, à côté du sujet, une main sur la région achilléenne (fig. 38, 39).

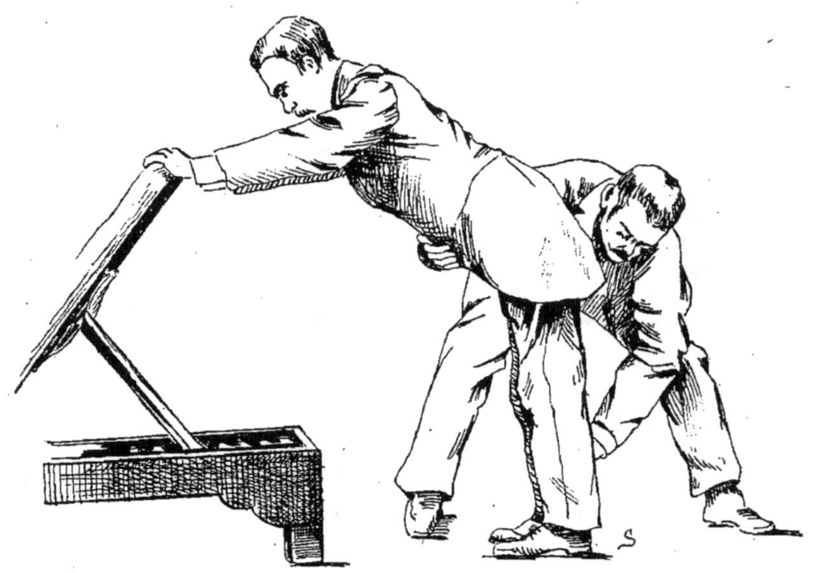

Fig. 38.

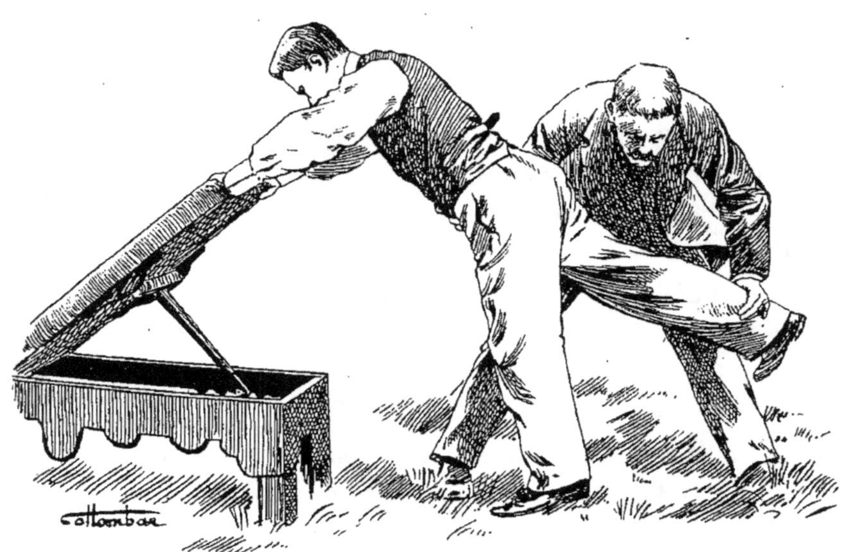

Fig. 39.

1er *temps* : le sujet porte le membre inférieur en arrière (rétropulsion), le médecin résiste.

2e *temps* : le médecin ramène la jambe à sa place, le sujet résiste.

Ce mouvement met en jeu les muscles postérieurs de la cuisse et les fessiers ; « mais l'attitude détermine une synergie musculaire telle dans les muscles antérieurs du tronc et les membres supérieurs et inférieurs que le mouvement est assez fatigant. Ne l'employez donc pas pour les malades débilitées, ou si vous l'employez, n'opposez qu'une faible résistance, ou même n'en opposez pas » (Stapfer).

11. ÉCARTEMENT DES BRAS AVEC APPUI DU DOS (à résistance). — Debout, dos appuyé, bras tendus en avant, paumes en dedans.

Attitude du médecin : debout en face, maintient les poignets du sujet.

1er *temps* : le sujet écarte les bras horizontalement aussi loin que le permettent les articulations scapulo-humérales (inspiration). Le médecin résiste.

2e *temps* : le médecin ramène les bras dans la position initiale, sans résistance du sujet (expiration).

Ce mouvement fait agir la musculature thoracique.

12. FLEXION ET EXTENSION PASSIVES DE LA TÊTE. FLEXION PASSIVE ET EXTENSION ACTIVE DE LA TÊTE. — Debout, appui antérieur des mains.

Attitude du médecin ; debout, à côté et un peu en arrière, une main sur le front, l'autre sur l'occiput du sujet.

1er *temps* : le médecin fléchit la tête du malade en avant (expiration).

2e *temps* : il défléchit la tête et la porte en arrière (inspiration).

Ce 2e temps peut être modifié comme suit :

2e *temps* : le sujet porte la tête en arrière ; le médecin résiste.

Dans ce cas, l'exercice met en action les muscles de la nuque.

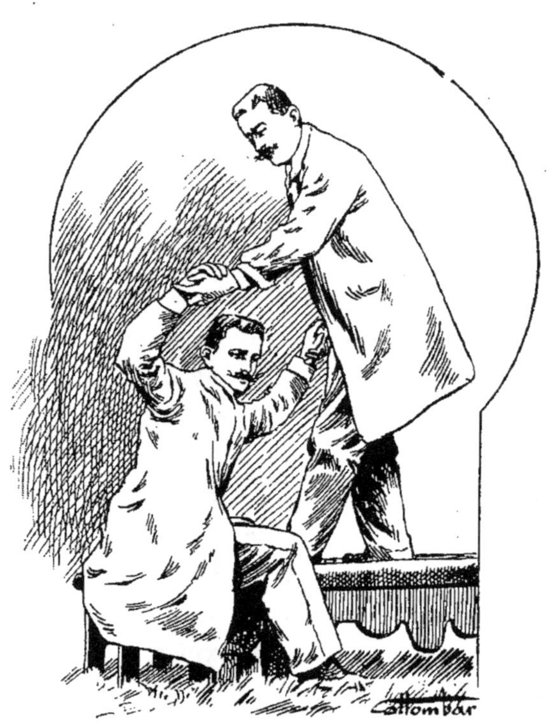

Fig. 40.

POSITION ASSISE

13. Inclinaison passive en avant et redressement actif du tronc. — Assis, jambes écartées, mains aux hanches.

Attitude du médecin : debout derrière, les mains posées sur les omoplates du sujet.

1er *temps* : le médecin incline le tronc du malade en avant (expiration).

2ᵉ *temps :* le sujet redresse le corps, le médecin résiste (inspiration).

Ce mouvement fait travailler les muscles du dos ; il se passe dans les articulations coxo-fémorales ; le tronc reste rigide.

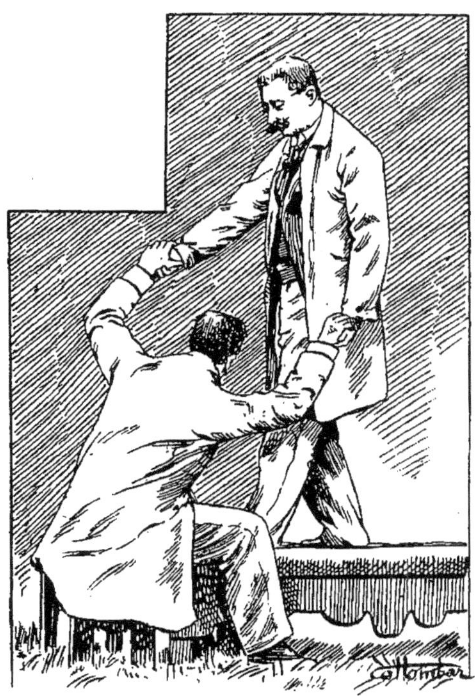

Fig. 41.

14. Torsion et détorsion actives du tronc, avec résistance. — Assis, jambes écartées, bras étendus horizontalement, avant-bras fléchis verticalement.

Attitude du médecin : debout, en face, maintenant les poignets du sujet (fig. 40, 41).

1ᵉʳ *temps :* le médecin fait exécuter au tronc une torsion sur un pivot représenté par les dernières articulations vertébrales.

2ᶜ *temps* : le malade ramène le tronc dans la première position, le médecin résiste.

Le mouvement est ensuite exécuté dans la direction opposée. Il met en action la musculature dorsale.

15. RELACHEMENT DU TRONC (respiration passive). — Assis, jambes écartées, bras pendants, épaules tombantes (fig. 42).

Attitude du médecin : debout derrière le sujet, la hanche droite en avant pour servir de point d'appui au dos du malade, les mains embrassant par-dessus ou par-dessous les épaules de ce dernier la face interne des humérus tout près des aisselles.

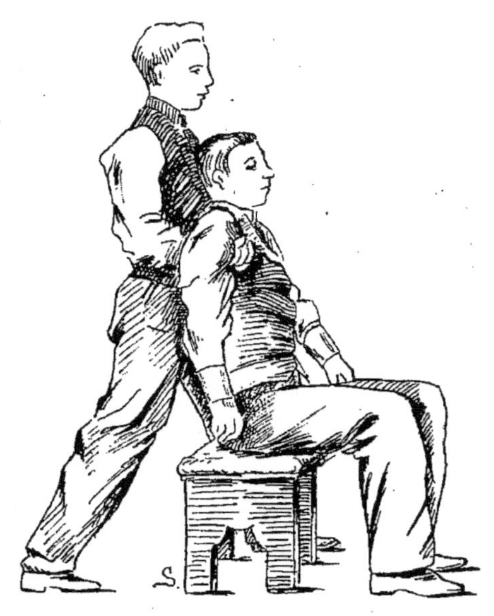

Fig. 42.

1ᵉʳ *temps* : le médecin soulève les épaules du sujet sans exagération et les porte légèrement en arrière (inspiration).

2ᶜ *temps* : le médecin laisse retomber lentement les épaules sans lâcher prise (expiration).

Convient aux convalescents, débilités ; sédatif.

16. EXTENSION ET FLEXION ACTIVE DE LA JAMBE SUR LA CUISSE (avec résistance). — Assis (ou mieux demi-couché), jambes pendantes.

Attitude du médecin : debout ou assis (suivant la hauteur du siège du malade) perpendiculairement au sujet du côté de la jambe qui travaille ; si c'est la gauche, sa main droite appliquée sur le tiers inférieur de la cuisse, la main gauche sur le tiers inférieur de la jambe (région antérieure).

1er *temps* : le malade étend la jambe dans le prolongement

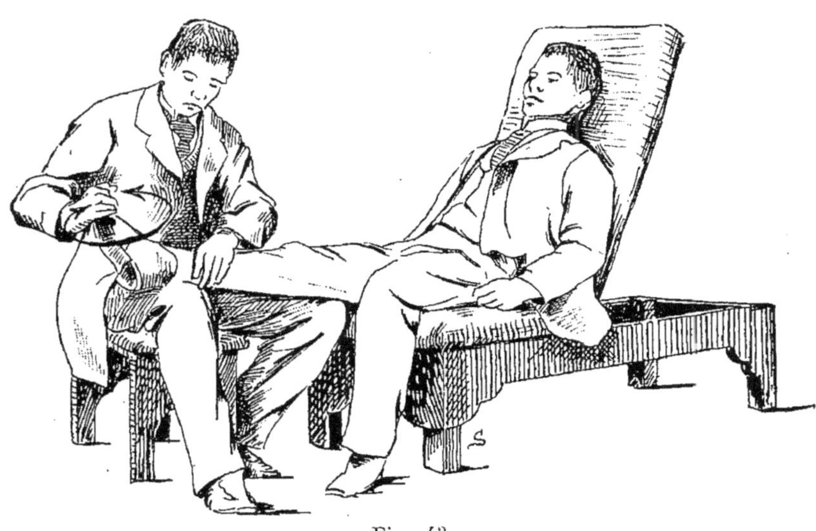

Fig. 43.

de la cuisse ; le médecin résiste, et, l'extension faite, glisse sa main gauche sous la région postérieure de la jambe.

2e *temps* : le malade fléchit la jambe, le médecin résiste, et, la flexion terminée, replace sa main sur la face antérieure de la jambe.

L'extension fait travailler les muscles antérieurs, la flexion, les muscles postérieurs. Le cas échéant on supprime la résistance à l'un des temps ou aux deux. De même les deux temps peuvent être exécutés passivement.

17. Rotation ou circumduction passive des pieds. — Assis, (ou mieux demi-couché) (fig. 43).

Attitude du médecin : assis sur un tabouret, jambes écartées, perpendiculairement au malade. A droite, il place la

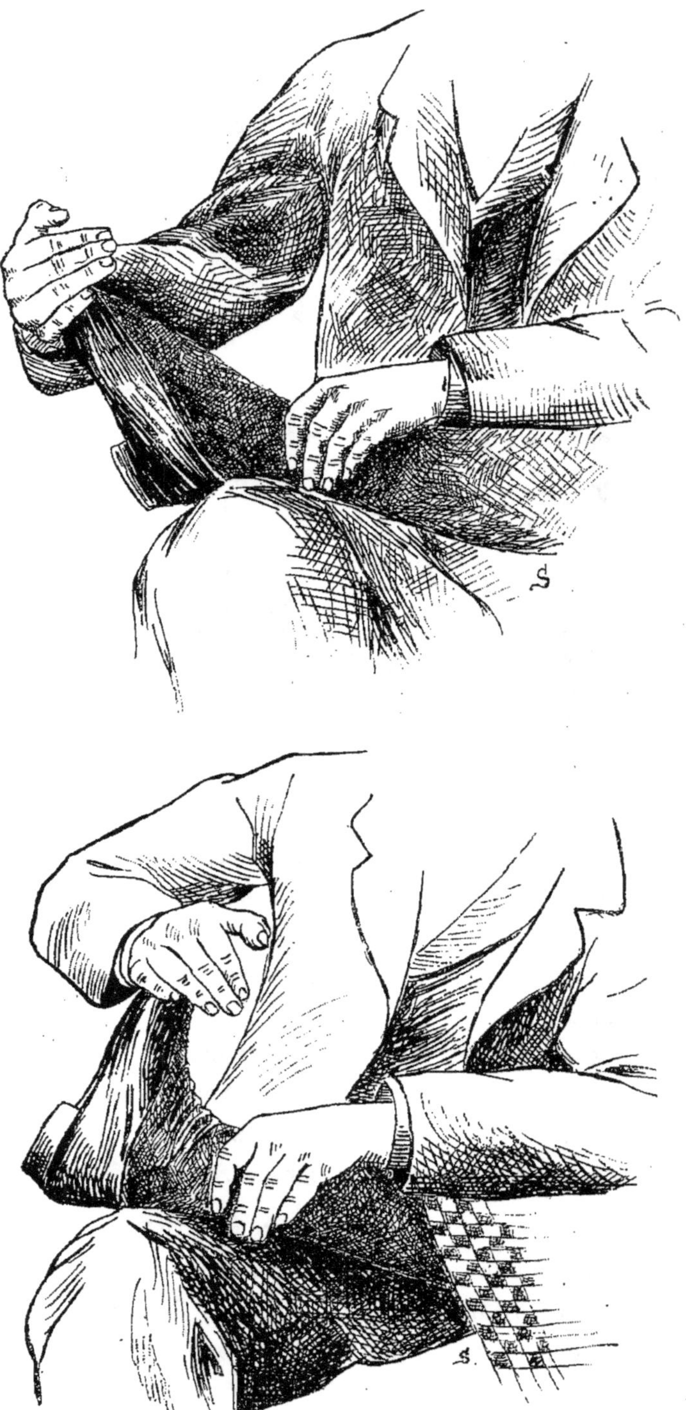

Fig. 44.

jambe droite (tiers inférieur) du sujet sur son propre genou gauche ; de la main gauche il maintient cette jambe en place ; sa main droite saisit le pied à la hauteur des articulations tarso-métatarsiennes, paume contre plante, et lui fait exécuter une série de rotations (15 à 20) dans un sens, puis autant dans l'autre, et recommençant à plusieurs reprises. Le pied est porté ainsi à tout moment à l'extrême limite de ses mouvements de l'articulation tibio-tarsienne, sauf dans la flexion dorsale qui doit rester incomplète.

Cet exercice peut servir à mobiliser la jointure, mais il est surtout destiné à réchauffer les pieds. Il demande à être exécuté avec une certaine rapidité.

18. Flexion passive et extension active des pieds. — Mêmes positions du sujet et du médecin que précédemment (fig. 44).

1er *temps :* le médecin fléchit le pied vers la jambe.

2e *temps :* le malade étend le pied, le médecin résiste.

Cet exercice termine souvent le précédent ; fait travailler les muscles du mollet.

19. Inclinaison latérale passive de la tête. — Assis.

Attitude du médecin : debout derrière, le pouce et l'index ou le médius de chaque main encerclant la tête du sujet.

1er *temps :* inclinaison de la tête vers l'épaule droite ou gauche.

2e *temps :* relèvement.

Cet exercice a pour but de mobiliser les articulations cervicales, de décongestionner la tête. S'en abstenir s'il produit du vertige, ou l'exécuter alors dans la position couchée.

20. Rotation passive de la tête. — Assis.

Même attitude du médecin, qui fait tourner la tête sur son pivot atloïdo-odontoïdien.

21. ÉLÉVATION ET ABAISSEMENT DU BRAS (ABDUCTION ET ADDUC-
TION), passifs et à résistance. — Assis, le bras qui ne travaille
pas reposant sur un appui, l'autre pendant.

Attitude du médecin : debout derrière, une main posée sur
l'épaule du sujet, l'autre sous l'avant-bras homologue
(1/3 inférieur). Par conséquent, main droite sur l'épaule
gauche, main gauche sous l'avant-bras gauche.

1er *temps* : le médecin soulève le membre à une hauteur
variable selon le cas. Cette hauteur est toujours plus grande
que celle où le sujet parvient spontanément, dans les affections chroniques douloureuses de l'épaule. De plus, le mouvement communiqué est indolore, si le sujet se laisse bien
aller, si le mouvement est fait avec douceur, et s'il n'y a pas
de lésion articulaire.

2e *temps* : le médecin soutient le bras qui revient par son
propre poids à la position initiale.

Pour transformer cet exercice en mouvement à résistance,
la main du médecin, au lieu de soutenir le membre, se place
sur le poignet et oppose une légère résistance au mouvement
d'élévation. Pour la descente c'est l'inverse.

22. CIRCUMDUCTION PASSIVE DU BRAS. — Même position que
pour le précédent.

Attitude du médecin : au côté du sujet, saisissant d'une
ou des deux mains le poignet du bras à mouvoir.

Mouvement : le médecin fait exécuter au bras un mouvement de circumduction, dans lequel l'extrémité distale du
membre décrit une circonférence de base d'un cône dont l'articulation scapulo-humérale forme le sommet.

Le mouvement est exécuté dans les deux sens.

23. ROTATION OU TORSION DU BRAS, passive et à résistance.

— Même position que 20 et 21, sauf que la main du bras à mouvoir serre un bâton court.

Attitude du médecin : à côté du sujet, ses deux mains tenant les extrémités du bâton.

1er *temps :* le médecin imprime au bras tendu horizontalement, au moyen du bâton, un mouvement lent de torsion **en** dedans ou en dehors.

2e *temps :* le sujet ramène le bras dans la position initiale, le médecin résiste ou non.

L'exercice se fait dans les deux sens.

24. FLEXION ET EXTENSION DE L'AVANT-BRAS, passive et à résistance. — Même position, sauf que le coude du bras à mouvoir repose sur un appui.

Attitude du médecin : assis en face, une main maintenant le bras, l'autre le poignet du sujet, dont le bras est en extension.

1er *temps :* le médecin fléchit l'avant-bras sur le bras, en se rappelant le croisement du cubitus et du radius, qui a pour effet physiologique d'amener la main *devant* et non *sur* l'épaule. Le sujet est passif ou résiste. Dans ce dernier cas, l'action s'exerce dans les extenseurs de l'avant-bras. Si le sujet fléchit lui-même l'avant-bras, le médecin résistant, ce sont les fléchisseurs qui travaillent.

2° *temps :* le sujet ramène l'avant-bras en extension, le médecin résiste (travail des extenseurs) ; ou bien, le médecin reporte le membre dans l'extension, le sujet résiste (travail des fléchisseurs).

Les deux temps peuvent s'exécuter passivement. La résistance de l'opérateur ne doit s'exercer qu'avec la main posée à plat sur ou sous le poignet.

25. TORSION OU ROTATION DE L'AVANT-BRAS, passive et à résis-

tance. — Même position que pour 23, coude en demi-position et appuyé, la main tenant un bâton court.

Attitude du médecin : comme pour 22.

Mouvement : torsion et détorsion passives de l'avant-bras, ou torsion passive, détorsion avec résistance du médecin. D'autres combinaisons sont possibles.

26. FLEXION ET EXTENSION DU POIGNET, passives et à résistance. — Même position que pour 20, l'avant-bras reposant sur un appui, main tombante.

Attitude du médecin : assis devant ou derrière, une main placée sur l'avant bras du sujet, l'autre maintenant sa main.

La flexion palmaire peut se faire passivement, ainsi que la déflexion ou flexion dorsale, si l'on veut seulement mobiliser le poignet. Pour faire travailler les extenseurs (c'est le cas le plus fréquent), le médecin oppose la résistance à la flexion dorsale.

27. FLEXION ET EXTENSION DES DOIGTS; ADDUCTION ET ABDUCTION DU POUCE, passives et à résistance. — Même position que pour 25, sauf que la main repose également sur l'appui jusqu'aux articulations métacarpo-phalangiennes.

L'exercice passif ou à résistance peut porter sur les trois articulations des doigts, en suivant les mêmes principes que précédemment.

Pour le pouce, l'exercice de la jointure carpo-métacarpienne s'appelle abduction et adduction. Ne pas négliger le mouvement actif d'opposition (voir fascicule : Traumatismes).

POSITION COUCHÉE. — α) Dorsale.

28. RELÈVEMENT ACTIF DU TRONC. — Couché ; ou couché jambes pendantes, genoux fixés ; mains aux hanches ou à la nuque.

1er *temps* : le sujet passe lentement de la position couchée
à la position assise ; le buste reste droit, la tête ne fléchit pas
en avant, les coudes et les épaules restent écartés (expiration).

2e *temps* : le sujet revient lentement à la position couchée,
seul ou avec appui dorsal d'un aide (inspiration).

Cet exercice agit énergiquement sur la musculature abdominale ; efficace contre la constipation. S'en abstenir chez
les gynécologiques, sauf indications spéciales. Le mouvement « mains à la nuque » est plus difficile.

29. ÉLÉVATION ACTIVE DU MEMBRE INFÉRIEUR. — Couché.

1er *temps* : le sujet élève lentement un membre inférieur
bien tendu jusqu'à la verticale (position idéale) ou moins
haut.

2e *temps* : il ramène la jambe dans l'extension horizontale
avec repos musculaire.

Exercice spécifique contre l'atrophie des triceps. A employer dans le cours ou vers la fin du traitement de la sciatique. Veiller à ce que l'autre jambe reste étendue, et qu'il y
ait le moins possible de synergie musculaire dans le thorax.

30. FLEXION ET EXTENSION D'UN MEMBRE INFÉRIEUR, passive et
avec résistance. — Couché ou demi-couché.

Attitude du médecin : à côté du sujet. Supposons qu'il
s'agisse de la jambe gauche, exercice passif : il applique sa
main droite sous le jarret du malade, sa main gauche contre
la face plantaire du pied.

1er *temps* : la main droite soulève le genou, pendant que la
gauche aide à la flexion ; puis la main droite quitte le jarret
en tournant autour de la tête du péroné, et vient appuyer
sur l'extrémité supérieure du tibia jusqu'à ce que le genou
soit en contact avec l'abdomen (flexion coxo-fémorale extrême,

position idéale) ou moins loin, suivant les circonstances. Dans l'exercice avec résistance, la main droite est placée sur

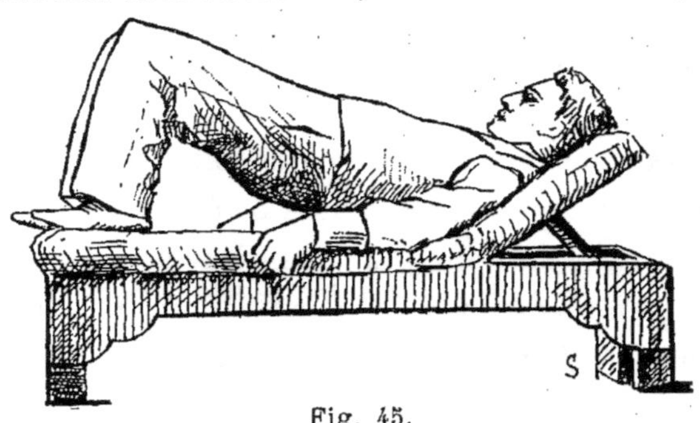

Fig. 45.

le 1/3 inférieur du fémur, face antérieure, et s'oppose légèrement à la flexion. Lorsque le sujet a fléchi la cuisse au

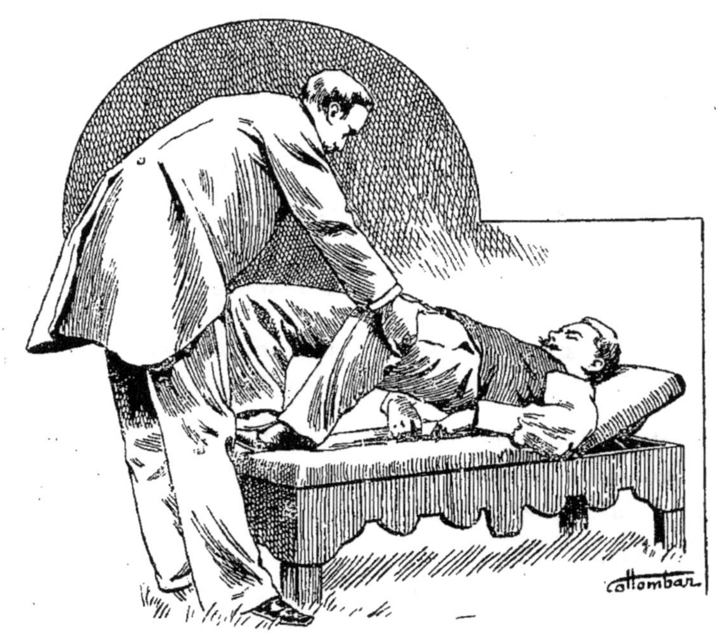

Fig. 46.

maximum, cette main se place comme ci-dessus contre le tibia et achève la flexion.

2e *temps* : la main gauche qui maintient le pied commence la déflexion, pendant que la main droite, se glissant de nouveau sous le jarret, modère le mouvement et empêche l'extension brusque du membre, toujours douloureuse ou au moins désagréable. Dans l'exercice avec résistance, le sujet étend

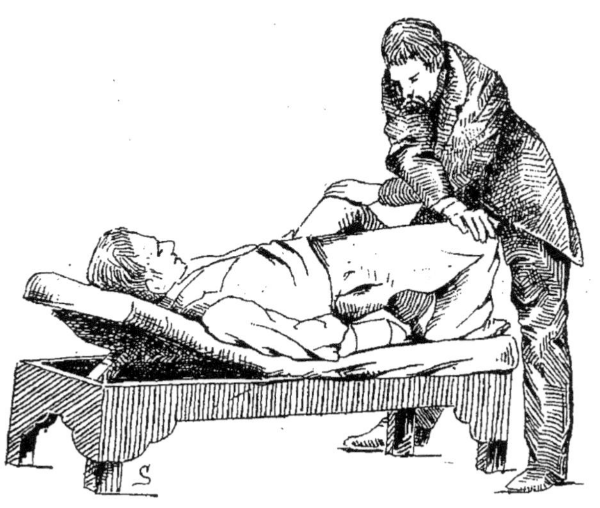

Fig. 47.

spontanément la jambe, la main gauche, au pied, puis la main droite, sous le jarret, opposent la résistance appropriée.

Cet exercice est neuro-dermique autant qu'articulaire, en ce sens qu'il tend la peau et étire ses terminaisons nerveuses. Il passe pour étirer le tronc du nerf sciatique, mais moins que le précédent.

31. ABDUCTION ET ADDUCTION FÉMORALES, avec résistance. — Voir le fascicule : Gynécologie (fig. 45, 46, 47).

32. CIRCUMDUCTION FÉMORALE, passive. — Couché, ou mieux demi-couché (*ibid.*) (fig. 48).

33. EXTENSION PASSIVE ET FLEXION ACTIVE (A RÉSISTANCE) DES

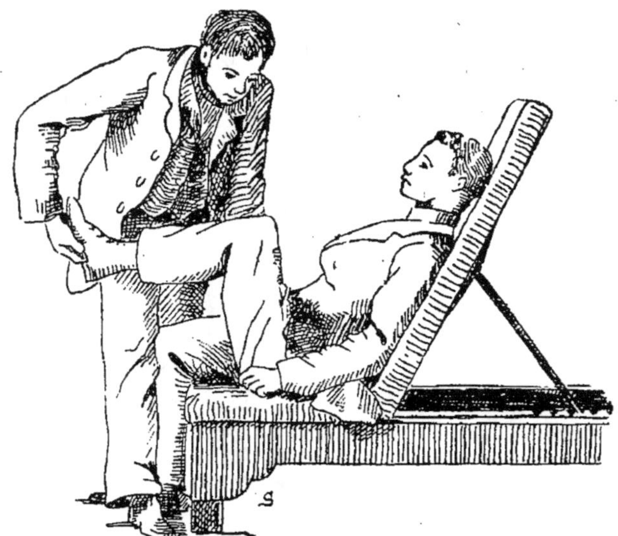

Fig. 48.

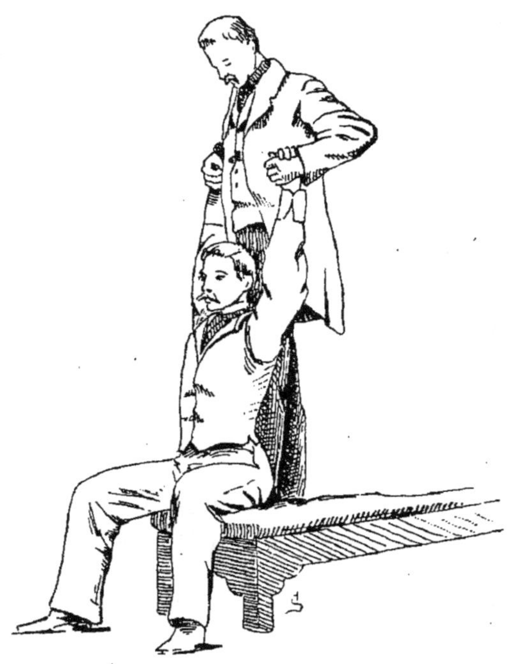

Fig. 49.

MEMBRES SUPÉRIEURS. — Couché, jambes pendantes; ou, demi-couché; ou assis, tronc droit; ou assis, incliné en avant.

Attitude du médecin : debout derrière le siège élevé. Il

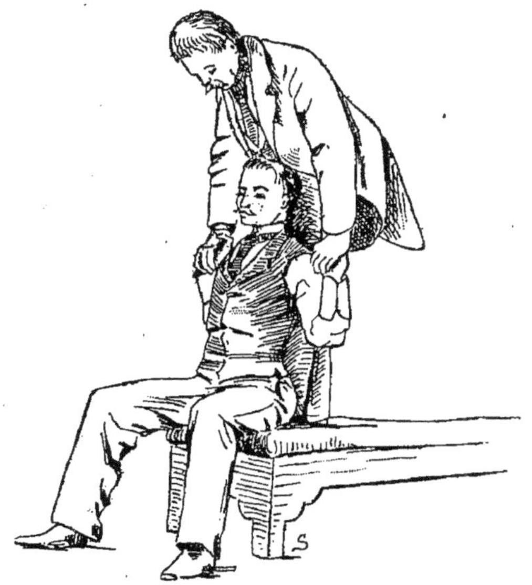

Fig. 50.

saisit les mains du sujet par amplexation palmo-palmaire [1] et assure son propre équilibre antéro-postérieur.

1er *temps* : le médecin s'incline un peu en arrière, en fléchissant sur une jambe, l'autre tendue, et tire à lui les bras du sujet jusque dans l'extension parfaite, de telle sorte qu'ils restent dans le plan transversal du corps (inspiration) (fig. 49)·

2e *temps* : le sujet tire à lui et replie ses bras, coude au corps (expiration). Veiller à ce que bras et coudes ne quittent

1. Ce mode de préhension, très usité en gymnastique. s'exécute ainsi : le sujet, demi-couché, couché ou assis, élève les mains et les renverse en flexion dorsale; l'opérateur, placé à sa tête ou derrière lui, applique ses mains en pronation sur les paumes du sujet, pouces entre-croisés, doigts du médecin se repliant sur le premier métacarpien du sujet, et réciproquement.

pas le plan transversal du corps. La résistance est faite par le médecin (fig. 50).

Excellent mouvement de développement thoracique ; peut

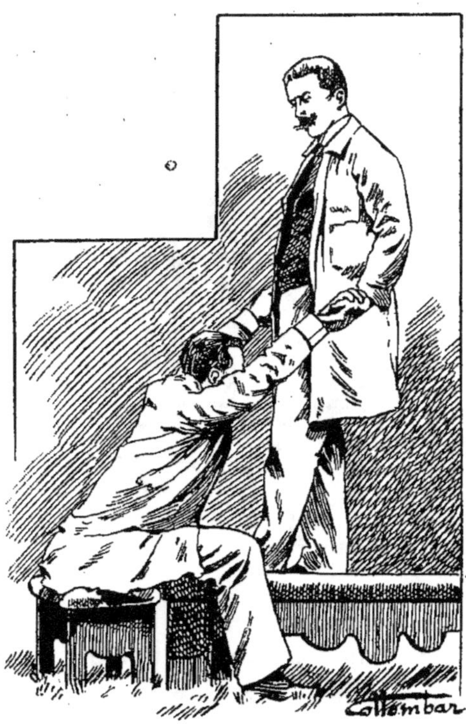

Fig. 51.

servir pour d'autres buts. Bien exécuté et dosé, il n'est pas fatigant.

Pour le même exercice en station assise, tronc incliné en avant, voir : Gynécologie (fig. 51, 52).

β) *Ventrale.*

34. EXTENSION ACTIVE DU TRONC. — Couché, position dérivée ventrale, mains aux hanches, à la nuque ; bras étendus verticalement, transversalement, en arrière, etc. ; jambes fixées.

1ᵉʳ *temps :* le sujet (généralement mains aux hanches, les autres variétés constituant des exercices orthopédiques) relève le haut du corps et la tête sous l'action des muscles de la nuque et du dos (inspiration).

Ce premier temps constitue également un *exercice d'atti-*

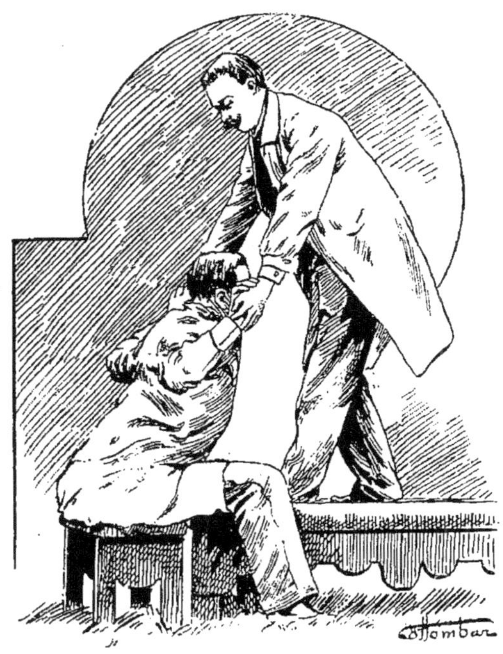

Fig. 52.

tude, à garder pendant plusieurs séries de respirations complètes.

2ᵉ *temps :* il reprend la position allongée.

Une variété par déplacement du tronc consiste à avancer ce dernier en dehors du plan du lit (voir positions dérivées). Sous cette forme, l'exercice est employé en gynécologie comme dérivatif et décongestionnant du ventre, mais il congestionne assez fortement la tête. S'en abstenir chez les sujets âgés. Pour la description, voir Stapfer : *Traité de kinésithérapie gynécologique* (fig. 53).

35. FLEXION ET EXTENSION DE LA JAMBE SUR LA CUISSE, passive et avec résistance. — Couché, bras allongés ou repliés.

Attitude du médecin : debout ou assis à côté du lit, la main

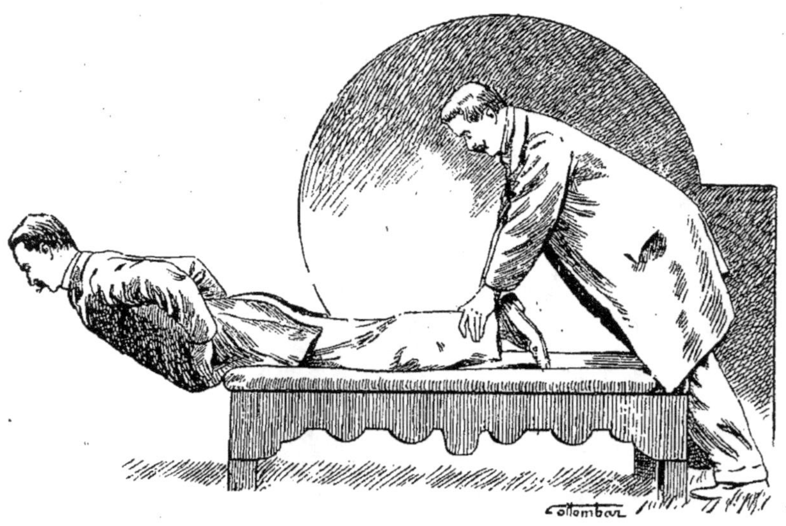

Fig. 53.

(gauche) sous la jambe (droite) du sujet à la hauteur de la cheville.

1er *temps* : il fléchit la jambe du malade (dans la flexion complète, le talon touche la fesse).

2e *temps* : il la défléchit avec la main (droite) placée sur la région postéro-inférieure de la jambe (gauche).

Si l'exercice est fait avec résistance, celle-ci n'a généralement lieu que dans le second temps. Le médecin l'exerce de la même main qui a fait la flexion et au même endroit.

Ce mouvement occasionne presque toujours une douleur plus ou moins vive dans la région antérieure de la cuisse, dont la peau est tendue de plus en plus à mesure que la jambe fléchit. Excellent et spécifique dans le traitement des névralgies crurales, de certaines formes de sciatique, de la cellulite des membres inférieurs, de l'arthrite du genou, etc.[1]. Doit être exécuté avec la plus grande attention et prudence. Il éveille souvent aussi une douleur articulaire et péri-articulaire. Il n'est décrit à ma connaissance, dans aucun ouvrage de gymnastique médicale.

36. Abduction et adduction du membre inférieur, actives avec résistance. — Demi-couché, jambes allongées.

Attitude du médecin : assis en face, un peu de côté, la main (droite) sous la jambe (gauche) du sujet, à la région achilléenne.

1er *temps :* le malade porte la jambe en abduction ; le médecin résiste.

2e *temps :* le malade ramène la jambe dans la position première, le médecin résiste.

Le 1er temps du mouvement met en action les abducteurs, le 2e temps, les adducteurs fémoraux.

Le mouvement se fait aussi sous forme d'*exercice actif libre*, dans la station debout, mains aux hanches.

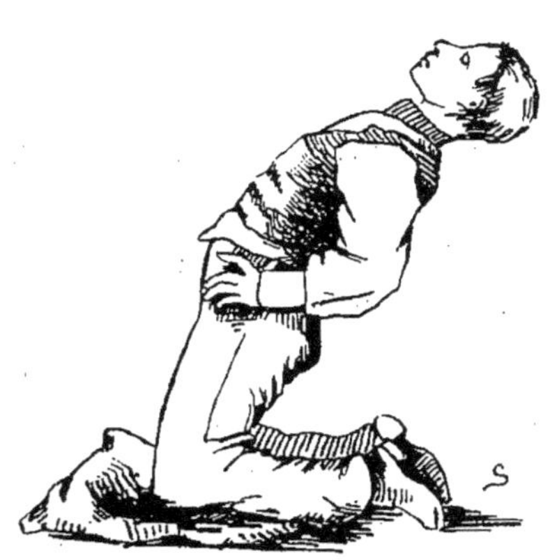

Fig. 54.

POSITION A GENOUX

37. Inclinaison en arrière et relèvement du corps, actifs. — A genoux, jambes écartées, mains aux hanches.

1. Consulter « les Névralgies » (Vigot fr.).

1er *temps* : le sujet laisse aller en arrière toute la partie du corps qui n'est pas en contact avec le plan du lit ou le plancher ; la flexion se fait donc dans les genoux seulement, toutes les articulations situées plus haut restant rigides.

2e *temps* : le sujet revient à la position initiale.

Cet exercice est assez fatigant ; on l'emploie en gynécologie comme « congestionnant du pelvis », parce qu'il exige une attitude fatigante et la contraction des muscles de la sangle abdominale.

POSITION SUSPENDUE

38. FLEXION PASSIVE ET REDRESSEMENT AVEC RÉSISTANCE DE LA TÊTE. — Suspendu.

Attitude du médecin : Debout derrière, une main sur l'occiput du sujet.

1er *temps* : le médecin incline en avant la tête du sujet (expiration).

2e *temps* : le sujet relève la tête et l'incline en arrière ; le médecin résiste (inspiration).

Employé en orthopédie ; peut servir au traitement des algies cervicales[1].

---

1. Les mouvements décrits ci-dessus sont *de gymnastique générale*. Les lecteurs trouveront dans chaque fascicule les mouvements *spécifiques*.

MALADIES DE LA CIRCULATION

PAR

ÉMILE ZANDER Jor

(de Stockholm [1])

La circulation satisfait le besoin vital qu'a l'organisme
d'un approvisionnement continu de matériaux combustibles
et surtout d'oxygène. Le travail que ce besoin nécessite est
principalement exécuté par le cœur. Il agit comme une
pompe interposée dans le réseau circulatoire entre les poumons et les autres organes et entretient sans relâche le mouvement du sang.

Les exigences auxquelles le cœur est soumis varient dans
les conditions normales de la vie au plus haut degré. On peut,
suivant Rosenbach, dédoubler le travail du cœur, en travail

1. Ce fascicule est signé par un étranger. Les travaux français sur
la question existent cependant (Lagrange, Huchard, Cautru, Piatot)
mais nous désirions avoir un formulaire pratique du traitement des
affections cardiaques. Ce formulaire manque à nos ouvrages. Notre
choix s'est d'abord arrêté sur le Dr Krikortz, Suédois, qui a fait en
France ses études médicales et a collaboré aux recherches de Huchard.
Le Dr Krikortz qui avait accepté, s'est désisté en faveur de son compa-
triote E. Zander dont le nom est bien connu. Le lecteur ne doit pas
chercher dans son fascicule, des documents bibliographiques, scientifiques, cliniques approfondis, mais l'indispensable, un formulaire pratique, simple, clair, avec de nombreuses figures. Le Dr E. Zander a
écrit lui-même en Français et corrigé son fascicule. Nous avons respecté sa *pensée* et sa *lettre* (Traduttor, traditor) nous bornant à quelques
rectifications grammaticales et à substituer Kinésithérapie au terme
Mécanothérapie, qui, dans notre langue — malgré l'expression de mécanique céleste — est réservé aux machines conformément à l'étymologie
Grecque. Nous remercions de son concours le Dr E. Zander (LES AUTEURS
DU MANUEL).

essentiel et travail *extra-essentiel.* Le travail essentiel se limite à la satisfaction circulatoire de l'organisme *en repos,* c'est-à-dire de la vie propre des organes ; toute activité extérieure étant exclue. Le travail « extra-essentiel » comprend l'effort circulatoire supplémentaire nécessité par l'*activité extérieure.* Le travail essentiel a une moyenne assez constante ; le travail accessoire varie dans de fortes proportions.

A l'état normal la capacité de travail du cœur est si grande qu'il peut, au moins pour un temps limité, satisfaire à de très grandes exigences « extra-essentielles », parce qu'une partie minime seulement de la force totale du cœur suffit en effet au travail dans les conditions ordinaires moyennes de la vie. Le reste est tenu en réserve prêt à entrer en campagne en cas de besoin de la vie ordinaire. La force du cœur engagée dans le travail peut être appelée « force mobilisée », et toute la question de la suffisance cardiaque tourne autour du rapport entre la force mobilisée et la « force de réserve » (Mackenzie).

A l'état pathologique, la force totale du cœur est de plus en plus mobilisée pour les besoins quotidiens et le rapport entre .la force mobilisée et la force de réserve se modifie au préjudice de la dernière. Le degré d'insuffisance dépend du degré de cette modification et l'insuffisance absolue existe dès que la force de réserve est annulée. A un degré plus avancé la force totale du cœur ne suffit plus au minimum du travail nécessaire « essentiel » et c'est le commencement de la fin.

La disproportion entre la force mobilisée et la force de réserve peut avoir deux causes. Ou la force totale est normale et même augmentée, mais la force mobilisée nécessaire même dans les conditions ordinaires est si grande qu'il ne reste pas assez à la réserve. C'est ce qui arrive dans tous les cas pathologiques où le cœur doit exécuter un travail dépassant la normale pour entretenir une circulation normale, comme par exemple dans les lésions valvulaires et quand la résistance périphérique est augmentée. Ou bien la disproportion dépend de ce que la force totale est inférieure à la normale, tandis que la force mobilisée est normale ou augmentée.

A la période finale des maladies avec épuisement du cœur, cela se voit dans les cas où la masse musculaire du corps — à laquelle, on le sait, le développement du cœur est dans une certaine mesure proportionné — est trop petite relativement à la masse totale du corps, par exemple dans certains cas d'obésité, puis chez les personnes dont la vie trop sédentaire laisse les muscles et avec eux le cœur s'atrophier faute d'exercice, etc.

Dans ces deux catégories différentes, une thérapeutique rationnelle doit naturellement s'adapter aux exigences des cas. Dans la première il faut *faciliter le travail du cœur*, dans la seconde *augmenter sa force*. A la première catégorie s'applique « la thérapeutique de ménagement », à la dernière « la thérapeutique d'exercice ». Dans les deux cas la kinésithérapie — manuelle ou mécanique — nous offre un secours efficace. Pour faciliter le travail du cœur il faut s'adresser aux forces circulatoires auxiliaires périphériques *au moyen de massage, de mouvements passifs et de mouvements actifs faibles*. Quand il s'agit d'augmenter la force musculaire du cœur il faut tenir compte des lois physiologiques qui règlent ses dimensions et sa force. Nous savons en effet que celles-là ne sont pas normalement en proportion de la masse totale de corps mais de la masse et de la force des muscles. Si les muscles sont peu exercés, le cœur sera peu exercé. En développant et en fortifiant les muscles nous pouvons ainsi développer et fortifier le cœur d'une façon indirecte, toutefois dans certaines limites qu'il ne faut pas dépasser sous peine de provoquer une hypertrophie pathologique et non physiologique. Nous en reparlerons plus loin.

Soulignons les différences entre les deux moyens principaux de la kinésithérapie, celui de ménagement et celui d'exercice. Il faut surtout remarquer que *le premier, dont les indications sont plus nombreuses, joue un rôle bien plus grand que le dernier*. On voit en effet même des cliniciens éminents, mais insuffisamment initiés à la kinésithérapie, ne voir d'autre raison d'être pour le traitement gymnastique que le fait du développement cardiaque par les exercices gradués, à l'imitation d'un muscle de squelette. Si la kinésithérapie n'avait pas d'autre corde à son arc, sa puissance serait une minime fraction de ce qu'elle est en réalité, car la plupart des cœurs qu'on traite travaillent déjà ordinairement et constamment avec excès, et toujours sous menace de surmenage. Vouloir dans ces conditions-là « l'entraîner » en le chargeant encore davantage, est un non-sens. La tendance de certains auteurs — de plus en plus rares, il est vrai, — à prôner avec excès le mérite de la cure de terrain d'Œrtel aux dépens de la kinésithérapie doit dépendre de ce qu'on n'a pas compris l'*importance des méthodes de ménagement* dans le traitement kinésique. La cure de terrain est une *méthode d'exercice* et a certes de bons côtés, mais elle est infiniment moins indiquée que la kinésithérapie, manuelle ou mécanique.

L'exposé de notre traitement des maladies des organes circulatoires comprend d'une part la description des différents agents thérapeutiques employés, avec leurs effets physiologiques, d'autre part la description détaillée d'une cure de kinésithérapie, manuelle ou mécanique. Nous allons donc diviser notre sujet en deux chapitres principaux qui seront : 1° Les agents de la kinésithérapie et leurs effets sur la circulation ; 2° La réglementation de la cure.

LES AGENTS DE LA KINÉSITHÉRAPIE

La gymnastique[1] ou mieux la kinésithérapie (système Suédois) comprend deux agents principaux : le *Massage* et les *Mouvements*.

Le *massage* consiste dans une *pression mobile* (Kleen) des parties molles et comprend diverses manipulations (voir plus bas). *Les mouvements* proprement dits se passent dans les articulations ; ils sont tantôt *actifs*, c'est-à-dire exécutés par contraction des muscles des articulations, tantôt *passifs*, c'est-à-dire communiqués par un gymnaste ou un appareil.

A. — LE MASSAGE

Presque toutes les manœuvres de massage — effleurage, pétrissage, percussion, vibration — sont employées dans le traitement des maladies circulatoires.

Avant de décrire en détail les manœuvres dont nous nous servons, il est bon de préciser en quelques mots la différence entre les manipulations générales, faisant partie d'un programme de gymnastique, et le massage local.

Ce dernier dont nous devons le développement à Metzger, vise les processus pathologiques locaux, aigus ou chroniques. Son exécution correcte suppose beaucoup de jugement, d'attention et d'habitude, surtout pour la palpation, attendu qu'il est toujours nécessaire de tenir les doigts en rapport immédiat avec le point malade. A cause de

1. Le mot gymnastique comprend au sens le plus large (École de Ling) les mouvements et le massage, ce dernier étant considéré comme un mouvement passif ; au sens propre, gymnastique s'applique seulement aux mouvements articulaires. Le mot kinésithérapie, au contraire, comprend sans équivoque les deux agents : il est donc préférable de s'en servir.

cette nécessité, on doit toujours pratiquer ce genre de massage à nu avec de la vaseline ou autre substance glissante ce qui, selon mon expérience, facilite beaucoup la précision du palper. Au contraire, les manœuvres de massage qui rentrent dans une cure de gymnastique des affections cardiaques ne visent pas un processus pathologique local, mais s'efforcent seulement d'activer la circulation dans les parties du corps auxquelles on s'adresse. Les dites manœuvres sont en général très faciles à exécuter, parce qu'elles n'exigent pas la précision nécessaire aux cas où la palpation est indispensable. Elles peuvent donc être pratiquées par des assistants plus ou moins exercés ainsi que par des appareils bien construits auxquels on ne demande qu'une intelligente construction. Ces manipulations se font aussi dans la plupart des cas sur le vêtement.

L'*effleurage* se définit lui-même. Il est centripète. Une pression modérée dirige le contenu des veines et des vaisseaux lymphatiques vers le cœur. La circulation est ainsi activée d'une part directement dans les vaisseaux comprimés, d'autre part indirectement dans les réseaux de voisinage afférents. L'effet se produit surtout dans les réseaux vasculaires superficiels.

L'effleurage est le moyen le plus doux, employé en kinésithérapie contre les troubles circulatoires. On peut — mais, avec précaution — l'employer même dans les cas d'insuffisance les plus graves quand le malade ne peut quitter le lit. Il a de bons effets sur les œdèmes superficiels, mais il s'approche alors du massage local ; il faut le pratiquer sur la peau nue et en employant quelque matière glissante, par exemple le talc.

Par *le pétrissage* on s'efforce de vider pour ainsi dire les muscles et les parties molles volumineuses. Le pétrissage agit dans la même direction que l'effleurage grâce aux valvules des veines qui empêchent le sang de refluer vers la périphérie. La partie du corps à traiter *doit être bien soutenue,*

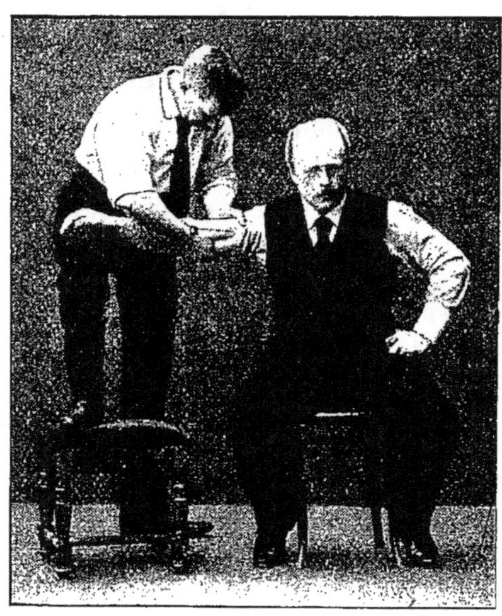

Fig. 55 [1].

les muscles *relâchés* de façon qu'aucune contraction n'entrave l'effet du pétrissage.

Les pétrissages les plus employés sont le *pétrissage des bras, des jambes* et *de l'abdomen.*

Le pétrissage des bras, manuel, se fait comme suit (fig. 55) [2]. Le gymnaste se place à côté du malade, saisit des deux mains

1. La description des mouvements manuels et leurs figures sont empruntées, avec l'autorisation de l'auteur, au *Traité de gymnastique médicale suédoise,* du professeur A. Wide, Trad. Bourcart. Paris-Genève, 1898.
2. Les appareils mécaniques propres à suppléer le kinésithérapeute sont décrits en note. Ce sont les machines décrites dans l'ouvrage de Gustave Zander : *Les appareils de la gymnastique médico-mécanique et leur mode d'emploi.*

le haut du bras près de l'épaule et pétrit les masses musculaires fortement comprimées. Les mains exécutent de petits mouvements de rotation, chaque main agissant à l'opposé l'une de l'autre. Le pétrissage se continue ainsi tout le long des bras. Les mains restent au contact de l'épiderme. Le pouce travaille à l'opposé des autres doigts [1].

Le *pétrissage des jambes* est soumis aux mêmes règles que le pétrissage des bras. Le malade est dans la position suédoise dite à demi couchée, le gymnaste, assis du côté externe de la jambe à traiter, la saisit et la place sur son genou de manière que la jambe du malade soit confortablement soutenue et qu'il n'y ait pas de tension des muscles. Si l'on exécute un véritable pétrissage, il est nécessaire pour la région postérieure, difficile à atteindre quand le malade est sur le dos, de changer le décubitus dorsal en abdominal pour terminer le pétrissage [2].

Le *massage abdominal* est fait d'effleurage et de pétrissage. avec friction en cercle et compression générale des viscères.

Le malade (fig. 56) est à demi couché, genoux relevés, reins et bas du dos appuyés sur la partie horizontale du « plint », la tête et les bras bien appuyés de façon que les muscles

1. Avec les appareils Zander la même manipulation est exécutée. Deux paires de courroies animées d'un mouvement de va-et-vient vertical réalisent le frottage demandé. Ces courroies sont tendues et partant pressées contre le bras par un levier avec un poids déplaçable, dont la position sur le levier règle le degré de la pression. On passe le bras entre les courroies-frotteuses et on saisit la poignée. On imprime au bras un double mouvement : de rotation sur lui-même et de translation en avant et en arrière pendant que les courroies-frotteuses agissent sur lui. Le mouvement dure 1 à 2 minutes pour chaque bras.

2. Le pétrissage mécanique des jambes s'exécute par un appareil qui le réalise au moyen de deux bras armés de coussinets-frotteurs cannelés et animés d'un mouvement de va-et-vient. Le malade, debout, introduit la jambe à traiter entre les coussinets en s'appuyant sur l'autre. Cet appareil peut être remplacé par un autre appareil qui effectue la percussion des jambes, produisant à peu près le même effet.

abdominaux soient complètement relâchés. Le gymnaste
est assis à la droite du malade. Il applique sa main droite au
milieu du ventre et exécute le pétrissage complet — avec douceur et profondément — de tout le paquet de l'intestin grêle,
en exerçant une pression combinée à de petits mouvements

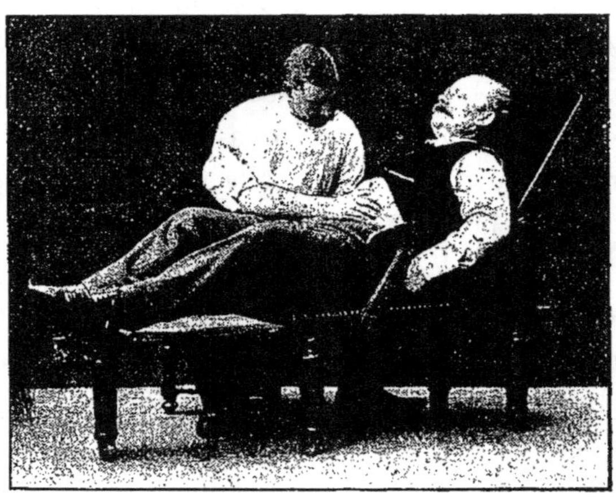

Fig. 56.

circulaires. Le mouvement se continue dans le flanc droit
par le pétrissage du gros intestin pour se terminer à gauche.
La main ne doit pas quitter la paroi abdominale et n'avancer
que petit à petit ; les intestins sont ainsi pétris à travers la
paroi qui suit les mouvements de la main [1].

1. Pour exécuter le massage abdominal général qui ne vise pas un
traitement local des troubles viscéraux localisés, il existe en mécanique
deux appareils. On prend place entre deux montants. on appuie le
sacrum contre un dossier anguleux dont la hauteur est réglée de façon
que dans la position mi-assise la pointe des pieds vienne s'appliquer
contre la base du montant qui porte le mécanisme de friction. Celui-ci
est élevé plus ou moins jusqu'à ce que son arbre vienne à la hauteur
du nombril. L'écartement des rouleaux de l'arbre sera choisi de sorte
que les rouleaux passent immédiatement au-dessus de la symphyse
pubienne. Au moyen d'une roue à la droite du montant postérieur on
amène le dossier et par conséquent le tronc en avant jusqu'à ce que le
ventre se trouve convenablement pressé contre les rouleaux. Pendant

Ce procédé fait passer une quantité considérable de sang de la cavité abdominale dans celle du thorax.

Le massage abdominal tonifie aussi les organes digestifs, fait important dont nous reparlerons à propos de la pathologie du cœur.

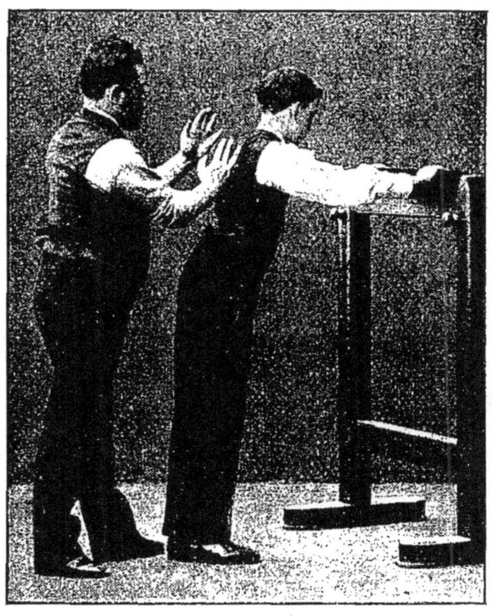

Fig. 57.

Il est capital de favoriser la circulation dans la région splanchnique. Nous savons en effet que certains troubles circulatoires dépendent avant tout d'une stase dans cette région, provoquée par une dilatation vasculaire pathologique ; nous savons également que l'effet de la digitale dépend en partie de sa propriété artério-constrictive qui

le mouvement circulaire de ceux-ci, on peut de la même façon régler leur pression sur le ventre de manière à les faire pénétrer à une profondeur satisfaisante sans occasionner de douleur.

combat la congestion veineuse. Il est évidemment avantageux
de porter ce sang stagnant vers le cœur par des moyens
kinésiques, toutefois sous la condition d'agir avec prudence
pour que le cœur droit ne soit pas inondé subitement et
au delà de ses forces. Un effet de l'accélération du courant
sanguin dans les viscères abdominaux se fait remarquer par

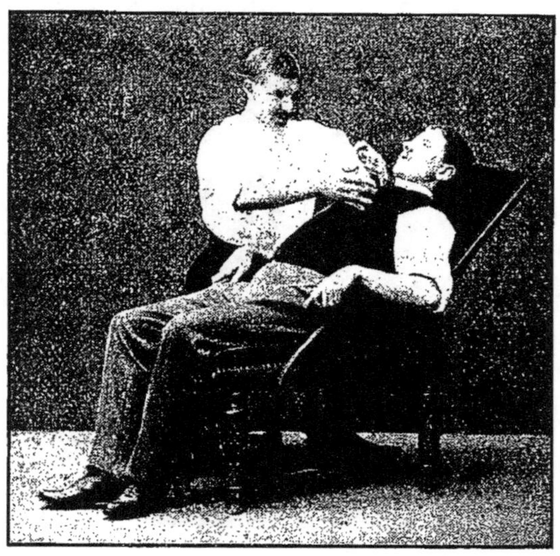

Fig. 58.

la diurèse augmentée, souvent observée après le massage du
ventre (Hirchsberg. Huchard).

Le *tapotement* et les *vibrations* sont employés sur la cage
thoracique, et sont localisés soit à la région cardiaque, soit
au dos, entre les omoplates. Relativement à l'effet de ces manœuvres, nous savons depuis longtemps (Levin, G. Zander)
que les vibrations sur la région cardiaque ou mieux sur le
dos ont une influence plus ou moins grande sur le rythme
cardiaque. Elles produisent parfois une régularisation, et
plus souvent la diminution de la fréquence pathologique

du pouls. On a vu ainsi la fréquence tomber de 120 à 90. L'explication de ce phénomène indiscutable n'est pas encore trouvée. D'aucuns pensent qu'il s'agit d'une excitation directe ou réflexe du pneumo-gastrique. De l'autre côté les chirurgiens ont fait remarquer que de fortes vibrations et pressions rythmiques sur la région cardiaque constituent un bon moyen contre la syncope, survenant pendant les opérations, ce qui signifierait une action directe stimulante sur le cœur.

Hachures manuelles du dos (fig. 57). — Les hachures se font avec les deux mains, travaillant alternativement. Le petit doigt est écarté des autres et fait légèrement ressort. Les hachures du dos se font en général de haut en bas, en commençant aux épaules et en descendant le long de la colonne vertébrale, une main frappant de chaque côté. Les hachures ne doivent pas causer d'impression désagréable au malade ni de fatigue au gymnaste ; dans ce but elles doivent autant que possible être exécutées avec les poignets absolument souples sans déplacement des bras ; elles doivent en outre être légères et élastiques de façon que la main du gymnaste touche rapidement le point voulu et le quitte aussitôt.

Hachures manuelles du cœur (fig. 58). — Le malade est à demi-couché, le gymnaste à son côté (gauche, généralement). Les hachures s'exécutent au niveau de la région cardiaque, aussi légèrement que possible ; le malade doit éprouver une sensation agréable. Souvent les hachures sur la région cardiaque sont remplacées par un léger tapotement de la main à plat, exécuté, avec une seule main et terminé par un léger effleurage ou une trépidation [1].

1. Dans le système Zander la percussion se fait par des appareils qui portent deux à quatre marteaux à ressort d'acier et de caoutchouc, animés d'un vif mouvement oscillatoire. Dans chaque appareil il y a deux

En thérapeutique cardiaque, la *vibration manuelle du thorax* est avantageusement complétée par un *soulèvement* (fig. 59). Le gymnaste, à côté du malade à demi couché, applique ses mains des deux côtés du dos et exécute un soulèvement de la poitrine tout en lui imprimant une vibration. Les mains glissent peu à peu le long du dos pour venir

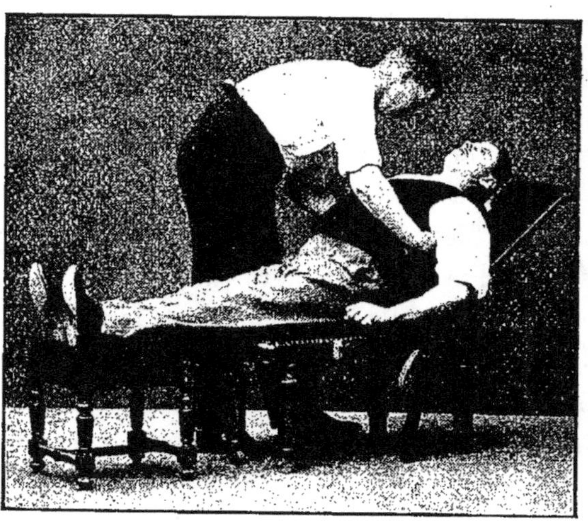

Fig. 59.

aboutir latéralement, en avant, sur les côtés du thorax. Ce mouvement est assez pénible pour le gymnaste, mais très agréable au malade ; il est excellent lorsque le malade, alité, est atteint d'affection pulmonaire ou cardiaque. Cet exercice est un des plus doux mouvements respiratoires.

jeux de marteaux de force différente. Les marteaux doux sont employés pour les percussions en question. D'ailleurs, l'intensité de la percussion dépend aussi de l'énergie avec laquelle on applique la partie du corps à percuter contre les marteaux. En se tournant devant les marteaux qui s'élèvent où s'abaissent, on offre à leur action les différentes parties de la surface à percuter.

Un appareil est destiné à percuter les grandes surfaces du tronc, *un autre appareil* s'emploie pour percuter les jambes, ce qui, comme le pétrissage des jambes, favorise la circulation dans les parties traitées.

Vibration du cœur. — La main placée sur la région cardiaque lui imprime une vibration douce et continue[1].

« Un corps solide animé d'un mouvement vibratoire, mis en contact avec les tissus mous du corps humain, exerce sur ceux-ci, par suite de ses rapides intermittences, une action alternative de dilatation et de constriction vasculaires. Il en résulte une accélération de la circulation dans les capillaires et les vaisseaux lymphatiques, une augmentation de la résorption et enfin une diminution des infiltrations des muscles et des tissus tendineux.

Une conséquence directe ou indirecte de l'excitation mécanique provoquée par les trépidations est la contraction des fibres musculaires lisses, contraction reconnaissable de bien des manières. La vibration du dos ou du larynx, par suite de la contraction des muscles du système aérifère, facilite l'expectoration glaireuse. Des sujets impressionnables éprouvent, pendant la vibration des pieds, une sensation de froid aux pieds à laquelle succède une sensation de chaleur, conséquence du relâchement ultérieur des muscles des vaisseaux[2] ».

1. Les parties de l'appareil de Zander qui transmettent les vibrations au patient sont : 1° une traverse rembourrée horizontale, 2° une tige de fer verticale, le long de laquelle se meut un bras horizontal destiné à recevoir les différentes pièces accessoires, telles que plaques, sphères, poignées de forme variée. La traverse éprouve la vibration la plus faible du côté de son axe horizontal, d'où l'amplitude des oscillations augmente à mesure que l'on approche du côté opposé. Les vibrations communiquées par la tige de fer verticale se laissent modifier et vont du frémissement le plus léger jusqu'au plus fort tremblement utilisable, en avançant le bras horizontal qui porte les pièces accessoires.

Les modes de vibration les plus usités dans le traitement des maladies circulatoires sont :

Vibration du dos. Le grand coussin est disposé entre les omoplates;

Vibration de la poitrine. Le coussin est placé sur le sternum ou bien entre celui-ci et l'épaule ;

Vibration du cœur, du creux de l'estomac, du côlon transverse;

Vibration des pieds. On se place sur une chaise ordinaire et l'on pose les jambes sur une traverse rembourrée. Pendant toute la durée de l'exercice, les muscles de la jambe doivent être flasques.

2. G. ZANDER, *loc. cit.*, p. 7.

Ajoutons que les vibrations sur le ventre sont avantageusement employées dans l'atonie de l'estomac et du côlon, ce dont nous reparlerons plus loin.

B. — LES MOUVEMENTS

En gymnastique, trois choses principales sont à considérer dans les mouvements à exécuter : l'action du système nerveux, la contraction musculaire et la pure mécanique. Les mouvements de la gymnastique se divisent en deux grands groupes, les *mouvements actifs* et les *mouvements passifs*. Dans les mouvements actifs, c'est-à-dire *exécutés par nous-mêmes*, interviennent le système nerveux, la contraction musculaire et la mécanique.

Dans les mouvements passifs, c'est-à-dire *communiqués par un aide* (humain ou mécanique), ni le système nerveux ni la contraction musculaire n'interviennent, la mécanique pure subsiste seule. Nous allons donc commencer par une description des mouvements passifs et de leurs effets.

a. Mouvements passifs.

L'effet circulatoire seul nous intéresse. Cet effet se fait sentir dans les veines et dépend de la coopération de deux choses : 1° l'existence de valvules veineuses qui empêchent tout reflux centrifuge et qui transforment automatiquement tout déplacement du sang en un courant vers le cœur ; 2° la variation de volume des veines pendant le mouvement. La physiologie nous apprend qu'une veine contient d'autant plus de sang qu'elle s'allonge et se tend. Chaque mouvement articulaire provoque aussi une aspiration dans les veines voisines et comme l'aspiration est impossible dans les veines efférentes, à cause des valvules, elle ne se fait sentir que dans les veines afférentes, et décharge la périphérie d'une certaine quantité de sang. Puis, quand la veine entre dans le stade de raccourcissement, son volume diminue et son contenu, à cause des valvules, n'a pas d'autre chemin que celui du cœur. Intervient aussi le jeu des « fascias » (Braune) par lequel les veines sont alternativement relâchées et resserrées pendant les mouvements articulaires. On trouve cette disposition des fascias en plusieurs endroits du corps mais surtout près des articulations à mouvement très ample. En voici la description : la veine est soudée à un *fascia* tendineux, dépendant d'un muscle voisin, et à cause de cette dépendance surtout, mais passivement aussi, le *fascia* subit une tension et un relâchement alternatifs pendant les mouvements. Au moment de la tension, le diamètre de la veine augmente par la traction transversale, au moment du relâchement il diminue à cause de la pression atmosphérique et des forces élastiques du tissu ambiant, dont a triomphé au premier moment la tension du *fascia*. L'effet est de favoriser la circulation vers le cœur.

Ce que nous venons de dire est applicable à tous les mouvements passifs en général. Les mouvements respiratoires passifs méritent par leur importance une étude particulière. La portée de la respiration comme force circulatoire auxiliaire est bien connue. Elle dépend de la pression négative dite pression de Donder, provoquée dans la cage thoracique par l'élasticité du tissu pulmonaire et s'exerçant sur les organes y contenus, entre autres sur les grands troncs veineux. La pression négative augmente toujours pendant l'inspiration et diminue pendant l'expiration. Il en résulte une action tout à fait analogue à celle que nous avons décrite plus haut comme une conséquence de la variation de la capacité des veines, quoique bien plus importante à cause des dimensions des troncs veineux thoraciques. Comme cette action est une conséquence purement mécanique de la dilatation thoracique, il est indifférent que cette dilatation soit active ou passive. Les mouvements respiratoires passifs,

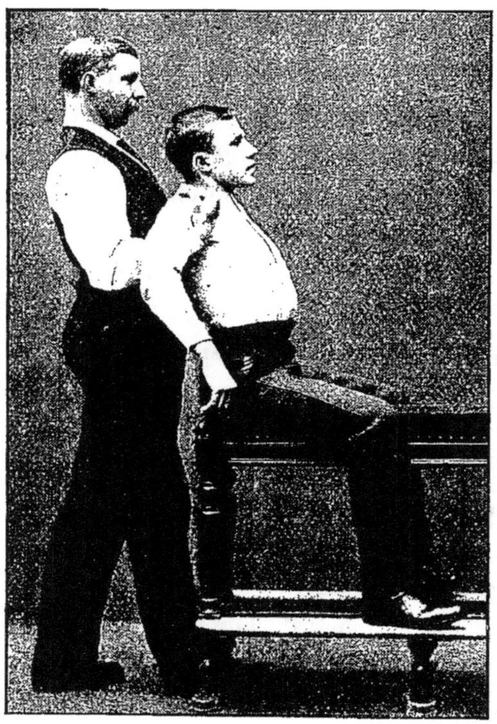

Fig. 60.

s'exécutant d'une part sans effort du malade et ayant d'autre part une amplitude bien plus grande que les mouvements respiratoires actifs, on peut en déduire l'importance majeure en kinésithérapie.

Les mouvements passifs les plus usités dans la thérapeutique des affections cardiaques sont les *mouvements respiratoires* et les *circumductions* ou *roulements articulaires*.

Soulèvement du thorax (fig. 60). — Le gymnaste, debout derrière le malade, le saisit sous les aisselles. Il faut avoir soin de soulever ainsi le thorax et non (seulement) les

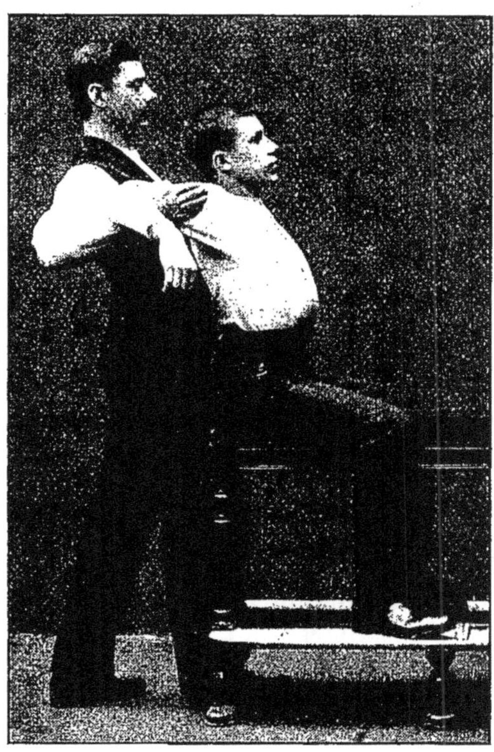

Fig. 61.

épaules. Le soulèvement doit coïncider avec l'inspiration ; celle-ci, devant être aussi profonde que possible, il est bon de faire commencer au malade son inspiration avant d'exécuter le soulèvement afin qu'il ait terminé son inspiration vers le milieu du mouvement.

Extension du thorax (fig. 61). — En principe le même mouvement, mais plus fort. Le gymnaste, attirant fortement les épaules en arrière et légèrement en haut, produit une forte dilatation de la poitrine. Comme pendant le soulèvement, le gymnaste doit avoir soin d'appuyer le dos du malade contre sa poitrine pour prendre un point d'appui, il est même avantageux, pour augmenter la dilatation, d'intercaler entre la poitrine et le dos un petit coussin[1].

Les *circumductions* ou *roulements articulaires* se font de manière que le membre décrive la surface d'un cône dont le sommet se trouve dans l'articulation en question. Comme ces mouvements favorisent la circulation à un plus haut degré que les flexions, les extensions et les rotations seules, ils sont très utiles dans le traitement des affections cardiaques.

Dans le système de gymnastique manuelle, ils sont purement passifs. Nous ne parlerons ici que des plus importants.

Circumduction du pied (fig. 62). — Le gymnaste, assis en avant et à côté du malade, place la jambe étendue de celui-ci sur son genou. Il tient le pied en haut avec une main et fixe de l'autre la jambe du malade contre son genou un peu au-dessus de la cheville. La circumduction se fait ainsi exactement dans la jointure tibio-tarsienne. Il faut veiller à ce que le pied ne soit pas poussé trop haut, la structure de l'articulation du pied ne permettant plus alors une circumduction exacte.

Le mouvement peut aussi être exécuté de la manière suivante. Le malade place ses deux jambes sur une chaise avec

1. L'appareil Zander produit une extension passive du tronc et une dilatation de la cage thoracique par le moyen de deux bras de levier, armés de fourches d'aisselles, qui tirent les épaules en arrière et vers le haut, pendant qu'un coussin s'avance contre le dos. L'amplitude du mouvement des fourches d'aisselles ainsi que celui du coussin dorsal peut être modifiée selon le besoin. Le patient joue un rôle purement passif, il n'a besoin que d'inspirer pendant la dilatation de la cage thoracique.

un coussin placé au-dessous d'elles de façon que les pieds le dépassent ; le gymnaste placé devant lui peut ainsi faire la circumduction des deux pieds à la fois, en prenant un pied avec chaque main. Dans ce cas le mouvement se produit non

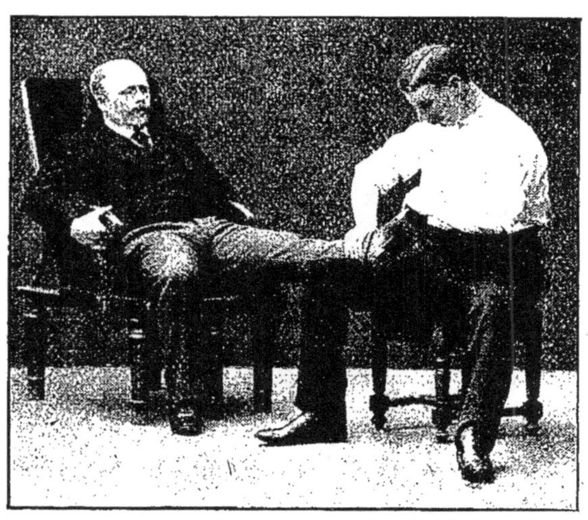

Fig. 62.

seulement dans le pied, mais encore en grande partie dans la hanche.

Circumduction de la cuisse (fig. 63). — Le malade est à demi couché, tête et bras bien appuyés. Le gymnaste placé à côté du malade saisit la jambe avec une main placée sur le pied, le pouce en dedans, les doigts en dehors, et l'autre main appliquée sur le genou, les doigts dirigés en haut ; cette façon de saisir est la seule juste et elle est nécessaire à la bonne exécution du mouvement. La prise du pied doit être ferme et solide, celle du genou souple et légère. Le genou doit décrire des cercles aussi grands que possible, le pied restant autant que possible dans le plan sagittal ; il doit toujours être main-

tenu bas. Comme « mouvement de circulation », la circumduction s'exécute toujours de dedans en dehors.

Circumduction de la main (v. fig. 68). — L'avant-bras du

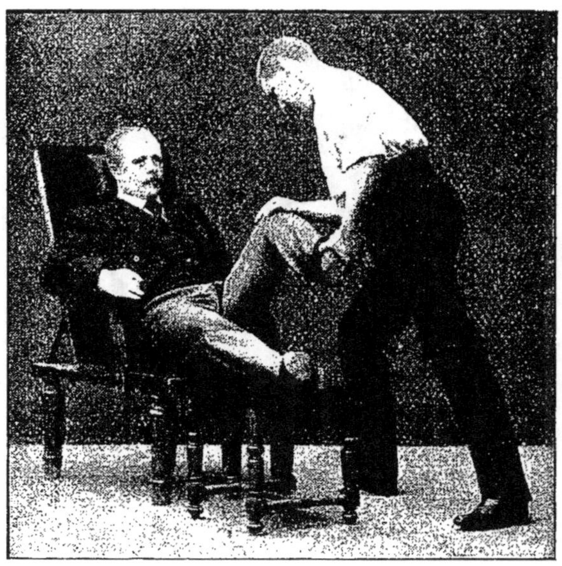

Fig. 63.

malade est appuyé sur un tabouret ou une table, le poignet
sur le bord, que la main dépasse ; le gymnaste maintient d'une
main l'avant-bras fixé et l'autre fait exécuter le mouvement.
La circumduction du poignet se fait facilement, quoique cette
articulation n'ait pas une structure appropriée à ce mouvement comme celle de l'épaule ou de la hanche, mais l'alternative et la succession des mouvements de flexion, d'extension, d'abduction et d'adduction est si rapide et se fait si
facilement que la main peut décrire des cercles assez consi-
dérables.

Circumduction du bras (fig. 64). — Le mouvement est exécuté par un seul bras à la fois, maintenu au niveau du coude et de la main. Chez des malades faibles et au commencement

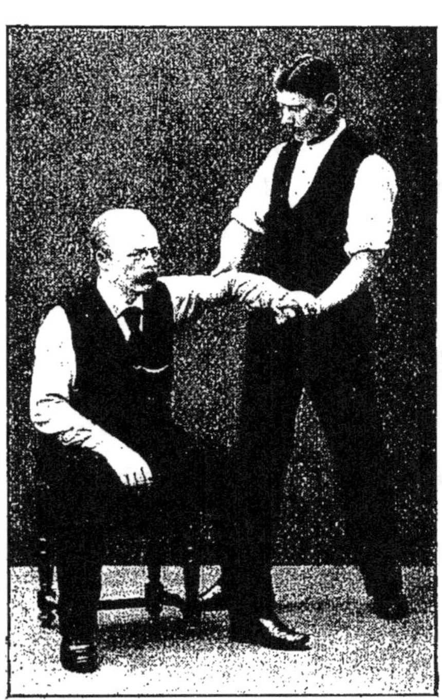

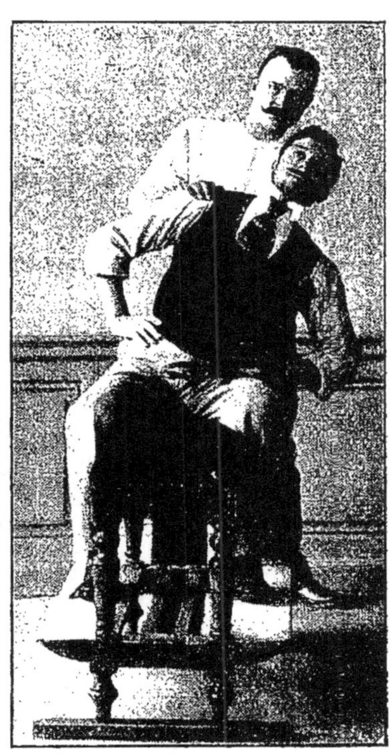

Fig. 64.

Fig. 65.

du traitement, il est bon de ne pas trop élever le bras, c'est-à-dire ne pas dépasser le plan horizontal.

Circumduction du tronc (fig. 65). — Le malade est assis à cheval sur l'extrémité du plint. Derrière son dos le gymnaste fixe les épaules en plaçant une main, la droite par exemple, sur l'épaule droite, et la gauche sous l'aisselle, d'arrière en avant (le mouvement se faisant dans ce cas vers la droite) et vice versa.

Le gymnaste fait alors exécuter au tronc des mouvements de circumduction — grands ou petits, selon les forces du malade — en portant le tronc en avant, à droite en arrière et à gauche plusieurs fois de suite. Après un temps de repos le mouvement recommence dans l'autre sens, en changeant la position des mains.

Quand il s'agit de malades faibles, le gymnaste doit s'efforcer particulièrement de rendre le mouvement entièrement passif, de façon que le malade n'ait pas à faire le moindre effort. Dans ce but le malade doit appuyer son dos contre la poitrine du gymnaste, qui fixe solidement les épaules de celui-là[1].

b. Mouvements actifs.

Les mouvements actifs tiennent la première place en gym-

---

1. Nous allons maintenant décrire brièvement les mouvements correspondants de la gymnastique mécanique. Ces mouvements ne sont cependant pas purement passifs, et tiennent le milieu entre les passifs et les actifs. La gymnastique mécanique a deux groupes de ces mouvements actifs-passifs : *mouvements de balancement* et *mouvements à volant*. Au point de vue de leurs effets, ils doivent surtout être rangés parmi les mouvements passifs, mais à cause de l'élément actif, toutefois minime, qu'ils comportent, ils participent aussi un peu à l'effet des mouvements actifs. Nous en reparlerons plus loin.

Les mouvements de balancement sont produits de la manière suivante. Le malade est assis sur un siège, en forme de chaise ou de selle, lequel s'incline successivement dans tous les sens quand on met en marche l'appareil, qui est mû par un moteur. Le bassin du malade suit le mouvement du siège, et pour se tenir droit le malade est obligé de faire une série de contractions des muscles du tronc, de façon à balancer la partie supérieure du tronc sur le bassin. L'élément actif de ce mouvement consiste donc dans ces contractions musculaires; l'élément passif consiste en mouvements dans la colonne vertébrale lombaire et en une espèce de massage mutuel des viscères abdominaux. Ainsi se produit l'accélération voulue de la circulation de la cavité abdominale vers celle du thorax. L'amplitude du mouvement peut être graduée de l'imperceptible jusqu'au très fort.

Les mouvements à volant. Le malade en exécutant le mouvement prescrit (exemple le roulement du bras, fig. 66), met en marche l'appareil qui, en vertu de l'inertie de sa roue volante, continue le mouvement, entraînant avec lui le membre du malade. L'entretien du mouvement n'exige qu'un très faible effort musculaire. Le mouvement est très auto-

nastique générale. Je les décris cependant après les autres,

matique, fait dont l'importance sera étudiée quand nous décrirons les mouvements actifs.

Les mouvements à volant les plus employés sont :

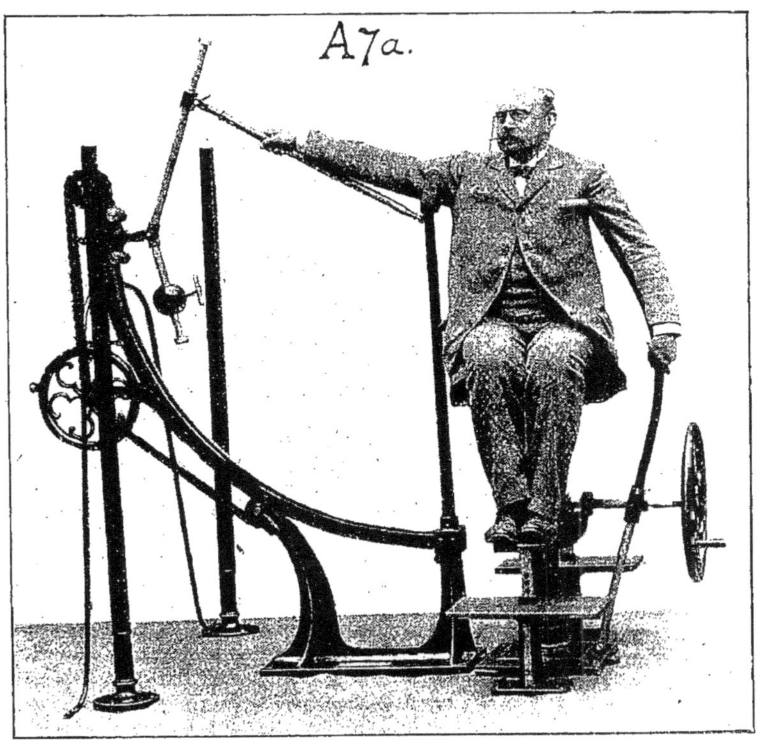

Fig. 66.

Roulement ou circumduction du pied.

Mouvement de vélocipède, l'appareil correspond au point de vue de ses effets circulatoires à la circumduction de la jambe.

Roulement de la main. La main saisit la poignée attachée du volant de l'appareil, décrit la surface d'un cône à sommet dans l'articulation du poignet.

Roulement du bras (fig. 66). Le bras étendu décrit la surface d'un cône à sommet dans l'articulation de l'épaule.

Les mouvements à volant seront exécutés suivant le rythme qui convient à chaque malade, plus vite pour les petites articulations que pour les plus grandes. Au commencement on fait 10 tours dans chaque sens,

pour plusieurs raisons. D'abord l'exécution et les effets sont compliqués ; puis au point de vue spécial du traitement des troubles circulatoires, ils arrivent derniers, *quand le massage et les mouvements passifs ont préparé le terrain.* Beaucoup de personnes s'imaginent que la gymnastique est seulement constituée par des mouvements actifs. Ce malentendu, surtout quand il s'agit de thérapeutique cardiaque, limite d'une façon trop étroite les indications de la kinésithérapie et ne saurait être trop énergiquement rejeté. Tout cela n'empêche que les mouvements actifs ne soient les plus importants et les plus intéressants, et que leurs effets soient des plus variés.

Nous les connaissons déjà en partie, car tous les effets des mouvements passifs sur la circulation se retrouvent, à vrai dire, dans les mouvements actifs, c'est-à-dire tous les effets qui dépendent du mouvement en soi sans compter ceux de la contraction musculaire. A cela s'ajoutent des effets nouveaux, se rapportant aux deux éléments principaux de l'activité musculaire : l'innervation et la contraction musculaire.

La contraction musculaire produit des effets, d'abord dans l'intérieur du muscle, puis dans les tissus environnants. Sur ces derniers, le gonflement et l'amincissement alternatifs du muscle produisent une pression variable, agissant sur les veines adjacentes comme un massage, qui favorise la circulation vers le cœur. Nous avons étudié la chose. La disposition des *fascias* tendineux entre en fonction bien plus activement, quand, aux modifications mécaniques de volume et de place, causées par le mouvement lui-même, s'ajoute la tension des *fascias* provoquée par les contractions musculaires ; dans certains endroits la contraction musculaire est

et petit à petit on augmente le nombre à 50 ou davantage, suivant l'état du malade.

même la condition *sine qua non* de cette fonction des *fascias*. L'effet de la contraction dans l'intérieur du muscle même se fait ressentir par une augmentation considérable de la quantité de sang qui y passe. La physiologie nous apprend, en effet, qu'un muscle en travail reçoit plus de sang qu'un muscle au repos ($\times 5$; $\times 9$; suivant les auteurs) cela à cause de la dilatation de ses vaisseaux.

Il nous reste à trouver la manière d'introduire ce fait dans la théorie de la gymnastique.

L'explication habituelle qui veut que la dilatation vasculaire locale soit la cause de l'accélération circulatoire et que celle-ci par elle-même allège le travail du cœur, n'est guère satisfaisante ; d'un côté, une telle modification, si le département vasculaire. en question est petit, ne peut jouer qu'un rôle insignifiant ; si au contraire le département est grand, nous savons qu'une constriction compensatrice d'autres vaisseaux, surtout dans la région splanchnique, s'oppose alors à un abaissement éventuel de la pression artérielle. D'autre part, il faut considérer que l'accélération locale de la circulation ne résulte pas de l'action extérieure, mais est commandée par le besoin musculaire d'un augment de matières nutritives, surtout d'oxygène. Or nous savons que le sang qui sort d'un muscle en travail a perdu en pourcentage autant d'oxygène que celui qui sort d'un muscle en repos. Cette quantité de sang qui a servi doit passer par les poumons et le cœur, avant d'être de nouveau utilisable. La contraction musculaire ayant nécessité la circulation d'une plus grande masse de sang, il en résulte que le travail circulatoire a dû être augmenté. Si, suivant l'opinion vulgaire, c'est le cœur qui exécute tout le travail circulatoire, la conséquence inévitable en serait que même la contraction musculaire la plus petite augmenterait le travail cardiaque.

Pourtant, l'expérience, surtout l'expérience gymnastique, dément le fait, et il faut voir s'il n'y a pas d'autre explication. C'est la théorie. extrêmement intéressante de Hasebrœk que je vise.

Avant d'aller plus loin sur ce sujet, il faut faire observer que la thérapeutique gymnastique n'a point été basée sur ces considérations théoriques. Elle est tout au contraire sortie de l'empirisme pur. C'est l'expérience qui a montré que la gymnastique, et, dans les cas qui nous occupent, les mouvements actifs, ont un effet favorable dans le traitement des troubles circulatoires, et ce fait reste, qu'il puisse ou non être expliqué par nos connaissances actuelles. L'expérience doit prendre le pas sur la théorie. Cela ne diminue en rien l'importance de la théorie qui, assise sur des bases solides, peut ouvrir de nouvelles voies à la thérapeutique.

Les idées de Hasebrœk sur la valeur de la gymnastique active se basent sur sa conception du travail circulatoire propre de la périphérie. Le fait fondamental, démontré par plusieurs expériences physiologiques, que la pression peut baisser dans l'artère afférente d'un organe en fonction, ne peut être expliqué si l'accélération de la circulation dépend de l'augmentation du travail central. Mais ce fait nous permet de supposer qu'un système d'aspiration périphérique fournit dans ces cas le supplément de sang nécessaire à l'organe en fonction. Il s'agit d'une véritable pompe aspirante. Pour expliquer cela, Hasebrœk admet une contraction et dilatation péristaltique rythmique des vaisseaux analogue à la systole et à la diastole du cœur et synchrone. Tant que la fonction ne demande pas un afflux de sang plus grand qu'il ne peut être fourni par les cœurs périphériques, aucun effort supplémentaire du cœur central n'est nécessaire. Ce n'est que quand le travail périphérique ne suffit plus que le cœur force le sien. Alors la pression artérielle s'élève.

En regardant les résultats de la mensuration de la pression artérielle lors du travail musculaire, nous les trouvons contradictoires. Parfois la pression générale baisse, parfois elle monte et l'explication du fait n'a pas été trouvée. Un examen plus approfondi montre cependant que la pression dépend d'abord et au plus haut degré d'influences nerveuses, surtout psychiques — ce que nous allons étudier tout à l'heure. L'habitude du travail modifie aussi les phénomènes. Le cheval, « construit » pour courir, réagit à la course avec abaissement de la pression ; il en est de même pour un vélocipédiste bien entraîné. Mais en exécutant un travail auquel on n'est pas entraîné et qui dépasse certaines limites, la pression monte.

Or, beaucoup de mouvements gymnastiques actifs, indiqués dans le traitement des troubles circulatoires, ont pour caractéristique de ne point exiger d'effort dépassant les limites d'augment du travail cardiaque. Quoique mouvements actifs, ils ne provoquent pas de travail supplémentaire du cœur. D'autre part on ne saurait affirmer qu'ils ménagent directement le cœur, en facilitant son travail, comme font par exemple les mouvements passifs. Leur effet thérapeutique sur le cœur est indirect et secondaire. En exerçant par degrés tel ou tel groupe de muscles, on augmentera petit à petit les limites de la capacité aspiratrice propre de ce groupe ; autrement dit le travail nécessaire à la circulation sera de plus en plus exécuté par l'organe lui-même. Voilà pourquoi il est possible, en entraînant prudemment de vastes groupes musculaires, de décharger petit à petit le cœur d'une partie croissante de son travail moyen. Autrement dit, le rapport entre la force mobilisée du cœur et sa force de réserve se rapproche de la normale.

On voit donc que même les mouvements actifs, sous condition de les appliquer avec précaution, jouent un rôle important dans le traitement de ménagement du cœur. Leur valeur comme *agents d'exercice* pour cet organe a déjà été signalée au début de cette étude, et nous voulons seulement rappeler ici que leur importance à ce point de vue découle du fait connu, que la force du cœur et celle des muscles marchent fonctionnellement et anatomiquement ensemble.

Il nous reste à étudier le rôle de l'innervation. Dans d'autres branches de la thérapeutique gymnastique, comme par exemple dans les exercices de coordination, celle-ci tient la première place. En thérapeutique cardiaque, l'importance de l'innervation se montre dans son influence considérable sur la pression artérielle et des recherches récentes nous apprennent que les éléments psychiques jouent ici un bien plus grand rôle que les physiques. Il est démontré (Klemperer) que chez des hypnotisés, à l'idée seule d'exécuter un mouvement forcé, la pression monte à une hauteur que le mouvement lui-même ne pourrait pas expliquer. Comme cette élévation de la pression doit inévitablement augmenter le travail du cœur, il nous faut avec soin éviter tout ce qui, dans l'exécution des mouvements, peut amener ce résultat.

Donc tout effort psychique superflu sera supprimé ; autrement dit, le mouvement sera aussi automatique que possible. Plus le mouvement sera limité aux centres sous-corticaux et l'écorce éliminée, plus il sera approprié à notre fin. C'est bien là aussi que se trouve la différence entre les mouvements qui nous sont habituels et ceux qui ne le sont pas.

Nous avons deux moyens de conformer les mouvements actifs à cette règle. L'un, c'est de les faire exécuter rythmiquement, d'un rythme automatique bien entendu, — cela dit, en passant, à l'encontre des mouvements de la gymnastique pédagogique, où le rythme suit le commandement et vise un exercice des facultés mentales. Le second moyen est de rendre le mouvement aussi égal que possible pour diminuer l'effort conscient pendant l'exécution. Et nous voici entrés dans la question de la *technique des mouvements actifs*.

L'emploi rationnel de mouvements actifs en thérapeutique ne date que de l'introduction des *mouvements à résistance* de Ling. Les mouvements dits *libres* et ceux exécutés à l'aide d'un certain outillage ont été faits dans tous les temps comme sports ou avec intention pédagogique, c'est-à-dire pour développer la force et l'adresse chez les personnes bien portantes. Mais l'application de ces mouvements au traitement des malades présuppose l'adaptation à l'individu de cet agent thérapeutique, ce qui demande une grande exactitude de *dosage* et de *localisation*. L'importance du dosage découle de ce que nous avons dit plus haut de la nécessité d'une progression graduée dans la force du mouvement, en considérant toujours la limite où commence l'effort du cœur.

Localisation veut dire que la contraction est limitée à un certain groupe de muscles ; cela dans l'intérêt évident du dosage, mais aussi pour agir seulement sur les muscles que l'on vise. Ceci est plus important dans les affections locales des nerfs, des muscles ou des articulations que dans les troubles circulatoires et nous ne nous en occuperons pas davantage.

Un petit nombre de « mouvements libres » peut servir à nos fins et nous en montrerons plus loin un exemple, mais à ceux-là près, nous n'employons que les « mouvements à résistance ».

Ces mouvements, inventés, comme on sait, par Ling, se caractérisent par cette particularité que le malade, en les exécutant, doit vaincre une résistance extérieure. Aucun mouvement actif n'existe sans résistance, aucun n'est imaginable, le seul poids du membre inerte et soulevé représente une résistance vaincue. En ce sens, tous les mouvements actifs sont à résistance. Mais le dosage d'un tel mouvement est si difficile à faire avec précision qu'il a peu de valeur en thérapeutique. La résistance ajoutée, ou opposition, est le fait d'un gymnaste ou d'un appareil. Ils doivent être spécialement, l'un exercé, l'autre adapté à la chose, la résistance à faire ne devant pas être quelconque, mais réglée d'après les lois physiologiques.

La première condition à remplir est de pouvoir modifier la résistance suivant la nécessité. L'importance du fait est évidente.

La seconde condition à remplir est un peu plus compliquée. La voici : la résistance doit, pendant l'exécution du mouvement, varier parallèlement à l'effet de la contraction musculaire. La variation du dernier dépend, comme on sait, de plusieurs circonstances. L'une est de nature exclusivement mécanique et attribuable à la structure de l'articulation, à la place des insertions musculaires sur l'os, à l'existence d'appareil de glissement des tendons, etc. Si l'os, le levier sur lequel agissent les muscles, est perpendiculaire à la direction dans laquelle agit le muscle par son tendon, toute sa force sera utilisée pour le mouvement. Mais plus l'angle entre l'os et le tendon est oblique, soit aigu, soit obtus, moindre sera l'effet de la contraction musculaire. Dans la mesure où varie cet angle pendant le mouvement, cet effet varie donc, en augmentant ou diminuant.

Une autre cause de la variation de l'effet utile du travail est exprimée dans la loi de Schwann, qui dit que la puissance du muscle va diminuant avec la contraction. A la longueur *maxima*, il peut soulever un plus grand poids que lorsqu'il est raccourci.

Il est facile de constater que l'effet de la contraction varie réellement pendant le mouvement ; en exécutant un mouvement dont la résistance est constante, par exemple en soulevant un poids à l'aide d'une corde attachée à un rouleau. En faisant bien attention, on trouvera que la résistance ne se sent point égale dans les différentes positions articulaires.

Il semble que cela ne devrait pas jouer un grand rôle, puisque la résistance pourrait être adaptée au plus petit effort nécessaire. Mais d'une part, les variations dans certains mouvements sont si grandes, que l'on ne peut calculer de cette façon une résistance correspondant à la force moyenne du muscle; d'autre part, — et cela importe beaucoup au point de vue de la circulation — il en résulte une variation de l'innervation qui met l'attention de la malade en éveil constant. Or, comme nous avons dit plus haut, il faut exclure le plus possible du mouvement les éléments psychiques, à cause de leur influence sur la pression artérielle. Ce n'est donc pas la considération de l'effet économique de la contraction musculaire, exprimé en kilogrammètres ou en calories, mais ces dernières considérations qui justifient notre exigence de « *l'isodynamie* » de la résistance. Si c'est un gymnaste qui oppose la résistance, il lui faut, dirigé par une sensibilité très développée, savoir varier la résistance pendant le mouvement d'après la force du malade qui varie elle-même. Dans cette aptitude du gymnaste à calculer l'opposition — tâche très difficile — se montre la différence entre le bon et le mauvais gymnaste, car c'est de cela que dépend l'impression de détente, ressentie par le malade. Toute inégalité dans la résistance exige du malade de nouvelles incitations nerveuses du muscle en fonction ; un travail supplémentaire est ainsi imposé au cerveau, tandis qu'une résistance égale crée une activité presque automatique.

Quand on s'adresse aux appareils mécaniques, il faut dans leur construction tenir compte de cette exigence[1].

La question de la résistance n'est naturellement pas la seule qui ait rapport à la technique des mouvements actifs. Il y en a bien d'autres, comme l'importance de la « station initiale » et du parcours même du mouvement. Comme ces questions ne jouent pas grand rôle, en comparaison de la question de la résistance, pour notre sujet actuel, nous n'en parlerons pas.

1. C'est ce que Zander s'est attaché à faire dans son système. La résistance est produite par un poids, fixé sur un levier, que le malade au moyen d'un dispositif d'engrenage doit soulever.

L'emploi d'un levier dans la transmission de la résistance réalise deux conditions. Premièrement, le dosage et le contrôle de la résistance dans son ensemble deviennent très faciles. Le poids est, en effet, déplaçable le long du levier et peut être fixé à différentes distances de l'axe de rotation. Plus il s'éloigne de cet axe, plus la résistance croît.

Deuxièmement, à l'exigence de la variation de résistance pendant le mouvement dont nous avons signalé l'importance plus haut, on peut satisfaire suffisamment en pratique. Le poids entraine en effet, selon l'inclinaison du levier, une résistance différente suivant la rotation du dernier. Si le levier pend à plomb, la résistance est nulle. Elle croît petit à petit à mesure que le levier se relève et atteint son maximum dans la position horizontale.

De là elle décroît de nouveau et devient nulle quand le levier est dirigé verticalement en haut. Si le levier parcourt tout le demi-cercle, la résistance peut être représentée par une sinusoïde complète — c'est-à-dire sa moitié positive — (voir le diagramme, fig. 67). Il n'est pourtant pas nécessaire d'employer toute cette courbe — et on ne l'emploie jamais dans le système Zander — on peut en effet en découper pour ainsi dire n'importe quelle partie, en fixant la position de départ et la position finale du levier à des angles déterminés. De là dépend la possibilité de construire, à l'aide du levier, des courbes différentes de résistance, dont deux exemples au diagramme *b* et *c*. Le choix d'une courbe accommodée à chaque appareil a été fait par une série d'expériences, dirigées par une sensibilité musculaire très développée en combinaison avec une conception précise du but à atteindre. Autrement dit, la disposition du levier a été modifiée plusieurs fois, jusqu'à ce que la résistance ait été sentie si égale et si sûre que l'automatisme du mouvement fût garanti.

Les mouvements actifs les plus employés dans le traitement des troubles circulatoires sont les suivants :

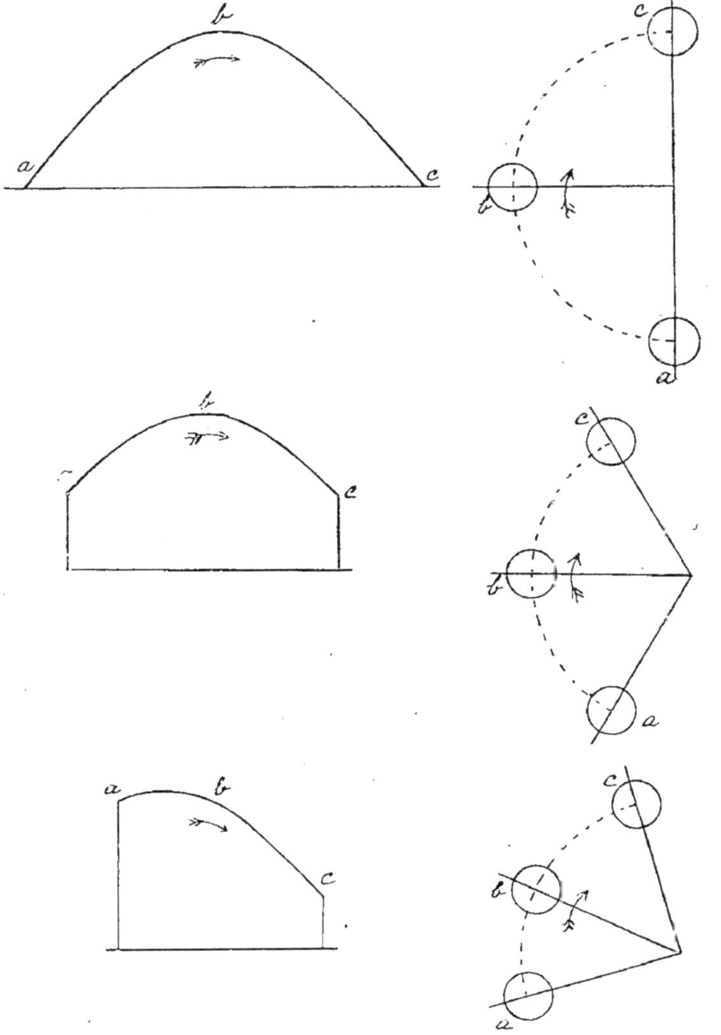

Fig. 67.

Flexion et extension du poignet (fig. 68). — L'avant-bras du patient est appuyé sur un tabouret ou une table, le poi-

gnet sur le bord, que la main dépasse ; le gymnaste maintient
d'une main l'avant-bras fixé, et l'autre fait exécuter les mouvements en faisant la résistance convenable[1].

Flexion et extension de l'avant-bras (fig. 69). — Le gymnaste fait résistance aux mouvements de l'avant-bras en

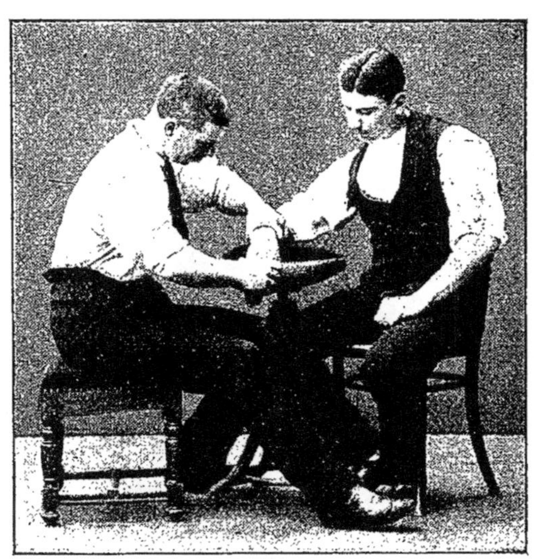

Fig. 68.

appuyant sur la main[2]. Le malade est assis comme sur la
figure ou généralement debout contre un mur, le bras appuyé
à plat.

1. Le même mouvement se fait mécaniquement par l'*appareil Zander*,
de la façon suivante : les avant-bras s'appuient sur une table et sont
fixés au moyen de petites traverses de fer, recouvertes de cuir. Les doigts
saisissent des poignées, dont l'axe de rotation se trouve au niveau de
l'articulation du poignet. Le mouvement s'exécute en tournant les poignées en bas et en haut, contre résistance de l'appareil.

2. Même mouvement mécanique ; selon la disposition de l'appareil,
la résistance de celui-ci agit ou bien pendant la flexion, ou bien pendant l'extension des avant-bras, les mains mouvant l'appareil par ses
poignées.

Élévation latérale des bras (fig. 70). — C'est un mouvement actif « libre ». Le malade, debout, lève les bras en croix
dans le plan horizontal et les baisse ensuite. Le mouvement
doit être exécuté lentement, l'élévation pendant l'inspiration
et l'abaissement pendant l'expiration. C'est un des mouve-

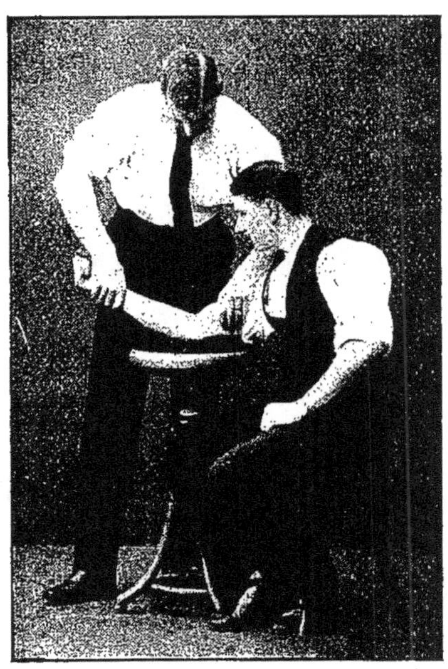

Fig. 69.

ments actifs de respiration les plus faciles à exécuter et néan-
moins très efficace [1].

Rotation du bras (fig. 71). — Le malade saisit soit la
main du gymnaste, soit un bâton court, tenu par le gym-

1. *Adduction ou abduction mécanique des bras,* dans le plan horizontal : les bras du patient reposent sur les bras de l'appareil et les amènent
alternativement en avant et en arrière, la résistance de l'appareil agissant, selon sa disposition, pendant l'adduction ou pendant l'abduction.
C'est aussi un bon mouvement de respiration.

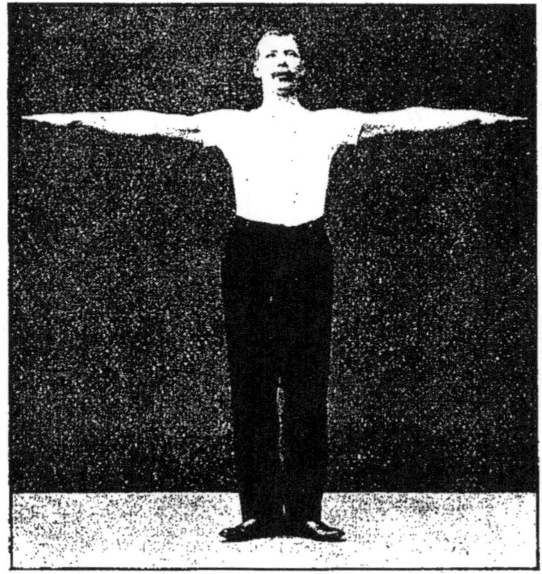

Fig. 70.

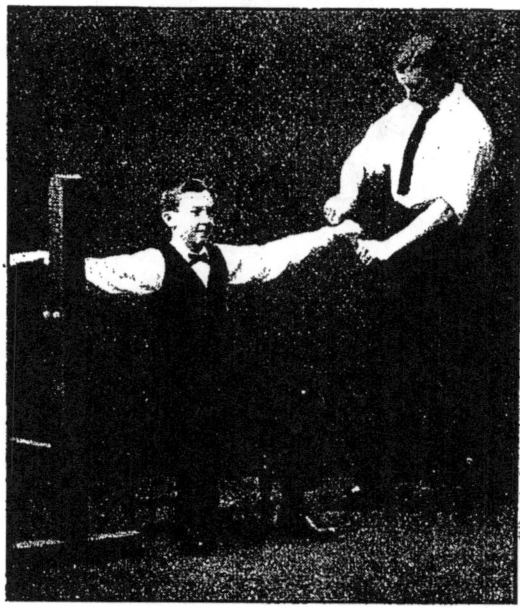

Fig. 71.

naste ; puis il exécute des mouvements de supination et de pronation, tandis que le gymnaste lui fait résistance[1].

Flexion et extension du pied (pour la position, voir la fig. 62). — Saisissant la partie antérieure du pied du

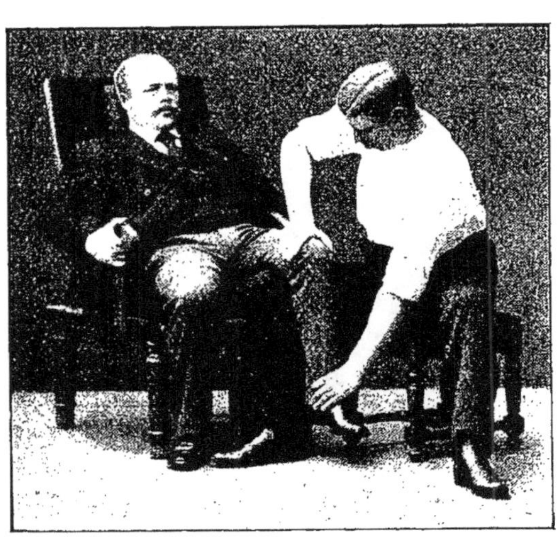

Fig. 72.

patient le gymnaste oppose la résistance nécessaire aux dits mouvements [1].

Flexion et extension du genou (fig. 72). — Le gymnaste assis à côté du malade, place son genou sous la cuisse de celui-ci. Pendant l'exécution du mouvement, il faut veiller

1. Le même mouvement s'exécute mécaniquement (A 8) en tournant une poignée. Suivant la disposition de l'appareil, la résistance agit pendant la pronation ou la supination. La rotation du bras est un mouvement qui fait jouer une grande partie des muscles du bras. La rotation doit toujours aller jusqu'à la limite extrême du mouvement, mettant alors en action aussi bien l'articulation scapulo-humérale que l'articulation radio-cubitale.

2. Dans le système mécanique, ce mouvement est exécuté comme mouvement à volant.

à ce que la jambe ne dévie pas. La résistance est appliquée au niveau du tiers inférieur de la jambe, les doigts en dedans, le pouce en dehors [1].

Rotation de la jambe. — Le mouvement de rotation de

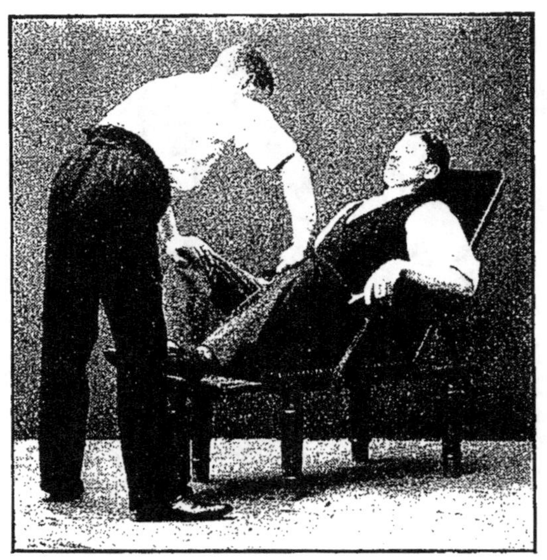

Fig. 73.

la jambe se passe dans la hanche ; la résistance étant appliquée au niveau du pied ; la jambe doit être bien étendue et le pied à angle droit [2].

Adduction et abduction des jambes (fig. 73) [3]. — Les mains du gymnaste sont appliquées au niveau des genoux. Extérieurement dans l'abduction. Sur la face interne pour l'adduction.

1. Il existe des appareils pour ces mêmes mouvements.

2. Pour ce mouvement et pour les suivants, existent encore des appareils.

3. La figure 73 représente l'*add*uction. L'*ab*duction est représentée et décrite dans la *Gynécologie* (Stapfer).

Flexion et extension de la cuisse et de la jambe. — Le patient, à demi-couché relève et allonge alternativement la jambe pendant que. le gymnaste résiste [1].

Flexion latérale du tronc (fig. 74). — Elle exerce les

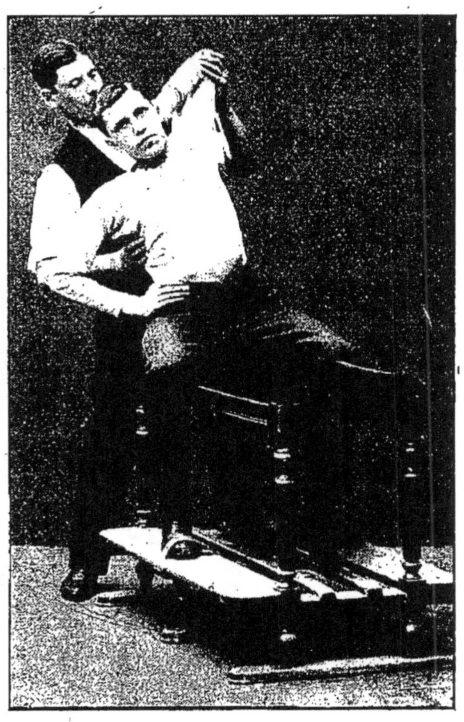

Fig. 74.

muscles fléchisseurs latéraux du tronc ; on la réserve aux malades forts. Le gymnaste dirige le mouvement et oppose résistance à la flexion [2].

1. Pour ces mouvements exécutés avec les *appareils* Zander, le patient est debout.

2. Le même mouvement avec les *appareils* est généralement bien supporté, même par des malades relativement faibles.

Rotation du tronc (fig. 75). — Le gymnaste, derrière le
malade, oppose résistance aux épaules pendant le mouvement.
La résistance doit être égale sur les deux épaules. Ainsi pour

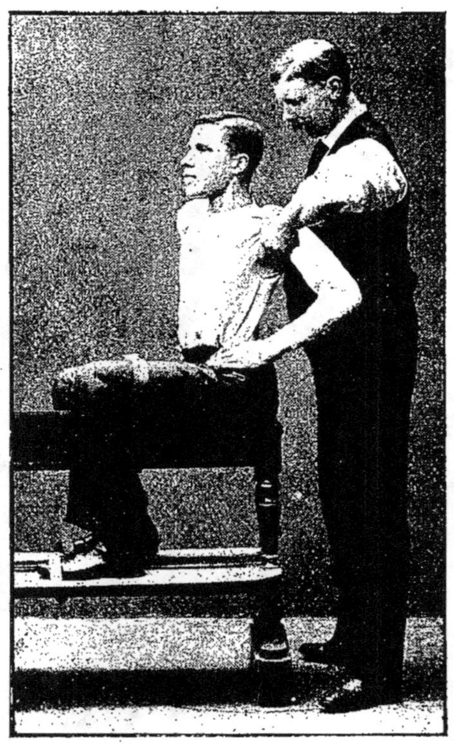

Fig. 75.

la rotation à droite, le gymnaste place sa main droite *derrière*
l'épaule droite du malade et sa main gauche *devant* l'épaule
gauche.

Voilà une énumération de divers mouvements actifs de
force différente, suivant le nombre et le volume des muscles
intéressés. Il est évident qu'un choix judicieux s'impose
pour chaque cas. Au commencement du traitement et avec

les personnes faibles, on doit se servir des mouvements faibles et, à mesure que les forces du malade augmentent, en employer de plus forts, *qui dans certains cas ne seront jamais employés*. A propos de l'exécution des mouvements actifs, faisons observer — outre ce qui concerne la résistance, — que le malade doit prendre *une position aussi commode que possible*, sans compromettre la liberté du mouvement. ·

L'exécution des mouvements sera lente, égale, au rythme de la respiration et répétée 5 à 10 fois.

RÉGLEMENTATION DE LA CURE

Considérons d'abord les principes généraux de la cure des troubles circulatoires pour achever par l'étude détaillée.

PRINCIPES GÉNÉRAUX

Dans beaucoup d'exposés de la cure cardiaque, les indications thérapeutiques ont été nettement différenciées d'après l'anatomie pathologique. Ce n'est pas notre manière de voir.

On a décrit un traitement spécial pour les cas de sténose ou d'insuffisance valvulaire de différents orifices, pour ceux de myocardite, de cœur gras, d'artériosclérose, etc., etc. Cette manière d'envisager la question est, à notre avis, *peu opportune et peu féconde*. La thérapeutique gymnastique est une thérapeutique fonctionnelle et doit être considérée du point de vue fonctionnel. *C'est une exception que les modifications anatomo-pathologiques entrent réellement dans son application.* Ce n'est pas la présence de telle ou telle lésion valvulaire, de telle ou telle variété de myocardite qui importe, mais le degré des troubles des organes circulatoires, quelle que soit la cause initiale. Il est vrai, cependant, que la con-

naissance de certains états anatomiques est de haute importance pour l'organisation de la cure. Une artério-sclérose
généralisée, une sclérose des artères coronaires, un ané-
vrysme aortique par exemple limitent *a priori* le choix de
mouvements. Il serait dangereux de dépasser ces limites,
attendu que dans ces cas tout travail un peu considérable et
surtout subit doit être évité, quand même le malade ne se
sentirait pas affaibli. A cela près, on peut dire que le traitement est déterminé par les troubles circulatoires fonctionnels et surtout par la capacité de réaction cardiaque.

Ce qu'il faut d'abord et surtout considérer c'est de savoir si
le cas exige un traitement exclusif de ménagement, ou en
outre un traitement d'exercice. A ce sujet, la façon de voir
contemporaine diffère beaucoup de l'ancienne. Comme nous
l'avons dit plus haut, raisonner sur le muscle cardiaque et
dire que faible il peut être fortifié de la même manière qu'un
muscle squelettique faible, et partant qu'il *doit* l'être, ne tient
pas debout. *Ce traitement d'exercice* n'est applicable qu'au
cœur anatomiquement et fonctionnellement hypotrophié, en
vertu du parallélisme connu entre le cœur et les autres muscles.
Quand la masse et la force de ceux-ci ne sont pas normales,
soit à défaut du fonctionnement nécessaire, soit parce que
les autres tissus, surtout la graisse, l'emportent sur les muscles, le cœur s'hypotrophie proportionnellement à la totalité
du corps. A mesure que la gymnastique développe les muscles
et réduit la graisse, la force relative et absolue du cœur
augmente. Alors seulement nous pouvons nous servir pour
le traitement d'exercices plus ou moins fatigants.

Dans tous les autres cas, le but du traitement est de ménager
le cœur. Quoique l'on ne puisse nier qu'un cœur de cette
catégorie ne s'hypertrophie par un surplus du travail — rap-
pelons-nous par exemple les suites des lésions valvulaires et

du rein scléreux — cette hypertrophie n'est cependant que le moindre de deux maux, puisqu'elle porte en elle-même le germe de sa ruine. S'il n'en était pas ainsi, un cœur à lésion aortique par exemple, une fois la compensation faite par hypertrophie, devrait offrir autant de sécurité qu'un cœur normal. Mais nous savons que ce premier cœur « gros et fort », dût-il pendant des années remplir sa tâche à souhait, fléchira prématurément, sans que la lésion se soit aggravée.

Il en est de même d'un cœur normal hypertrophié par de grands efforts. La question compliquée de la signification de l'hypertrophie cardiaque, provoquée par entraînement, n'a pas encore trouvé de réponse. Mais aussi bien les expériences cliniques que physiologiques actuelles indiquent que même cette sorte d'hypertrophie ne laisse pas d'être de nature pathologique. Il semble que toute hypertrophie dépassant la normale soit pathologique.

Nous estimons donc que les limites de l'hypertrophie, produite par l'organisme lui-même, sont à respecter, et que toute l'attention doit se porter *vers le soulagement du cœur*. Nous avons vu plus haut quels sont nos moyens. De ceux-ci quelques-uns agissent surtout momentanément — le massage et les mouvements passifs. En favorisant directement la circulation en retour vers le cœur, ils le soulagent relativement. Les mouvements actifs au contraire, par l'entraînement des organes circulatoires périphériques, ont une influence plus durable sur le cœur. Mais nous insistons sur le dosage précis qui exclut du cœur tout travail trop grand.

Jusqu'ici nous n'avons considéré que les troubles circulatoires d'*origine cardiaque*. Il n'y a pas cependant de doute que de tels troubles ne puissent se produire par l'état pathologique des *organes circulatoires périphériques*. On admet en effet que la prétendue paralysie du cœur dans

les maladies infectieuses aiguës, du moins dans certains cas,
est une paralysie des vaisseaux et non pas du cœur. Les
troubles circulatoires de l'artériosclérose également sont en
rapport avec les altérations pariétales des vaisseaux périphériques et sans doute entravant leur fonction circulatoire.
Inutile d'insister sur l'avantage d'un traitement périphérique
dans ces cas.

D'autres organes que les circulatoires peuvent fournir des
indications thérapeutiques, quand ils présentent des états
pathologiques gênant la circulation, et peuvent être influen-
cés par la kinésithérapie.

L'état fonctionnel *des organes digestifs* a, comme on sait,
une grande influence sur la circulation. La constipation chronique doit toujours être combattue ; la présence de gaz dans
l'estomac et le côlon peut gêner le cœur de façon mécanique.
A mesure que nous améliorons ces états par divers moyens
— vibrations appliquées localement, pétrissage, frictions et
mouvements actifs fortifiant les muscles abdominaux — nous
traitons indirectement le cœur.

Les organes respiratoires jouent un rôle encore plus grand
et nous avons déjà signalé leur importance pour la circulation — aussi bien pour la petite que pour la grande. Tous
les états qui affaiblissent la respiration réagissent donc sur la
circulation. De cela résulte la grande importance de *la mobilité du thorax*. Et on peut se demander si une partie des
symptômes cardiaques — dyspnée et palpitations de l'effort
— qui accompagnent souvent la vieillesse ne peuvent dépendre partiellement de la rigidité du thorax qui entrave ses
mouvements et par là réduit la respiration.

Cette supposition est du moins appuyée par le résultat
très net de la mobilisation du thorax, la rigidité étant
celle de la vieillesse ou ayant d'autres causes ; (comparer

du reste le traitement chirurgical de ces états par la résection des cartilages costaux en cas d'ossification des articulations sterno-costales). Dans ce but, on emploie les mouvements actifs et passifs du tronc (dilatation de la poitrine, flexion et rotation du tronc) ; un procédé direct consiste dans la compression rythmique forcée du thorax. Celle-ci, toujours exécutée manuellement et de préférence par un médecin, se fait ainsi : le malade couché ou à demi couché est invité à respirer profondément ; pendant l'expiration on aide à l'affaissement de la poitrine en comprimant le thorax diagonalement d'avant en arrière avec les deux mains. On force surtout au moment où se termine l'expiration spontanée aussi complète que possible. Le procédé demande de la précaution et le rythme respiratoire normal doit être respecté.

RÈGLES SPÉCIALES

La cure kinésique des troubles circulatoires peut commencer quand le malade est encore alité. Il s'agit alors de faciliter la circulation périphérique exclusivement par les moyens les plus doux : effleurage, pétrissage, mouvement passif dans les petites articulations de la main et du pied. Prudemment, car ici comme toujours l'excès est nuisible. D'abord une augmentation subite et inattendue de l'afflux du sang au cœur peut mécaniquement entraver son travail ; puis on a vu la fatigue apparaître comme conséquence de ces manœuvres purement passives — surtout du massage abdominal — ce qu'il ne faut pas traiter en bagatelle. La cause n'en est pas bien connue. On pourrait peut-être supposer une action subite de certaines toxines, retenues par la mauvaise circulation des parties périphériques du corps — parmi lesquelles nous rangeons ici les organes digestifs. Ces toxines seraient mobilisées et transportées au cœur et au cerveau en

peu de temps par le massage. D'autre part, il ne faut pas
méticuleusement éviter la plus petite fatigue. Elle se fait
sentir comme une réaction inévitable — c'est en effet le seul
moyen d'éliminer les toxines; mais il est important de surveiller la fatigue. Quelle soit combattue par le repos entre les
différentes manœuvres et à la fin de chaque séance quotidienne.

Il faut donc progresser en tâtonnant, commencer par
exemple par dix minutes d'effleurage et de pétrissage doux
des bras et des jambes avec quelques roulements des mains
et des pieds et puis lentement augmenter la force du traitement en observant attentivement comment le malade y réagit.
Dans ces cas, comme toujours en médecine, il faut savoir
individualiser et éviter le traitement schématique. Tel
malade supporte mieux tel procédé, tel autre se trouve mieux
d'un procédé différent. C'est en réalisant cette progression
graduée du traitement, que se démontrent la science et l'expérience. Quand le malade a quitté le lit et peut se rendre à
l'institut de gymnastique, nous arrivons au traitement régu-
lier dont nous donnerons plus loin des exemples.

Les règles générales suivantes seront observées : le malade
doit être reposé avant de commencer la séance. Sans être à
jeun, il ne doit pas avoir fait un grand repas immédiatement
avant; il doit suivre son « programme » de séance à l'aise
et couper les exercices par des moments de repos; finalement
se reposer complètement après l'avoir achevé, même dans le
cas — ce qui est toujours à désirer — où il ne se sent pas
fatigué.

Il me paraît à propos d'apporter une série de programmes
de gymnastique de force progressive, appropriés aux différents degrés de pouvoir de réaction cardiaque, en commençant
par les cas où la gymnastique passive la plus légère seule

est applicable, jusqu'aux cas où le cœur, soit au début de la cure, soit par l'entraînement gradué gymnastique, possède un pouvoir de réaction si grand, que le traitement s'approche de plus en plus du programme d'exercice ordinaire.

Mais je veux d'abord dire quelques mots de deux mouvements, qui ont une place à part parmi les autres, en ce sens que leur efficacité les impose à tous les programmes cardiaques, quand le malade est arrivé au point dont il est question ici. L'un est la dilatation de la poitrine, l'autre est le pétrissage des bras et des jambes.

Le premier agit, comme mouvement respiratoire passif, très favorablement sur la circulation, en même temps qu'il ne demande aucun effort de la part du malade. Il est — à condition d'une grande douceur au début — condition bien importante — indiqué dans tous les cas où le patient peut se tenir debout. Rares sont les malades qui n'en éprouvent pas un soulagement évident.

Le pétrissage des membres aussi a un effet parfois miraculeux. Il n'est pas rare d'observer des malades qui, avant la séance se plaignaient de dyspnée, de palpitations, de douleur sternale, éprouver un *soulagement immédiat* après cette manipulation.

Ces deux mouvements, avec les vibrations du cœur et du dos, spécialement indiquées en cas de pouls fréquent et irrégulier et même de cœur dilaté (mais dans ce cas avec grande prudence) sont des *atouts* de la gymnastique qui rarement manquent leur effet.

Voici pour finir, une série de *programmes* qui peuvent servir de modèle. Ils sont rangés par catégorie suivant le degré de force. Le degré qu'il faut appliquer au commencement du traitement de chaque malade dépend de l'état individuel, de chaque cas et de la manière de réagir. *Si le malade se sent réconforté et moins fatigué après la séance qu'avant, le traitement a satisfait aux exigences susdites.*

La manœuvre enfin dont nous avons parlé plus haut : compression manuelle rythmique de la poitrine, doit être ajoutée dans tous les cas de rigidité du thorax si le malade la supporte bien.

PROGRAMMES MANUELS.

I

Soulèvement du thorax (faible).
Pétrissage des bras ou des jambes.
Soulèvement du thorax.

II

Soulèvement du thorax.
Pétrissage des bras.

Circumduction des pieds ou des mains.
Pétrissage des jambes.

Soulèvement du thorax.

III

Soulèvement du thorax.
Pétrissage des jambes.

Massage du ventre.
Circumduction des mains.

Pétrissage des bras.
Circumduction des pieds.

Soulèvement du thorax.

IV

Soulèvement du thorax.
Pétrissage des jambes.

Massage du ventre.
Circumduction des mains.

Pétrissage des bras.
Circumduction des jambes.

Soulèvement du thorax.

V

Soulèvement du thorax.
Pétrissage des jambes.

Massage du ventre.
Flexion et extension actives des avant-bras.

Circumduction des jambes.
Pétrissage des bras.

Soulèvement du thorax.

VI

Soulèvement du thorax..
Pétrissage des jambes.

Flexion et extension actives des mains.
Circumduction des jambes.

Massage du ventre.
Flexion et extension actives des genoux.

Pétrissage des bras.
Soulèvement du thorax.

VII

Soulèvement du thorax.
Pétrissage des bras.

Circumduction du tronc.
Massage du ventre.

Circumduction des jambes.
Relèvement du dos (actif).

Pétrissage des jambes.
Soulèvement du thorax.

VIII

Soulèvement du thorax.
Pétrissage des bras.

Circumduction des jambes.
Rotation active des bras.

Circumduction du tronc.
Ab et adduction actives des jambes.

Pétrissage des jambes.
Soulèvement du thorax.

IX

Soulèvement fort (extension passive) du thorax.
Circumduction des jambes.

Circumduction du tronc.
Relèvement du dos.

Circumduction des jambes.
Ecartement des bras.

Tapotement du dos.
Soulèvement du thorax.

X

Soulèvement du thorax (fort).
Circumduction des jambes.

Rotation alternative du tronc.
Tapotement du dos.

Flexion et extension de la cuisse et de la jambe.
Massage du ventre.

Elèvement des bras.
Soulèvement du thorax.

PROGRAMMES MÉCANIQUES :

Nota. — Les appareils Zander sont désignés par une lettre et un chiffre pour composer aisément les programmes. Ci-dessous l'explication de chaque lettre et chiffre est donnée entre parenthèses une seule fois, la première,

I	II
E 6 (Dilatation de la poitrine).	E 6
— (Pause).	—
J 1 (Pétrissage des bras).	J 1 .
E 6	J 4 (Friction de la plante des pieds).
	E 6

III	IV.
J 1	J 1
F 1 (Vibration du dos).	B 12 (Circumduction des pieds).
	A 7b (Circumduction des mains).
E 6	
	Vibration du dos.
F 1 (Vibration des pieds).	
J 5 (Effleurage du dos).	E 6
	Vibration des pieds.
	J 5

V	VI
J 1	J 1
E 5 (Circumduction des jambes).	B 7 (Mouvement de vélocipède) lentement!
F 1 Vibration du dos.	Vibration du cœur.
A 7b	A 11 (Flexion et extension actives des mains).
E 7 (Rotation passive du tronc).	D 2 (Balancement du tronc).
Vibration des pieds (F 1)	J 4
E 6	E 6
J 6 (Friction circulaire du ventre).	G 3 (Percussion des jambes).
J 5	J 5

VII	VIII
J 1	J 1
B 8 (Rotation active des jambes).	B 9 (Flexion active des genoux).
G 1 (Percussion du ventre).	Vibration du dos.

A 7a (Roulement articulaire des bras).

A 8a (Rotation active des bras).

E 5 (Circumduction passive des jambes).

B 10 (Extension active des genoux).

E 7

D 2

D 2

J 6

B 12

Percussion du ventre.

E 6

E 6

Vibration des pieds.

G 3

J 5

J 5

IX

A 9 (Flexion active de l'avant-bras).

B 3 (Elévation de la jambe).

J 1

A 10 (Extension active de l'avant-bras).

C 6 (Flexion latérale active, du tronc).

G 1 (Percussion des lombes).

D 2

B 12

J 6

E 6

Vibration des pieds.

J 5

X

A 5 (Adduction active des bras).

B 5 (Adduction active des jambes).

J 1

A 6 (Adduction active des bras).

B 6 (Adduction active des jambes).

Percussion des lombes.

C 8

B 7

J 6

D 3 (Balancement du tronc).

Percussion des jambes.

E 6

LA CURE DE TERRAIN

La cure de terrain appartient en quelque sorte à la kinésithérapie et nous voulons, bien que brièvement, la men-
tionner ici. D'ailleurs elle sera encore citée dans le Manuel
du Dr Wetterwald.

La marche en terrain comme un moyen thérapeutique
contre les troubles circulatoires fut d'abord recommandée par
Stokes. Plus tard, elle a été systématisée par *Œrtel,* qui y
ajouta certains procédés de massage du cœur et des prescriptions diététiques, visant surtout une réduction des liquides.

Il n'est pas douteux que de telles marches dans certains
cas d'affections cardiaques n'aient un bon effet. La marche
elle-même est bien une gymnastique, comparable aux mouvements actifs-passifs à volant; toutefois l'élément actif est
ici plus accusé ; le tout agissant avec d'autant plus d'énergie
que le chemin est plus escarpé. A cela s'ajoutent le séjour
au grand air et la stimulation psychique. Mais comme elle
réclame du malade une activité assez grande, elle n'est
indiquée que dans un certain nombre de cas. Les plus nombreux sont ceux où un « traitement d'exercice » est applicable (voir plus haut).

Même dans l'autre catégorie de cardiaques, la cure de
terrains est parfois indiquée et réussit, pourvu qu'elle soit
réglementée avec ménagement et prudence.

Quant aux détails de l'exécution, Œertel a donné des prescriptions précises sur la longueur du chemin à parcourir
sur le degré de pente etc. Nous croyons pourtant qu'il est
plus sûr pour le dosage, de laisser le malade, bien instruit,
agir d'après ses impressions subjectives. La meilleure preuve
que le cœur commence à forcer, c'est la dyspnée commen-

çante. Pas de réactif plus sûr. On recommande donc au malade de surveiller sa respiration et dans l'exécution du programme journalier, tracé à grandes lignes, de s'arrêter aussitôt qu'il se sent essoufflé. Un procédé souvent employé est de faire respirer par le nez et de prendre du repos aussitôt qu'on sent le besoin de respirer par la bouche. (Un cardiaque ne doit pas parler quand il marche.) En faisant attention à tout cela, le médecin peut préciser la moyenne de durée, d'étendue du trajet et d'altitude, dans les limites de laquelle le malade doit se tenir, en insistant sur la nécessité de ne les jamais dépasser.

TABLE DES MATIÈRES

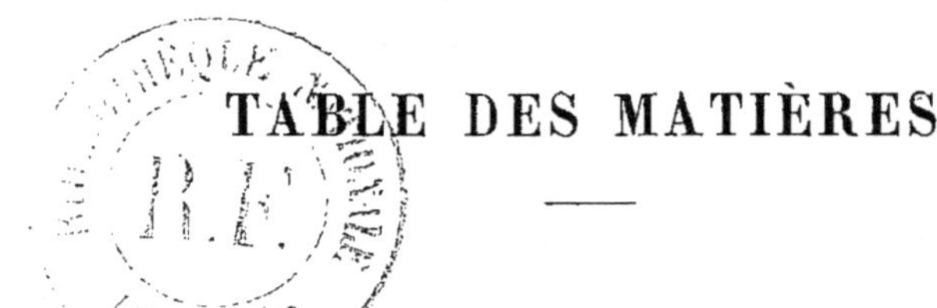

LE ROLE THÉRAPEUTIQUE DU MOUVEMENT
NOTIONS GÉNÉRALES
Par F. WETTERWALD

CHAPITRE PREMIER
L'HISTOIRE DE LA KINESITHÉRAPIE

CHAPITRE II
LES FORMES ET LES EFFETS DU MOUVEMENT THÉRAPEUTIQUE

CHAPITRE III
LES INDICATIONS ET LES CONTRE-INDICATIONS
DE LA KINÉSITHÉRAPIE

CHAPITRE IV

TECHNIQUE GÉNÉRALE DES POSITIONS ET DES MOUVEMENTS

MALADIES DE LA CIRCULATION

LIBRAIRIE FÉLIX ALCAN
FÉLIX ALCAN ET R. LISBONNE ÉDITEURS

MÉDECINE — SCIENCES

CATALOGUE
DES
Livres de Fonds

TABLE DES MATIÈRES

On peut se procurer tous les ouvrages qui se trouvent dans ce Catalogue par l'intermédiaire des libraires de France et de l'Étranger.

On peut également les recevoir franco par la poste, sans augmentation des prix désignés, en joignant à la demande des TIMBRES-POSTE FRANÇAIS ou un MANDAT sur Paris.

108, BOULEVARD SAINT-GERMAIN, 108
PARIS

OCTOBRE 1911

EN COURS DE PUBLICATION :

TRAITÉ INTERNATIONAL
DE PSYCHOLOGIE PATHOLOGIQUE

PUBLIÉ SOUS LA DIRECTION DU

Dr A. MARIE
Médecin en chef de l'Asile de Villejuif.

COMITÉ DE RÉDACTION

MM. LES PROFESSEURS

BETCHEREW   **CLOUSTON**   **DÉJERINE**   **GRASSET**   **LUGARO**
(de Saint-Pétersbourg) (d'Édimbourg) (de Paris) (de Montpellier) (de Modène)

Dr MAGNAN   **PILCZ**   **RAYMOND**   **ZIEHEN**
(de Paris) (de Vienne) (de Paris) (de Berlin)

Publiés :

Tome I. — Psychopathologie générale, par MM. les Professeurs Grasset, Del Greco, P. Marie, Mally, P. Mingazini, Marinesco, Lugaro, Klippel, L. Lavastine, Medea, Clouston, Dide, Betcherew, Carrara, Ferrari, Marro. 1 fort vol. grand in-8, de xx-1028 pages avec 353 gravures dans le texte. . . . . 25 fr.

Tome II. — Psychopathologie clinique, par MM. les Professeurs Bagenoff, Betcherew, Docteurs Bourilhet, Capgras, Colin, Deny, Hesnard, Lhermitte, Magnan, A. Marie, Professeurs Pick, Pilcz, Régis, Docteurs Riche, Roubinovitch, Sérieux, Sollier, Professeur Ziehen. 1 fort vol. grand in-8, xxiv-1000 pages, avec 311 gravures dans le texte . . . . 25 fr.

L'ouvrage sera complet en 3 volumes; le tome III paraîtra en décembre 1911.

MANUEL
D'HISTOLOGIE PATHOLOGIQUE

PAR

V. CORNIL   ET   L. RANVIER
Professeur à la Faculté de Médecine,   Professeur au Collège de France,
Membre de l'Académie de Médecine,   Membre de l'Institut,
Médecin de l'Hôtel-Dieu.   Membre de l'Académie de Médecine.

AVEC LA COLLABORATION DE MM.

A. BRAULT   M. LETULLE
Médecin   Professeur à la Faculté de Médecine,
de l'hôpital Lariboisière;   Membre de l'Académie de Médecine.
Membre de l'Académie de Médecine.

— Troisième édition entièrement refondue —

Publiés :

Tome I, par MM. Cornil, Ranvier, Brault, Fernand Bezançon, professeur agrégé à la Faculté de médecine, médecin des hôpitaux; Maurice Cazin, chef de laboratoire à la Faculté de médecine. — *Généralités sur l'histologie normale. — Cellules et tissus normaux. — Généralités sur l'histologie pathologique. — Altérations des cellules et des tissus. — Des inflammations. — Des tumeurs. — Notions élémentaires sur les bactéries. — Lésions des os et des tissus cartilagineux. — Anatomie pathologique des articulations. — Des altérations du tissu conjonctif. — Lésions des membranes séreuses.* — 1 fort volume grand in-8, avec 369 gravures en noir et en couleurs. . . . . 25 fr.

Tome II, par MM. G. Durante, chef de laboratoire à la Maternité; J. Jolly, H. Dominici, Gombault, médecin des hôpitaux, et Cl. Philippe, chef de laboratoire à la Salpêtrière. — *Muscles. — Sang et hématopoïèse. — Cerveau. — Moelle. — Nerfs.* — 1 fort volume grand in-8, avec 202 gravures en noir et en couleurs . . . . 25 fr.

Tome III, par MM. Gombault, médecin des hôpitaux; Nageotte et A. Riche, médecins de Bicêtre; G. Durante; R. Marie, médecin des hôpitaux; Fernand Bezançon, Th. Legry, professeurs agrégés à la Faculté de médecine, médecins des hôpitaux. — *Système nerveux central (Cerveau et Moelle épinière). — Nerfs. — Cœur et vaisseaux. — Rate. — Ganglion lymphatique. — Larynx.* — 1 fort volume grand in-8, avec 382 gravures en noir et en couleurs. . . . . 35 fr.

Le tome IV et dernier, par MM. Milian, Dieulafé, Herpin, Decloux, Critzmann, Courcoux, Brault, Legry, Hallé, Klippel et Lefas. — *Poumon. — Bouche. — Tube digestif. — Estomac. — Intestin. — Foie. — Rein. — Vessie et urèthre. — Rate,* paraîtra en décembre 1911.

DERNIÈRES PUBLICATIONS MÉDICALES
(1910 et 1911)

TRAITÉ CHIRURGICAL D'UROLOGIE
par F. LEGUEU

Chirurgien de l'hôpital Laënnec. Professeur agrégé à la Faculté de Médecine de Paris.

Avec 663 figures dans le texte et 8 planches en couleurs hors texte.

Préface de M. le Professeur GUYON, de l'Institut.

Un fort volume grand-in-8, de VIII-1382 pages, cartonné. . . . . . **40 fr.**

TRAVAUX DE LA DEUXIÈME CONFÉRENCE INTERNATIONALE
POUR

L'ÉTUDE DU CANCER
Tenue à Paris du 1ᵉʳ au 5 Octobre 1910

PUBLIÉS SOUS LA DIRECTION DE MM.

Le prof. PIERRE DELBET   et le   Dᴿ R. LEDOUX-LEBARD
Secrétaire général   Secrétaire
de l'Association française pour l'Étude du Cancer

RAPPORTS PRÉSENTÉS — DISCUSSIONS

Un fort volume in-8 de LXII-803 p. et une planche hors texte. . . . **20 fr.**

LES MALADIES DU CŒUR
par le Dᴿ JAMES MACKENSIE

Membre du Collège royal des Médecins.

Traduit sur la deuxième édition anglaise.

par le Dᴿ FRANÇON
Médecin consultant à Aix-les-Bains.

Préface de M. le Dᴿ H. VAQUEZ
Professeur agrégé à la Faculté de Médecine, Médecin des Hôpitaux de Paris.

Un fort vol. in-8, avec 280 figures dans le texte et hors texte. . . . **15 fr.**

L'ANAPHYLAXIE
par CH. RICHET

Professeur à la Faculté de Médecine de Paris, Membre de l'Académie de Médecine.

Un volume in-16. . . . . **3 fr. 50**

L'ÉTAT MENTAL DES HYSTÉRIQUES

LES STIGMATES MENTAUX DES HYSTÉRIQUES. — LES ACCIDENTS MENTAUX
DES HYSTÉRIQUES. — ÉTUDES SUR DIVERS SYMPTÔMES HYSTÉRIQUES
LE TRAITEMENT PSYCHOLOGIQUE DE L'HYSTÉRIE.

par le Dᴿ PIERRE JANET
Professeur de psychologie au Collège de France.

2ᵉ édition. 1 fort vol. gr. in-8 avec gravures dans le texte. . . . . . **18 fr.**

Le Diagnostic des Maladies nerveuses
par PURVES STEWART (de Londres).

Médecin de l'hôpital de Westminster et de l'hôpital de West End pour les maladies nerveuses.

Traduction et adaptation française par le Dᴿ GUSTAVE SCHERB
Préface du Dᴿ F. HELME

Un fort volume grand in-8 avec 208 figures et diagrammes. . . . . . **15 fr.**

clinique médicale infantile. Avec gravures.. 4 fr.

Manuel de pathologie. *A l'usage des sages-femmes et des mères*, par le Dr H. DUFOUR, médecin de l'Hôpital de la Maternité. 1 vol. in-16, avec 53 grav. dans le texte et 14 pl. en coul. hors texte.. 6 fr.

La médecine préventive du premier âge, par le Dr P. LONDE, ancien interne des hôpitaux de Paris.. 4 fr.

Manuel de psychiatrie, par le Dr J. ROGUES DE FURSAC, médecin en chef des asiles de la Seine. 4e édition. Revue et augmentée... 4 fr.

La démence précoce. *Étude psychologique, médicale et médico-légale*, par le Dr CONSTANZA PASCAL, médecin des asiles publics d'aliénés... 4 fr.

Hygiène de l'alimentation dans l'état de santé et de maladie, par le Dr J. LAUMONIER, avec gravures. 4e édition. Entièrement refondue.. 4 fr.

PRÉCÉDEMMENT PARUS :

Essai sur la puberté chez la femme, par Mlle le Dr Marthe FRANCILLON, ancien interne des hôpitaux de Paris.. 4 fr.

La mélancolie, par le Dr R. MASSELON, médecin adjoint de l'asile de Clermont....... 4 fr.

Les embolies bronchiques tuberculeuses, par le Dr SABOURIN, médecin du sanatorium de Durtol, avec gravures... 4 fr.

La responsabilité. *Étude de socio-biologie et de médecine légale*, par le Dr G. MORACHE, prof. de médecine légale à l'Univ. de Bordeaux, associé de l'Académie de médecine. 4 fr.

Naissance et mort. *Étude de socio-biol. et de médecine lég.*, par *le même*.......... 4 fr.

Grossesse et accouchement. *Étude de socio-biol. et de médecine lég.*, par *le même*.. 4 fr.

Les nouveaux traitements, par le Dr J. LAUMONIER. 2e édit...... 4 fr.

Manuel d'électrothérapie et d'électrodiagnostic, par le Dr E. ALBERT-WEIL, avec 88 gravures. 2e édition. (*Couronné par l'Académie de médecine*)................................. 4 fr.

L'hystérie et son traitement, par le Dr PAUL SOLLIER........................... 4 fr.

L'instinct sexuel. *Évolution, dissolution*, par le D^r CH. FÉRÉ, médecin de Bicêtre. 2e éd. 4 fr.

L'intubation du larynx chez l'enfant et l'adulte, par le Dr A. BONIN, avec 42 grav. 4 fr.

Pratique de la chirurgie courante, par le Dr M. CORNET. Préface du prof. OLLIER, avec 111 gravures... 4 fr.

Les maladies de l'urèthre et de la vessie chez la femme, par le Dr KOLISCHER, prof. de gynécologie à Chicago Clinical School. Traduit de l'all. par le Dr *Beuttner*, avec grav. 4 fr.

L'éducation rationnelle de la volonté. *Son emploi thérapeutique*, par le Dr P.-E. Lévy, préface de M. le *Professeur Bernheim*, 7e édition.................................... 4 fr.

La mort réelle et la mort apparente. Nouveaux procédés de diagnostic et traitement de la mort apparente, par le Dr S. ICARD, avec gravures. (*Ouvrage récompensé par l'Institut*). 4 fr.

La fatigue et l'entraînement physique, par le D^r PH. TISSIÉ, préface de M. le *Professeur Bouchard*, avec gravures. 3e édition.. 4 fr.

Morphinisme et morphinomanie, par le Dr P. RODET. (*Ouvrage couronné par l'Académie de médecine*)... 4 fr.

L'hygiène sexuelle et ses conséquences morales, par le Dr S. RIBBING, professeur à l'Université de Lund (Suède). 4e édition... 4 fr.

Hygiène de l'exercice chez les enfants et les jeunes gens, par le Dr F. LAGRANGE, lauréat de l'Institut. 9e édition.. 4 fr.

L'exercice chez les adultes, par *le même*. 7e édition.............................. 4 fr.

Hygiène des gens nerveux, par le Dr LEVILLAIN. 5e édition......................... 4 fr.

L'Idiotie. *Psychologie et éducation de l'idiot*, par le Dr J. VOISIN, médecin de la Salpêtrière, avec gravures... 4 fr.

La famille névropathique. *Hérédité, prédisposition morbide, dégénérescence*, par le D^r CH. FÉRÉ, médecin de Bicêtre, avec gravures. 2e édition.................................... 4 fr.

L'éducation physique de la jeunesse, par A. MOSSO, professeur à l'Université de Turin. 4 fr.

Manuel de percussion et d'auscultation, par le Dr P. SIMON, professeur à la Faculté de médecine de Nancy, avec gravures... 4 fr.

Le traitement des aliénés dans les familles, par le D^r CH. FÉRÉ, médecin de Bicêtre, 3e édition.. 4 fr.

Dans la même Collection :

MÉDECINE OPÉRATOIRE
par M. le Professeur FÉLIX TERRIER
Membre de l'Académie de médecine,
Professeur de clinique chirurgicale à la Faculté de médecine de Paris.

Petit manuel d'anesthésie chirurgicale, par les Drs FÉLIX TERRIER et M. PÉRAIRE, avec 37 gravures... 3 fr.

Petit manuel d'antisepsie et d'asepsie chirurgicales, par *les mêmes*, avec 70 gravures. 3 fr.

L'opération du trépan, par *les mêmes*, avec 222 gravures........................... 4 fr.

Chirurgie de la face, par les Drs FÉLIX TERRIER, GUILLEMAIN, chirurgien des hôpitaux de Paris, et MALHERBE, avec 214 gravures.. 4 fr.

Chirurgie du cou, par *les mêmes*, avec 101 gravures................................. 4 fr.

Chirurgie de la plèvre et du poumon, par les Drs FÉLIX TERRIER et E. REYMOND, avec 67 gravures... 4 fr.

Chirurgie du cœur et du péricarde, par *les mêmes*, avec 79 gravures................. 3 fr.

NOUVELLE
COLLECTION SCIENTIFIQUE

Directeur : ÉMILE BOREL

Sous-directeur de l'École normale supérieure,
Professeur à la Sorbonne.

VOLUMES IN-16 A **3** FR. **50**

Volumes publiés en 1910 et en 1911

TANNERY (Jules), de l'Institut, sous-directeur de l'Ecole Normale Supérieure; **Science et Philosophie.** 1 vol. in-16.. 3 fr. 50

RABAUD (E.), maître de conférences à la Sorbonne. **Le transformisme et l'expérience.** 1 vol. in-16.. 3 fr. 50

OSTWALD, professeur à l'Université de Leipzig. **L'Évolution de l'électro-chimie**, traduit de l'allemand par E. PHILIPPI. 1 vol. in-16.. 3 fr. 50

De la méthode dans les sciences : (*2e série*).
   Avant-propos, par EMILE BOREL. — *Astronomie, jusqu'au milieu du XVIIIe siècle*, par B. BAILLAUD, de l'Institut, directeur de l'Observatoire de Paris. — *Chimie physique*, par JEAN PERRIN, professeur à la Sorbonne. — *Géologie*, par LÉON BERTRAND, professeur-adjoint à la Sorbonne. — *Paléobotanique*, par R. ZEILLER, de l'Institut, professeur à l'Ecole des Mines. — *Botanique*, par LOUIS BLARINGHEM, chargé de cours à la Sorbonne. — *Archéologie*, par SALOMON REINACH, de l'Institut. — *Histoire littéraire*, par GUSTAVE LANSON, professeur à la Sorbonne. — *Statistique*, par LUCIEN MARCH, directeur de la statistique générale de la France. — *Linguistique*, par A. MEILLET, professeur au Collège de France. 1 vol. in-16.. 3 fr. 50

BUAT (E.), chef d'escadron au 25e régiment d'artillerie de campagne. **L'artillerie de campagne.** *Son histoire, son évolution, son état actuel.* 1 vol. in-16 avec 75 grav. 3 fr. 50

MEUNIER (Stanislas), professeur de géologie au Muséum d'histoire naturelle. * **L'évolution des Théories géologiques.** 1 vol. in-16, avec gravures.. 3 fr. 50

NIEDERLE (Lubor), professeur à l'Université de Prague. * **La Race slave**, *Statistique, démographie, anthropologie.* Traduit du tchèque et précédé d'une préface, par L. LEGER, de l'Institut. 1 vol. in-16.. 3 fr. 50

PAINLEVÉ (Paul), de l'Institut, et BOREL (Emile). * **L'Aviation.** 4e édition; revue et augmentée. 1 vol. in-16, avec gravures.. 3 fr. 50

DUCLAUX (Jacques), préparateur à l'Institut Pasteur. * **La Chimie de la Matière vivante.** 2e édition. 1 vol. in-16.. 3 fr. 50

MAURAIN (Ch.), professeur à la Faculté des sciences de Caen. * **Les États physiques de la Matière.** 2e éd. 1 vol. in-16, avec gravures.. 3 fr. 50

Précédemment parus.

LE DANTEC (F.), chargé du cours de biologie générale à la Sorbonne. **Éléments de Philosophie biologique.** 1 vol. in-16. 3e édition.. 3 fr. 50

BONNIER (Dr P.), laryngologiste de la clinique médicale de l'Hôtel-Dieu. **La Voix.** *Sa culture physiologique. Théorie nouvelle de la phonation.* 3e édition. 1 vol. in-16, avec gravures.. 3 fr. 50

* **De la Méthode dans les Sciences : (*1re série*).**
   1. *Avant-propos*, par M. P.-F. THOMAS, docteur ès lettres, professeur de philosophie au lycée Hoche. — 2. *De la Science*, par M. ÉMILE PICARD, de l'Institut. — 3. *Mathématiques pures*, par M. J. TANNERY, de l'Institut. — 4. *Mathématiques appliquées*, par M. PAINLEVÉ, de l'Institut. — 5. *Physique générale*, par M. BOUASSE, professeur à la Faculté des Sciences de Toulouse. — 6. *Chimie*, par M. JOB, professeur au Conservatoire des Arts et Métiers. — 7. *Morphologie générale*, par M. A. GIARD, de l'Institut. — 8. *Physiologie*, par M. LE DANTEC, chargé de cours à la Sorbonne. — 9. *Sciences médicales*, par M. PIERRE DELBET, professeur à la Faculté de médecine de Paris. — 10. *Psychologie*, par M. TH. RIBOT, de l'Institut. — 11. *Sciences médicales*, par M. DURKHEIM, professeur à la Sorbonne. — 12. *Morale*, par M. LÉVY-BRUHL, professeur à la Sorbonne. — 13. *Histoire*, par M. G. MONOD, de l'Institut. 2e édition, 1 vol. in-16.. 3 fr. 50

THOMAS (P.-F.), professeur au lycée Hoche. * **L'Éducation dans la Famille.** *Les péchés des parents.* 3e édition. 1 vol. in-16 (*Couronné par l'Institut*).. 3 fr. 50

LE DANTEC (F.). **La Crise du Transformisme.** 2e édition. 1 vol. in-16.. 3 fr. 50

OSTWALD (W.), professeur à l'Université de Leipzig. **L'Énergie**, traduit de l'allemand par E. PHILIPPI, 3e édition. 1 vol. in-16.. 3 fr. 50

RÉCENTES PUBLICATIONS
MÉDICALES ET SCIENTIFIQUES

Pathologie et Thérapeutique médicales.

ALBERT-WEIL (E.), chargé du service d'électrothérapie de la Clinique chirurgicale infantile de l'hôpital Tenon. **Manuel d'électrothérapie et d'électrodiagnostic.** 1906. In-16, avec 88 fig. 2e édition. Cart. à l'angl. (*Récompensé par l'Académie de médecine*)..... .. 4 fr.

BATJER (Dr G.). **Tuberculose humaine et tuberculoses animales.** De leur unicité. 1907. 1 vol. gr. in-8.. 6 fr.

BERGER (E.) et LOEWY (R.). **Les troubles oculaires d'origine génitale chez la femme.** 1905. 1 vol. in-16...... .... 3 fr.

BONAIN (A.), chirurgien de l'hôpital civil de Brest. **Traité de l'intubation du larynx chez l'enfant et chez l'adulte.** 1902. 1 vol. in-16, avec 50 fig. Cartonné à l'anglaise...... 4 fr.

BOUCHUT et DESPRÉS, professeurs agrégés à la Faculté de médecine de Paris, médecin et chirurgien des hôpitaux. **Dictionnaire de médecine et de thérapeutique médicale et chirurgicale,** comprenant le résumé de la médecine et de la chirurgie, les indications thérapeutiques de chaque maladie, la médecine opératoire, les accouchements, l'oculistique, l'odontotechnie, les maladies d'oreille, l'électrisation, la matière médicale, les eaux minérales, et un formulaire spécial pour chaque maladie. 7e édit., très augmentée, revue par MM. les Drs Fernand BOUCHUT et G. MARION, professeur agrégé à la Faculté de médecine de Paris, chirurgien des hôpitaux. 1907. 1 vol. in-4, avec 1 097 figures dans le texte : broché, 25 fr. — Relié.. 30 fr.

CORNIL (V.) et BABES, professeur à la Faculté de médecine de Bucarest. **Les bactéries,** leur rôle dans l'histologie pathologique des maladies infectieuses. 2 vol. gr. in-8 ; contenant la description des méthodes de bactériologie. 3e édit., 1890, avec 385 fig. en noir et en couleurs dans le texte et 12 planches hors texte................................ 40 fr.

CORNIL (V.), RANVIER (L.), BRAULT et LETULLE. **Manuel d'histologie pathologique.** Tome I, 1901. 1 vol. grand in-8, avec gravures en noir et en couleurs. 3e édit., 25 fr. — Tome II, 1902. 1 vol. grand in-8, avec gravures en noir et en couleurs, 25 fr. — Tome III. 1907. 1 fort vol., grand in-8, avec grav. en noir et en couleurs, 30 fr. (Voir détails page 2.)

DESCHAMPS (Dr A.). **Les maladies de l'énergie.** *Les asthénies générales. Épuisements, insuffisances, inhibitions* (clinique-thérapeutique), préface de M. le Prof. F. RAYMOND. 2e édit., revue, 1909. 1 vol. in-8 (*couronné par l'Académie de médecine*)............ 8 fr.

DUFOUR (Dr H.). Médecin de l'hôpital de la Maternité. **Manuel de pathologie.** *A l'usage des sages-femmes et des mères.* 1 vol. in-16, avec 53 grav. dans le texte et 14 pl. en coul. hors texte. 1911... 6 fr.

FÉRÉ (Ch.), médecin de Bicêtre. **L'instinct sexuel.** *Évolution. Dissolution.* 2e édit. 1902. 1 vol. in-12, cart.. 4 fr.

FINGER (Ernest), professeur à l'Université de Vienne. **La syphilis et les maladies vénériennes,** traduit de l'allemand, avec notes, par les docteurs DOYON, P. et L. SPILLMANN. 3e éd., 1909. 1 vol. in-8, avec 8 pl..................................... 12 fr.

GALEZOWSKI (J.). **Le fond de l'œil dans les maladies du système nerveux.** 1 vol. in-8, avec 3 pl. en couleurs. 1904... 5 fr.

GUÉPIN (A.). **Le traitement de l'hypertrophie sénile de la prostate.** 1 vol. in-12 1904... 2 fr. 50

HÉRARD, CORNIL et HANOT. **La phtisie pulmonaire,** étude anatomo-pathologique et clinique. 2e édit. 1 vol. in-8, avec 65 fig. en noir et en couleurs et 2 planches..... 20 fr.

KOLISCHER, professeur de gynécologie à Chicago Clinical School. **Les maladies de l'urèthre et de la vessie chez la femme,** traduit de l'allemand par le Dr BEUTTNER. 1900. In-12, avec grav., cart... 4 fr.

LABADIE-LAGRAVE, médecin de la Charité, et LEGUEU, professeur agrégé à la Faculté de médecine de Paris, chirurgien des hôpitaux. **Traité médico-chirurgical de gynécologie.** 1 vol. gr. in-8, avec 378 grav. dans le texte, cart. à l'angle. 3e édit., 1904 (*Couronné par l'Académie des sciences et par l'Académie de médecine*)........................ 25 fr.

LAGRANGE (Fernand), lauréat de l'Académie des sciences et de l'Académie de médecine. **La médication par l'exercice.** 2e éd., 1904. 1 fort vol. in-8, avec 69 gravures dans le texte et une carte coloriée hors texte... 12 fr.

— **Les Mouvements méthodiques et la « mécanothérapie ».** 1899. 1 vol. grand in-8, avec 57 gravures... 10 fr.

— **Le traitement des affections du cœur par l'exercice et le mouvement.** 1903. 1 vol. in-8, avec fig. et une carte coloriée.. 6 fr.

LANDOUZY (L.), Doyen de la Faculté de médec. de Paris, et HEITZ (Dr J.). **La balnéation carbo-gazeuse** (*Spécialisation fonctionnelle des eaux de Royat*). 1906. In-8....... 2 fr.

LAUMONIER (J.). **Les nouveaux traitements.** 2e édit., 1904. 1 vol. in-16, cartonné à l'anglaise... 4 fr.

LE DANTEC (F.), chargé de cours à la Sorbonne. Introduction à la pathologie générale.
1 fort vol. gr. in-8, avec fig. 1906... 15 fr.
LEGUEU (Voir plus haut : LABADIE-LAGRAVE).
LÉPINE (R.), professeur de clinique médicale à l'Université de Lyon. Le diabète sucré.
1909. 1 vol. gr. in-8... 16 fr.
LONDE (Dr P.), ancien interne des hôpitaux de Paris. Essais de médecine préventive. 1910.
1 vol. in-16, cart. à l'angl... 4 fr.
— La médecine préventive du premier âge. 1911. 1 vol. in-16, cart. à l'angl........ 4 fr.
MACKENSIE (Dr J.), membre du Collège royal des médecins. Les maladies du cœur.
Traduit sur la 2e édition anglaise par le Dr G. FRANÇON, médecin consultant à Aix-les-
Bains. Préface du Dr H. VAQUEZ, prof. agrégé à la Faculté de Médecine, médecin des
hôpitaux de Paris, 1911. 1 vol. gr. in-8 avec 280 fig. dans le texte et hors texte... 15 fr.
MOSSÉ (A.), professeur de clinique médicale à l'Université de Toulouse. Le diabète et
l'alimentation aux pommes de terre. 1903. 1 vol. grand in-8, avec graphiques..... 5 fr.
RICHET (Ch.), prof. à la Faculté de médecine de Paris. L'anaphylaxie. 1911. 1 vol.
in-16... 3 fr. 50
SIMON (P.), professeur à la Faculté de médecine de Nancy. Manuel de percussion et
d'auscultation. 1895. In-12, cart... 4 fr.
SPRINGER. La croissance. Son rôle en pathologie. Essai de pathologie générale. 1 vol.
in-8. 1890... 6 fr.
UNNA, professeur à l'Université de Vienne. Thérapeutique des maladies de la peau.
Traduit de l'allemand par les Drs DOYON et SPILLMANN. 1908. 1 vol. grand in-8... 10 fr.
Revue de Médecine. Directeurs, MM. les Prof. BOUCHARD, CHAUFFARD, CHAUVEAU, LAN-
DOUZY, LÉPINE, PITRES, ROGER et VAILLARD ; Rédacteurs en chef, MM. LANDOUZY et
LÉPINE ; Secrétaire de la rédaction, Dr JEAN LÉPINE (v. p. 30).

Maladies nerveuses et mentales.

BERNARD LEROY. L'illusion de fausse reconnaissance. 1 vol. in-8. 1898.......... 4 fr.
— Le langage. *Essai sur la fonction normale et pathologique de cette fonction.* 1 vol.
in-8. 1906... 5 fr,
BINET. Les altérations de la personnalité. 2e édit. 1902. In-8, cart................ 6 fr.
CAMUS (J.) et PAGNIEZ (Ph.). Isolement et psychothérapie. *Traitement de l'hystérie et
de la neurasthénie, pratique de la rééducation morale et physique.* Préface de M. le
Dr DÉJERINE. 1904. Gr. in-8... 9 fr.
DAREL. La Folie. *Ses causes. Sa thérapeutique.* 1 v. in-8. 1901................ 4 fr.
DESCHAMPS (Dr A.). Les Maladies de l'énergie. Les asthénies générales. *Épuisements,
insuffisances, inhibitions* (Clinique-thérapeutique), préface de M. le Prof. RAYMOND.
1 vol. in-8 2e éd. 1909. (*Couronné par l'Académie de médecine*)................ 8 fr.
DROMARD (Dr G.). La mimique chez les aliénés. 1909. 1 vol. in-16, cart.......... 4 fr.
DROMARD (Dr G.) et LEVASSORT (Dr J.). L'amnésie. 1907. 1 vol. in-16, cart...... 4 fr.
DUBUISSON (P.) et A. VIGOUROUX. Responsabilité pénale et folie. 1 vol. in-8°. 1911. 7 fr. 50
DUPOUY (Dr R.). Les Opiomanes. 1 vol. in-8°. 1911.................: 5 fr.
FÉRÉ (Ch.), médecin de Bicêtre. Le traitement des aliénés dans les familles. 1 vol. in-18.
3e éd., cart. à l'angl... 4 fr.
— Les épilepsies et les épileptiques. 1 vol. gr. in-8, avec 67 gravures et 12 planches hors
texte... 20 fr.
— Pathologie des émotions, études cliniques et physiologiques. 1 vol. grand in-8, avec
figures... 12 fr.
— La Famille névropathique. Théorie tératologique de l'hérédité et de la prédisposition
morbides et de la dégénérescence. 1 vol. in-12. 2e éd., 1898, avec 25 grav. dans le texte,
cart. à l'angl... 4 fr,
— Dégénérescence et criminalité. 1 vol. in-12. 4e éd., 1907..................... 2 fr. 50
FLEURY (Maurice de). Introduction à la médecine de l'esprit. 1 vol. gr. in-8, avec fig.
9e éd., 1911 (*Couronné par l'Académie française et par l'Académie des sciences*). 7 fr. 50
— Les grands symptômes neurasthéniques. *Pathogénie et traitement.* 10e éd., 1904. 1 vol.
in-8, avec figures... 7 fr. 50
— Manuel pour l'étude des maladies du système nerveux. Gr. in-8, avec 133 grav. en noir
et en coul., cart. à l'angl. 1904... 25 fr.
    (*Ces deux ouvrages ont été couronnés par l'Académie de médecine.*)
FRENKEL. L'Ataxie tabétique. *Son traitement par la rééducation des mouvements.* Traduit
de l'allemand par le Dr Van BIERVLIET. Préface du Prof. RAYMOND. 1 fort vol. gr. in-8,
av. 132 grav. 1906... 8 fr.
GRASSET, professeur de la Faculté de médecine de Montpellier. Les maladies de l'orien-
tation et de l'équilibre. 1901. 1 vol. in-8, avec grav., cart. à l'angl.............. 6 fr.
— Demifous et demiresponsables. 1 vol. in-8. 2e édit., 1908..................... 5 fr.
HARTENBERG (P.). Les timides et la timidité. 3e éd. 1 vol. in-8.:.............. 5 fr.
— Psychologie des Neurasthéniques. 2e édit., 1909. 1 vol. in-16.............. 3 fr. 50
— L'Hystérie et les hystériques. 1910. 1 vol. in-16.................... 3 fr. 50

ICARD (S.). **La femme pendant la période menstruelle**, étude de psychologie morbide et de médecine légale. 1 vol. in-8... 6 fr.

INGEGNIEROS (J.), professeur à l'Université de Buenos-Ayres. **Le Langage musical et ses troubles hystériques.** 1907. 1 vol. gr. in-8............................... 6 fr.

JANET (Pierre), professeur au Collège de France. **L'état mental des hystériques.** *Les stigmates mentaux des hystériques. Les accidents mentaux des hystériques. Études sur divers symptômes hystériques. Le traitement psychologique de l'hystérie.* 2ᵉ édition, 1911. 1 vol. gr. in-8 avec gravures... 18 fr.

— et RAYMOND (F.), professeur de la clinique des maladies nerveuses à la Salpêtrière. **Névroses et idées fixes.** — I. *Études expérimentales sur les troubles de la volonté, de l'attention, de la mémoire, sur les émotions, les idées obsédantes et leur traitement,* par P. JANET. 1 vol. gr. in-8, avec 92 fig. 2ᵉ édit., 1904................................. 12 fr.

II. — *Névroses, maladies produites par les émotions, les idées obsédantes et leur traitement,* par F. RAYMOND et Pierre JANET. 1 vol. gr. in-8, avec 97 grav. 2ᵉ édit., 1908. 14 fr.
(*Ouvrage couronné par l'Académie des sciences et par l'Académie de médecine.*)

— **Les obsessions et la psychasthénie.** I. — *Études cliniques et expérimentales sur les idées obsédantes, les impulsions, les manies mentales, la folie du doute, les tics, les agitations, les phobies, les délires du contact, les angoisses, les sentiments d'incomplétude, la neurasthénie, les modifications des sentiments du réel, leur pathogénie et leur traitement.* 2ᵉ édit., 1908. 1 vol. grand in-8, avec 8 gravures.................... 18 fr.

II. — *États neurasthéniques, aboulies, incomplétude, agitation et angoisses diffuses, algies, phobies, délires du contact, tics, manies mentales, folies du doute, idées obsédantes, impulsions.* 2ᵉ édition, 1911. 1 vol. grand in-8, avec 22 gravures............. 14 fr.

LANGE, professeur à l'Université de Copenhague. **Les émotions.** Traduit de l'allem. par G. DUMAS 4ᵉ édit., 1911. 1 vol. in-12.. 2 fr. 50

LÉVY (P.-E.), **L'Éducation rationnelle de la volonté,** *son emploi thérapeutique.* Préface de M. le Prof. BERNHEIM. 10ᵉ édit., 1910. 1 vol. in-12, cart. à l'angl............... 4 fr.

— **Neurasthénie et névroses.** *Leur guérison définitive en cure libre.* 2ᵉ édition, 1910. 1 vol. in-16... 4 fr.

MAUDSLEY. **Le crime et la folie.** 1 vol. in-8. 1901, 7ᵉ édit. Cart.................... 6 fr.

PHILIPSON. **L'autonomie et la centralisation dans le système nerveux des animaux.** 1906. In-8... 5 fr.

RAYMOND (Pʳ F.). Voyez JANET (Pierre) et RAYMOND, ci-dessus.

RODET (P.). **Morphinisme et morphinomanie.** 1897. 1 vol. in-12, cart. à l'angl. (*Couronné par l'Académie de médecine*)... 4 fr.

ROGUES DE FURSAC (J.), ancien chef de clinique à la Faculté de Médecine de Paris **Manuel de Psychiatrie.** 3ᵉ édit. revue et augmentée, 1909. 1 vol. in-16, cartonné à l'anglaise... 4 fr.

SÉRIEUX (P.) et CAPGRAS (J.), médecins en chef des asiles de la Seine. **Les folies raisonnantes.** *Le délire d'interprétation.* 1909. 1 vol. in-8....................... 7 fr.

SOLLIER (P.). **Genèse et nature de l'hystérie.** 2 vol. in-8. 1897.................. 20 fr.

— **L'hystérie et son traitement.** 1 vol. in-12, cart. 1901......................... 4 fr.

STEWART (Dʳ PURWES) (de Londres), médecin de l'hôpital de Westminster et de l'hôpital de West End pour les maladies nerveuses. **Le diagnostic des maladies nerveuses.** Traduction et adaptation française par le Dʳ G. SCHERB (d'Alger). Préface de M. le Dʳ HELME. 1910. 1 vol. gr. in-8 avec 208 fig. et diagrammes.............................. 15 fr.

Psychologie expérimentale.

BAZAILLAS (A.), prof. de philosophie au lycée Condorcet, docteur ès lettres. **Musique et inconscience.** Introduction à la psychologie de l'inconscient. 1908. 1 vol. in-8...... 5 fr.

BINET (Alfred), directeur du laboratoire de psychologie physiologique à la Sorbonne. **La psychologie du raisonnement.** *Recherches expérimentales par l'hypnotisme.* 4ᵉ édit., 1907. 1 vol. in-18.. 2 fr. 50

— **Les Révélations de l'écriture.** 1 vol. in-8, avec grav. 1906.................... 5 fr.

CHABRIER (Dʳ). **Les émotions et les états organiques.** 1911. 1 vol. in-18...... 2 fr. 50

CRÉPIEUX-JAMIN (J.). **L'écriture et le caractère.** 5ᵉ édit. revue et augmentée, 1909. 1 vol. in-8.. 7 fr. 50

DANVILLE (Gaston). **Psychologie de l'amour.** 5ᵉ édit., 1910. 1 vol. in-18...... 2 fr. 50

DUMAS (G.), chargé du cours de psychologie expérimentale à la Sorbonne. **Le Sourire.** *Psychologie et physiologie,* avec figures. 1906. 1 vol. in-16.................. 2 fr. 50

DUPRÉ (Dʳ E.), agrégé de la Faculté de Paris, médecin des hôpitaux, et NATHAN (Dʳ M.), ancien interne des hôpitaux de Paris. **Le langage musical.** *Étude médico-psychologique.* Préface de Ch. MALHERBE, bibliothécaire de l'Opéra. 1911. 1 vol. in-8.......... 3 fr. 75

EGGER (V.), professeur à la Sorbonne. **La parole intérieure.** 2ᵉ édit., 1904. 1 vol. in-8... 5 fr.

FOUCAULT (M.), professeur à l'Université de Montpellier. **Le Rêve** (*Recherches et observations*). 1 vol. in-8.. 5 fr.

GLEY (E.), membre de l'Académie de médecine, professeur au Collège de France. **Études de psychologie physiologique et pathologique.** 1903. 1 vol. in-8....... 5 fr.

GODFERNAUX (A.). Le sentiment et la pensée et leurs principaux aspects physiologiques. 2ᵉ édit. 1 vol. in-16. 1905.. 2 fr. 50

HOFFDING, professeur à l'université de Copenhague. Esquisse d'une psychologie fondée sur l'expérience, trad. POITEVIN, préface de PIERRE JANET. 4ᵉ édit., 1909. 1 vol. in-8.. 7 fr. 50

JAMES (William). La théorie de l'émotion. Trad. de l'anglais. Introd. par G. DUMAS, prof. à la Sorbonne. 3ᵉ édit., 1910. 1 vol. in-16........................... 2 fr. 50

JANET (Pierre), professeur au Collège de France. L'automatisme psychologique. 6ᵉ édit., 1910. 1 vol. in-8... 7 fr. 50

JOFFROY (A.), Professeur à la Faculté de Médecine de Paris, médecin de l'asile Sainte-Anne, et DUPOUY (R.), médecin de l'asile Saint-Yon. Fugues et vagabondage. Étude clinique et psychologique. Préface de M. le Dʳ C. DENY, médecin de la Salpêtrière. 1909. 1 vol. in-8.. 7 fr.

KOSTYLEFF (N.). La crise de la psychologie expérimentale. 1911. 1 vol. in-16.. 2 fr. 50

MALAPERT (P.). Les éléments du caractère et leurs lois de combinaison. 1905. 1 vol. in-8. 2ᵉ édition... 5 fr.

MOSSO, professeur à l'Université de Turin. La Peur. *Étude psychophysiologique.* 4ᵉ édit. revue, 1908. 1 vol. in-18, avec grav................................... 2 fr. 50

— La fatigue intellectuelle et physique, traduit de l'italien par P. LANGLOIS. 6ᵉ édit., 1908. 1 vol. in-18, avec grav.. 2 fr. 50

NAYRAC (J.-P.). Physiologie et psychologie de l'attention *(Ouvrage récompensé par l'Institut).* 1 vol. in-8. 1906... 3 fr. 75

PHILIPPE (J.), chef des travaux au laboratoire de psychologie physiologique à la Sorbonne. L'image mentale. 1903. 1 vol. in-18, avec figures..................... 2 fr. 50

PIDERIT. La mimique et la physiognomonie. In-8, av. 100 grav. 1888............. 5 fr.

PROAL (Louis), Conseiller à la Cour de Paris. L'éducation et le suicide des enfants. 1907. 1 vol. in-18.. 2 fr. 50

RIBOT (Th.), de l'Institut, directeur de la *Revue philosophique.* La psychologie de l'attention. 11ᵉ édit., 1910. 1 vol. in-18.............................. 2 fr. 50

— L'hérédité psychologique. 9ᵉ édit., 1910. 1 vol. in-8......................... 7 fr. 50

— La psychologie des sentiments. 8ᵉ édit., 1911. 1 vol. in-8................... 7 fr. 50

— Essai sur les passions. 3ᵉ édit., 1910. 1 vol. in-8.......................... 3 fr. 75

— Problèmes de psychologie affective. 1910. 1 vol. in-16...................... 2 fr. 50

ROEHRICH (E.). L'attention spontanée et volontaire. *Son fonctionnement, ses lois, son emploi dans la vie pratique.* 1907. 1 vol. in-18............................ 2 fr. 50
     (Récompensé par l'Académie des sciences morales et politiques).

SERMYN (Dʳ W. C.). Contribution à l'étude de certaines facultés cérébrales méconnues. 1911. 1 vol. in-8.. 7 fr. 50

SOLLIER (P.). Le problème de la mémoire. *Essai de psycho-mécanique.* 1900. 1 vol. in-8.. 3 fr. 75

— Les phénomènes d'autoscopie. 1903. 1 vol. in-18, avec gravures.............. 2 fr. 50

SOURIAU (P.), prof. à l'Univ. de Nancy. La suggestion dans l'Art. 2ᵉ édit., 1909. 1 vol. in-8.. 5 fr.

TARDIEU (Émile). L'ennui. *Étude psychologique.* 1903. 1 vol. in-8............ 5 fr.

TASSY (E.). Le travail d'idéation. *Hypothèses sur les réactions centrales dans les phénomènes mentaux.* 1911. 1 vol. in-8.............................. 5 fr.

THOMAS (P.-F.). La suggestion, *son rôle dans l'éducation.* 5ᵉ édit., 1910. 1 vol. in-18... 2 fr. 50

WAYNBAUM (Dʳ J.). — La physionomie humaine. Son mécanisme et son rôle social. 1907. 1 vol. in-8.. 5 fr.

WUNDT. Hypnotisme et suggestion, traduit de l'allemand par E. KELLER. 4ᵉ édit., 1909, 1 vol. in-18... 2 fr. 50

WYLM (Dʳ A.). La morale sexuelle. 1907. 1 vol. in-8........................... 5 fr.

Journal de psychologie normale et pathologique, par les professeurs PIERRE JANET et G. DUMAS (Voir page 31).

Psychologie pathologique.

DUPRAT. L'instabilité mentale, essai sur les données de la psycho-pathologie. 1 vol. in-8. 1899... 5 fr.

— Les causes sociales de la folie. 1900. 1 vol. in-12........................ 2 fr. 50

— Le Mensonge, 2ᵉ édit. revue. 1 vol. in-16.................................. 2 fr. 50

DURKHEIM (Em.), professeur à la Sorbonne. Le suicide. 1 vol. in-8. 1897...... 7 fr. 50

DUGAS et MOUTIER. La Dépersonnalisation. 1 vol. in-16. 1911................. 2 fr. 50

GAUSSEN (Dʳ Ch.). La mélancolie présénile. *Étude psychologique et clinique.* 1911. 1 vol. gr. in-8.. 7 fr.

GRASSET (J.), professeur à la Faculté de médecine de Montpellier. Demifous et demiresponsables. 2ᵉ édit., 1908. 1 vol. in-8...................................... 5 fr.

GURNEY, MYERS et PODMORE. Les hallucinations télépathiques, adaptation de l'anglais par L. MARILLIER, avec préface de M. Ch. RICHET. 4ᵉ édit., 1905. 1 vol. in-8... 7 fr. 50

HARTENBERG (Dʳ). **Psychologie des neurasthéniques.** 1 vol. in-16. 2ᵉ éd., 1909.   3 fr. 50

HESNARD (Dʳ A.). **Les troubles de la personnalité dans les états d'asthénie psychique.** *Étude de psychologie clinique.* Préface de M. le Prof. Régis. 1909. 1 vol. gr. in-8.   6 fr.

LAUVRIÈRE (E.). Edgar Poë. *Sa vie et son œuvre. Étude de psychologie pathologique (Couronné par l'Académie de médecine).* 1 vol. in-8. 1905......................   10 fr,

MASSELON (R.), médecin adjoint de l'asile de Clermont. **La Mélancolie,** étude médicale et psychologique. 1906. 1 vol. in-16, cart..................................   4 fr.

MIGNARD (Dʳ M.), ancien interne des asiles de la Seine. **La joie passive.** *Étude de psychologie pathologique.* Préface de M. le Dʳ G. Dumas, professeur adjoint à la Sorbonne. 1910. 1 vol. in-16, cartonné.................................   4 fr.

MORTON PRINCE, prof. de pathologie du système nerveux à l'école de médecine de « Tufts collège », médecin spécialiste des maladies nerveuses aux hôpitaux de Boston. **La dissociation d'une personnalité.** *Étude biographique de psychologie pathologique,* trad. de l'anglais par R. Ray et J. Ray. 1911. 1 vol. in-8.....................   10 fr.

MURISIER, professeur à l'Université de Neufchâtel. **Les maladies du sentiment religieux.** 1 vol. in-12, 3ᵉ édit., 1909.................................   2 fr. 50

MYERS. **La personnalité humaine.** *Sa survivance. Ses manifestations supranormales,* traduit par le Dʳ Jankélévitch. 3ᵉ édit. 1 vol. in-8. 1910....................   7 fr. 50

NORDAU (Max). **Dégénérescence.** 2 vol. in-8. 7ᵉ édit., 1909...................   17 fr. 50

PASCAL (Dʳ C,). médecin des asiles publics d'aliénés. **La démence précoce.** *Étude psychologique, médicale et médico-légale.* 1911. 1 vol. in-16, cart. à l'angl..............   4 fr.

PHILIPPE et BONCOUR (G.-Paul). **Les anomalies mentales chez les écoliers.** *Étude médico-pédagogique.* 2ᵉ édit. (*Couronné par l'Institut*). 1909. 1 vol. in-16..............   2 fr. 50

— **L'Éducation des anormaux.** *Principes d'éducation physique, intellectuelle, morale.* 1910. 1 vol. in-16...   2 fr. 50

RIBOT (Th.), de l'Institut. **Les maladies de la mémoire.** 22ᵉ éd., 1911. 1 vol. in-16...   2 fr. 50

— **Les maladies de la volonté.** 26ᵉ édit., 1910. 1 vol. in-16............   2 fr. 50

— **Les maladies de la personnalité.** 15ᵉ édit., 1911. 1 vol. in-16............   2 fr. 50

ROGUES DE FURSAC. **L'Avarice,** *essai de psychologie morbide.* 1 vol. in-16. 1911.   2 fr. 50

SÉRIEUX (P.) et CAPGRAS (J.), médecins en chef des asiles de la Seine. **Les folies raisonnantes.** *Le délire d'interprétation.* 1907. 1 vol. in-8.........................   7 fr.

SAINT-PAUL (G.), médecin-major de l'armée. **Le langage intérieur et les paraphasies** (*la fonction endophasique*). 1904. 1 vol. in-8................................   5 fr.

SOLLIER (P.). **Psychologie de l'idiot et de l'imbécile.** 2ᵉ édit., 1901. 1 vol. in-8, avec planches..   5 fr.

Traité international de psychologie pathologique, publié sous la direction du Dʳ A. Marie, médecin en chef de l'asile de Villejuif. — Tome I : *Psychopathologie générale,* 1 fort vol. gr. in-8 de xx-1028 pages avec 353 gravures dans le texte.....................   25 fr

Tome II : *Psychopathologie clinique,* 1 fort vol. gr. in-8 de xxix-1000 pages, avec 351 gravures dans le texte..   25 fr.

(L'ouvrage sera complet en 3 volumes; le tome III paraîtra en décembre 1911.)

VAN BRABANT (W.). **Psychologie du vice infantile.** 1910. 1 vol. gr. in-8.......   3 fr. 50

Hygiène. — Thérapeutique. — Pharmacie.

BOSSU. **Petit compendium médical.** Quintessence de pathologie, thérapeutique et médecine usuelle. 6ᵉ éd., 1901. 1 vol. in-32, cart. à l'angl..............................   1 fr. 25

BOUCHARDAT (A.) et (G.), membres de l'Académie de médecine. **Nouveau Formulaire magistral,** 1909, 4ᵉ édition, collationnée avec le Codex de 1908, revue et augmentée de formules nouvelles, d'un mémoire thérapeutique et de la *Liste complète des mets permis aux glycosuriques.* 1 vol. in-18, cartonné à l'anglaise............................   4 fr.

BOUCHARDAT (A.) et DESOUBRY. **Nouveau formulaire vétérinaire.** 6ᵉ édit., conforme au nouveau Codex revue et augmentée. 1904. 1 vol. in-18, cartonné à l'anglaise....   4 fr.

DELÉARDE (Dʳ), professeur à la Faculté de Médecine de Lille, chargé du cours de clinique médicale infantile. **Guide pratique de puériculture,** à l'usage des docteurs en médecine et des sages-femmes. 1910. 1 vol. in-16 avec gravures, cart. à l'anglaise..........   4 fr.

DEMENŸ (G.), professeur du cours d'éducation de la Ville de Paris et de gymnastique appliquée à l'école de gymnastique militaire de Joinville-le-Pont. **Les bases scientifiques de l'éducation physique.** 4ᵉ édition, 1909, 1 vol. in-8, avec 198 fig. Cart..............   6 fr.

— **Mécanisme et éducation des mouvements.** 4ᵉ édit., 1911. 1 vol. in-8, avec 571 figures, cartonné à l'anglaise...   9 fr.

— PHILIPPE (J.) et RACINE. **Cours théorique et pratique d'éducation physique.** 2ᵉ édit. revue et augmentée. 1909. 1 vol. in-8, avec gravures et planches hors texte........   4 fr,

DUFOUR (L.), pharmacien de 1ʳᵉ classe. **Manuel de pharmacie pratique.** 2ᵉ édit., 1903. 1 vol. in-18...   3 fr. 50

LAGRANGE (F.). **L'hygiène de l'exercice chez les enfants et les jeunes gens.** 9ᵉ éd., 1910. 1 vol. in-12, cartonné à l'angl..   4 fr.

— **De l'exercice chez les adultes.** 7ᵉ édit., 1911. 1 volume in-12, cart. à l'angl......   4 fr.

LAGRANGE (F.) et de GRANDMAISON. **La Fatigue et le repos.** 1 vol. in-8. 1911... 6 fr.

LAHOR (J.) (Dr Cazalis) et Dr LUCIEN-GRAUX. **L'alimentation à bon marché saine et rationnelle.** 2e édition, 1909. 1 vol. in-16 (*Récompensé par l'Académie française*). 3 fr. 50

LAUMONIER (J.). **Hygiène de l'alimentation dans l'état de santé et de maladie.** 1 vol. in-12. 4e édit., entièrement refondue, 1911, cart. à l'angl., avec grav............... 4 fr.

LEFÉCURE (Ct), ancien comt de l'école de gymnastique militaire belge. **Méthode de gymnastique éducative suédoise.** 1 vol. in-8, avec gravures et planches. 1906......... 5 fr.

— **L'éducation physique en Suède.** Sa diffusion universelle. Nouvelle édition, 1908. 1 vol. gr. in-8.. 6 fr.

MACÉ, professeur à l'École de pharmacie de Rennes. **Traité pratique et raisonné de pharmacie galénique.** 1 vol. in-8... 6 fr.

Manuel d'hygiène athlétique, à l'usage des lycéens et des jeunes gens des associations athlétiques. 1 broch. in-32, 1895.. 50 c.

MOSSO, professeur à l'Université de Turin. **L'éducation physique de la jeunesse.** 1 vol. in-12, cart. à l'angl. 1895... 4 fr.

— **Les exercices physiques et le développement intellectuel.** 1904. 1 vol. in-8, cartonné.. 6 fr.

Puériculture et hygiène infantile (*Première série*). Conférences faites sous la présidence de MM. G. LYON, recteur de l'Académie de Lille et Th. BARROIS, professeur a la Faculté de Lille, par MM. BUÉ, DELÉARDE, GAUDIER, LAMBLING, OUÏ, professeurs à la Faculté de médecine de Lille et V. DUBRON, président du Comité du Nord de l'Alliance d'hygiène sociale. 1908. 1 vol. in-16.. 2 fr.

— (*Deuxième série*), par MM. BUÉ, CARRIÈRE, CHARMEIL, DÉLÉARDE, GAUDIER, GÉRARD, LAMBLING, OUÏ, SURMONT, prof. à la Faculté de médecine de Lille, CALMETTE et GUÉRIN, de l'Institut Pasteur de Lille. 1911. 1 vol. in-16................................ 3 fr.

RIBBING, prof. à l'Univ. de Lund (Suède). **L'hygiène sexuelle et ses conséquences morales.** 4e éd. 1911, in-12, cart.. 4 fr.

ROZET (G.). **La défense et illustration de la race française.** 1911. 1 vol. in-16... 3 fr. 50

TISSIÉ (Th.). **La fatigue et l'entraînement physique.** 3e édit., 1 vol. in-12, cart. à l'angl., 1908 (*Couronné par l'Acad. de méd.*)... 4 fr.

WEBER. **Climatothérapie**, traduit de l'allemand par MM. les docteurs DOYON et SPILLMANN. 1 vol. in-8.. 6 fr.

YVERT (A.), médecin principal de l'armée, en retraite. **Causeries sanitaires.** Tome I. *Théorie des germes.* 1903. 1 vol. in-8.. 5 fr.

   Tome II. *Désinfection.* 1905. 1 vol. in-8................................. 6 fr.

Pathologie et thérapeutique chirurgicales.

BOURCART, privat-docent à l'Université de Genève, et CAUTRU. **Le ventre.** *Étude de la cavité abdominale au point de vue du massage.* Tome I. *Le rein.* 1 vol. gr. in-8, avec gr. et pl.. 10 fr.

   Tome II. *L'estomac et l'intestin.* 1 vol. gr. in-8 avec grav. et pl............. 12 fr.

Conférence internationale du Cancer (2e). Tenue à Paris du 1er au 5 octobre 1910. Travaux publiés sous la direction de M. le Prof. Pierre DELBET, secrétaire général, et le Dr R. LEDOUX-LEBARD, secrétaire, de l'Association française pour l'étude du cancer. Rapports présentés, discussions. 1911. 1 vol. gr. in-8 de LXII-803 pages .... 20 fr.

CORNET. **Pratique de la Chirurgie courante.** Préface du professeur OLLIER. 1 fort vol. in-12, avec 111 grav. 1900. Cart.. 4 fr.

CORNIL (V.), membre de l'Académie de médecine, professeur à la Faculté de médecine de Paris. **Les tumeurs du sein.** 1908. 1 vol. gr. in-8, avec 169 fig. dans le texte...... 12 fr.

DELBET, professeur à la Fac. de méd. de Paris, chirurgien des hôpitaux. **Du traitement des anévrysmes.** 1 vol. in-8.. 5 fr.

DELORME, médecin inspecteur général de l'armée. **Traité de chirurgie de guerre.** — I. *Histoire de la chirurgie militaire française, plaies par armes à feu des parties molles.* 1 vol. gr. in-8, avec 95 fig. dans le texte et 1 planche hors texte................. 16 fr.

   II. *Lésions des os par les armes de guerre. — Blessures des régions. — Service de santé en campagne.* 1 fort vol. grand in-8, avec 397 gravures dans le texte....... 26 fr.

   (*Ouvrage couronné par l'Académie des sciences*).

DODERLIN (Dr A.), professeur à l'université de Tubingue. — **Précis d'opérations obstétricales**, traduit par le Dr L. AUBERT. 1 vol. in-8, avec 150 figures, cart. 1907...... 5 fr.

DURET (H.), ex-chirurgien des hôpitaux de Paris, professeur de clinique chirurgicale à la Faculté libre de Lille. **Les tumeurs de l'encéphale.** — *Manifestations et chirurgie.* 1 fort vol. gr. in-8, avec 297 figures. 1905.. 20 fr.

ESTOR (L.), professeur à la Faculté de médecine de Montpellier. **Guide pratique de chirurgie infantile.** 2e édit. revue et augmentée, 1909. 1 vol. in-8; avec 174 gravures.. 8 fr.

HENNEQUIN (Dr J.) et LOEWY (Dr R.). **Les Luxations des grandes articulations.** Leur traitement pratique. 1908. 1 vol. gr. in-8, avec 125 gravures...................... 16 fr.

JULLIARD (Dr Ch.), **Manuel pratique des bandages, pansements et appareils chirurgicaux.** Préface de M. le Prof. TERRIER. 1907. 1 vol. gr. in-8, avec 200 fig. Prix broché.... 6 fr.
   cartonné... 7 fr. 50

KOSCHER (Th.). **Les fractures de l'humérus et du fémur.** 1 vol. gr. in-8, avec 105 figures et 56 planches. 1904.. 15 fr.

LABADIE-LAGRAVE, médecin des hôpitaux de Paris, et LEGUEU, prof. agrégé à la Fac. de méd. de Paris, chirurgien des hôpitaux. **Traité médico-chirurgical de gynécologie** 1 vol. gr. in-8, avec 387 gravures dans le texte. 3ᵉ édit., 1904. Cart. à l'anglaise (*Couronné par l'Académie des sciences et par l'Académie de médecine*)..................... 25 fr.

LEGUEU (Félix), professeur agrégé à la Faculté de médecine de Paris, chirurgien des hôpitaux. **Leçons de clinique chirurgicale.** 1902. 1 vol. grand in-8, avec gravures. 12 fr.

— **Traité chirurgical d'Urologie.** Préface de M. le prof. GUYON, de l'Institut. 1910. 1 vol. gr. in-8 avec 663 gravures dans le texte et 8 planches en couleurs hors texte, cart. 40 fr.

LEGUEU (voir ci-dessus : LABADIE-LAGRAVE).

NIMIER (H.), médecin principal de l'armée, directeur de l'École de médecine du service de santé militaire. *Chirurgie nerveuse.* **Blessures du crâne et de l'encéphale par coup de feu.** 1904. 1 vol. gr. in-8, avec 158 grav.. 15 fr.

— et DESPAGNET. **Traité élémentaire d'ophtalmologie.** 1894. 1 vol. gr. in-8, avec 432 gravures, cart. à l'angl.. 20 fr.

— et LAVAL. **Les projectiles des armes de guerre.** *Leur action et leurs effets vulnérants.* 1898. 1 vol. in-12, avec gravures... 3 fr.

— **Les explosifs, les poudres, les projectiles d'exercices,** *leur action vulnérante.* 1899. 1 vol. in-12, avec gravures... 3 fr.

— **Les armes blanches.** *Leur action et leurs effets vulnérants.* 1889. 1 fort vol. in-12, avec gravures.. 6 fr.
(*Ces trois volumes ont été couronnés par l'Académie des sciences.*)

— **De l'infection en chirurgie d'armée.** *Évolution des blessures de guerre.* 1900. 1 fort vol. in-12, avec gravures... 6 fr.

— **Traitement des blessures de guerre.** 1901. 1 fort vol. in-12, avec gravures....... 6 fr.
(*Ces cinq volumes ont été récompensés par l'Académie de médecine. — Prix Laborie.*)

PAQUY (Dr E.), chef de clinique d'accouchements à la Faculté de médecine de Paris. **Manuel de pratique obstétricale.** 1910. 1 vol. in-16, avec 107 grav., cart. à l'angl........ 4 fr.

REVERDIN (J.-L.), professeur à la Faculté de médecine de Genève. **Leçons de chirurgie de guerre.** *Des blessures faites par les balles des fusils.* Préface de H. NIMIER, médecin-inspecteur de l'armée française, professeur au Val-de-Grâce. 1910. 1 vol. in-8, avec 7 pl. en phototypie... 7 fr. 50

TERRIER, prof. à la Faculté de Médecine de Paris, et AUVRAY, prof. agrégé. **Chirurgie du foie et des voies biliaires.**
   TOME I. *Traumatisme du foie et des voies biliaires. — Foie mobile. — Tumeurs du foie et des voies biliaires.* 1901. 1 vol. gr. in-8, avec 50 gravures................ 10 fr.
   TOME II. *Echinococcose hydatique commune. — Kystes alvéolaires. — Suppurations hépatiques. — Abcès tuberculeux intra-hépatique. — Abcès de l'actinomycose.* 1907. 1 vol. gr. in-8, avec 47 gravures... 12 fr.

— GUILLEMAIN, chir. des hôp., et MALHERBE. **Chirurgie du cou.** 1 vol. in-12 avec 101 grav., cart. à l'angl. 1898.. 4 fr.

— **Chirurgie de la face.** 1 vol. in-12, av. 214 grav., 1896............................ 4 fr.

— et PÉRAIRE. **Manuel de petite chirurgie de Jamain.** 8ᵉ éd., refondue. 1901. 1 vol. gr. in-18, avec 572 fig., cart. à l'angl.. 8 fr.

— **Petit manuel d'antisepsie et d'asepsie chirurgicales,** 1 vol. in-18, avec 70 grav., cart. à l'angl. 1893.. 3 fr.

— **Petit Manuel d'anesthésie chirurgicale.** 1 vol. in-18, avec grav., cart. à l'angl. 1893. 3 fr.

— **L'opération du trépan.** 1 vol. in-12, avec 222 gr., cart. à l'angl. 1895............ 4 fr.

— et E. REYMOND. **Chirurgie de la plèvre et du poumon.** 1 vol. in-12, avec 67 grav., cart. à l'anglaise 1899.. 4 fr.

— **Chirurgie du cœur et du péricarde.** 1 vol. in-12, avec 79 grav. cart. à l'anglaise 1898. 3 fr.

Congrès français de Chirurgie. *Procès-verbaux, mémoires et discussions,* publiés sous la direction de MM. S. POZZI, PICQUÉ et Ch. WALTHER, secrétaires généraux (Chaque session forme un vol. in-8, avec figures).
1ʳᵉ session (1885) : 14 fr. ; 2ᵉ session (1886) : 14 fr. ; 3ᵉ session (1888) : 14 fr. ; 4ᵉ session (1889) : 16 fr. ; 5ᵉ session (1891) : 14 fr. ; 6ᵉ session (1892) : 16 fr. ; 7ᵉ session (1893) : 18 fr. ; 8ᵉ à 21ᵉ sessions (1894 à 1908) · chacune 20 fr. ; 22ᵉ et 23ᵉ sessions (1909 et 1910) : chacune 25 fr.

Revue de Chirurgie. Directeurs : MM. les Prof. QUÉNU, PONCET, P. DELBET, P. DUVAL, LEJARS, GROSS, FORGUE, DEMONS, CESTAN ; Rédacteur en chef : M. QUÉNU. (Voir p. 30.)

Anatomie. — Physiologie.

ARLOING, professeur à la Faculté de médecine de Lyon. **Les virus.** 1 vol. in-8, avec grav., cart... 6 fr.

BERNSTEIN. **Les sens.** 1 vol. in-8, avec 91 fig., 5ᵉ édit., cart........................ 6 fr.

BERT (A.) et PELLANDA. **La nomenclature anatomique et ses origines.** *Explication des termes anciens employés de nos jours.* 1904. 1 vol. in-8............................ 2 fr.

BONNIER (Dr P.). **La voix.** Sa culture physiologique. Théorie nouvelle de la phonation, 3ᵉ édition, 1910. 1 vol. in-16, avec grav.. 3 fr. 50

BOURDEAU (Louis). **Le problème de la mort.** 1904, 4ᵉ édit. In-8.................. 5 fr.
— **Le problème de la vie.** 1901. 1 vol. in-8........................... 7 fr. 50
CHARLTON BASTIAN. **Le cerveau et la pensée chez l'homme.** 2 vol. in-8, avec grav.
cart.. 12 fr.
CHASSEVANT (A.), professeur agrégé à la Faculté de médecine de Paris. **Précis de chimie
physiologique.** 1905. 1 vol. gr. in-8 avec fig........................... 10 fr.
CORNIL, professeur à la Faculté de médecine de Paris, membre de l'Académie de médecine
RANVIER, de l'Institut, professeur au Collège de France ; BRAULT et LETULLE, membres
de l'Académie de Médecine. **Manuel d'histologie pathologique.** 3ᵉ édit. entièrement refondue.
   Tome I. *Généralités. — Inflammations. — Tumeurs. — Bactéries. — Lésions des os,
des tissus, des membranes séreuses,* par MM. RANVIER, CORNIL, BRAULT, F. BEZANÇON,
M. CAZIN. 1 vol. gr. in-8, avec 369 grav. en noir et en couleurs. 1900........... 25 fr.
   Tome II. *Muscles. — Sang et hématopoïèse. — Cerveau et moelle. — Nerfs,* par
MM. G. DURANTE, J. JOLLY, H. DOMINICI, A. GOMBAULT, PHILIPPE. 1 vol. gr. in-8, avec
grav. en noir et en couleurs, 1902..................................... 25 fr.
   Tome III. *Cerveau. — Centres nerveux inférieurs. — Nerfs. — Cœur, artères et veines.
— Vaisseaux et ganglions lymphatiques. — Rate. — Larynx,* par MM. A. GOMBAULT,
A. RICHE, J. NAGEOTTE, G. DURANTE. R. MARIE, F. BEZANÇON et Th. LEGRY. 1 fort vol. gr.
in-8, avec 388 gravures en noir et en couleurs........................... 35 fr.
   Tome IV, terminant l'ouvrage, paraîtra en décembre 1911.
CORNIL et BABES, professeur à la Faculté de médecine de Bucarest. **Les bactéries et leur
rôle dans l'histologie pathologique des maladies infectieuses.** 2 vol. gr. in-8, contenant la
description des méthodes de bactériologie. 3ᵉ édit., 1890, avec 385 figures en noir et en
coul. dans le texte, et 10 pl. hors texte................................ 40 fr.
CYON (E. de). **Les nerfs du cœur.** *Anatomie et physiologie.* 1 vol. gr. in-8, avec 42 gravures, 1905.. 6 fr.
DEBIERRE (Ch.), professeur à la Faculté de médecine de Lille. **Traité élémentaire d'anatomie de l'homme** (anatomie descriptive et dissection, avec notions d'organogénie et
d'embryologie générale). (*Ouvrage couronné par l'Académie des sciences*).
   Tome I. Manuel de l'amphithéâtre : *Système locomoteur, système vasculaire, nerfs
périphériques.* — Tome II. *Système nerveux central, organes des sens, splanchnologie,
système vasculaire, système nerveux périphérique.* 2 vol. gr. in-8, avec 965 grav. en noir
et en couleurs dans le texte, 1890-91.................................. 40 fr.
   On ne vend séparément que le Tome Premier seul...................... 20 fr.
— **Atlas d'ostéologie,** comprenant les articulations des os et les insertions musculaires.
1 vol. in-4, avec 253 grav. en noir et en couleurs, cart., 1895............... 12 fr.
— **Leçons sur le péritoine.** 1900. 1 vol. in-8, avec 58 figures................ 4 fr.
— **Le cerveau et la moelle épinière.** 1 vol. in-8. avec gravures et planches, 1907.. 15 fr.
FAU. **Anatomie des formes du corps humain,** à l'usage des peintres et des sculpteurs. 1 atlas
in-folio de 25 planches. — Figures noires 15 fr. — Figures coloriées............ 30 fr.
FÉRÉ (Ch.), médecin de Bicêtre. **Travail et plaisir.** *Études expérim. de psycho-mécanique.*
1904. Gr. in-8, av. 200 fig.. 12 fr.
GELLÉ (E.-M.), membre de la Société de biologie. **L'audition et ses organes.** 1 vol. in-8,
avec grav., cart. à l'angl. 1899...................................... 6 fr.
GRASSET (J.). prof. de clinique médicale à l'Université de Montpellier. **Introduction
physiologique à l'étude de la philosophie** (*Conférence sur la physiologie du système
nerveux de l'homme*). Préface de M. BENOIST, recteur de l'Académie de Montpellier,
2ᵉ édition, 1910. 1 vol. in-8, avec 47 fig.............................. 5 fr.
JAVAL (E.), de l'Académie de médecine. **Physiologie de la lecture et de l'écriture.** 2ᵉ édit.,
1906. 1 vol. in-8, avec 96 grav., cart................................. 6 fr.
LAGRANGE (F.), lauréat de l'Institut. **Physiologie des exercices du corps.** 1 vol. in-8,
10ᵉ édition. 1908, cart. à l'angl..................................... 6 fr.
LE DANTEC (F.), chargé du cours d'embryologie générale à la Sorbonne. **Traité de bio-
logie.** 2ᵉ édit. 1906. Gr. in-8...................................... 15 fr.
— **Éléments de philosophie biologique.** 2ᵉ édit. in-16. 1908................ 3 fr. 50
— **Le déterminisme biologique.** 3ᵉ édit., 1903, 1 vol. in-18.............. 2 fr. 50
— **La stabilité de vie.** 1 vol. in-8. 1911. cart........................ 6 fr.
PREYER, professeur à l'Université d'Iéna. **Éléments de physiologie générale,** traduit de
l'allemand par M. Jules SOURY. 1 vol. in-8............................. 5 fr.
— **Physiologie spéciale de l'embryon.** In-8, avec fig.................... 7 fr. 50
RICHET (Ch.), professeur à la Faculté de médecine de Paris, membre de l'Académie de
médecine. **La chaleur animale.** In-8, cart............................ 6 fr.
— **Physiologie,** travaux du laboratoire du prof. Ch. RICHET.
   Tome I. *Système nerveux, Chaleur animale*........................... (Épuisé.)
   Tome II. *Chimie physiologique, Toxicologie.*......................... (Épuisé.)
   Tome III. *Chloralose, Sérothérapie,* etc. In-8, avec grav. 1894............ 12 fr.
   Tome IV. *Appareils glandulaires, nerfs et muscles, sérothérapie; chloroforme.* In-8,
avec gravures. 1898.. 12 fr.
   Tome V. *Muscles et nerfs, Épilepsie, Zomothérapie, Réflexes psychiques.* In-8, avec
gravures. 1902.. 12 fr.
   Tome VI. *Anaphylaxie, Alimentation, Toxicologie.* In-8. 1909.............. 12 fr.

— Dictionnaire de physiologie, publié avec le concours de savants français et étrangers. Formera 10 à 12 volumes gr. in-8, se composant chacun de 3 fascicules; chaque volume, 25 fr.; chaque fascicule, 8 fr. 50. 9 volumes parus.
Tome I (*A-Bac*). — Tome II (*Bac-Cer*). — Tome III (*Cer-Cob*). — Tome IV (*Coc-Dig*). — Tome V (*Dig-Fac*). — Tome VI (*Fiam-Gal*). — Tome VII (*Gal-Gra*). — Tome VIII (*Gra-Hys*). — Tome IX (*Ibo-Ins*).
SNELLEN. Échelle typographique pour mesurer l'acuité de la vision, 17e éd., 1904.. 4 fr.
Journal de l'anatomie et de la physiologie normale et pathologique de l'homme et des animaux. Directeurs : MM. les Prof. RETTERER et TOURNEUX (v. p. 31.)

Physique. — Chimie.

BERTHELOT, de l'Institut. La synthèse chimique. 10e édit., 1 vol. in-8, cart....... 6 fr.
— La Révolution chimique, Lavoisier. 1 vol. in-8, 2e éd., cart...........·........ 6 fr.
BLASERNA, prof. à l'Univ. de Rome, et HELMHOLTZ, prof. à l'Univ. de Berlin. Le son et la musique. 5e éd. In-8, cart.. 6 fr.
CHASSEVANT (A.), professeur agrégé à la Faculté de médecine de Paris. Précis de chimie physiologique. 1905. 1 vol. gr. in-8 avec fig................................. 10 fr.
DUPARC (E.) et MONNIER (A.), Traité de chimie analytique qualitative suivi de tables systématiques pour l'analyse minérale, 2e édit. revue et augmentée, 1908. 1 vol. gr. in-8. 9 fr.
DUPARC (L.) et BASADONNA (M.). Manuel théorique et pratique d'analyse volumétrique. 1910. 1 vol. gr. in-8, avec gravures.. 8 fr
GOULLIART (A.), prof. de l'Institut électrotechnique de Lille. Précis d'électricité industrielle. 1911. 1 vol. in-18, avec 400 gravures................................. 3 fr. 50
GRIMAUX, de l'Institut. Chimie organique élémentaire. 8e édit., 1901. 1 vol. in-12, avec figures, cart.. 5 fr. 50
— Chimie inorganique élémentaire. 8e édit., 1901. 1 vol. in.-12, avec figures, cart. 5 fr. 50
ISSAILOVITCH-DUSCIAN (Dr). Privat-docent à la Faculté de Médecine de Genève. Répertoire pratique de chimie physiologique et pathologique. 1907. 1 vol. in-16...... 2 fr.
MALMEJAC (F.), pharmacien de l'armée. L'eau dans l'alimentation. 1902. 1 vol. in-8, avec figures, cartonné à l'anglaise.. 6 fr.
NORMAN LOCKYER. L'évolution inorganique expliquée par l'analyse spectrale. 1 vol. in-8, avec figures. Cart. à l'anglaise... 6 fr.
PISANI. Traité pratique d'analyse chimique qualitative et quantitative, suivi d'un *traité d'Analyse au chalumeau*. 5e éd., 1900. 1 vol. in-12...................... 3 fr. 50
PISANI et DIRVELL. La chimie du laboratoire. 1 v. in-12 avec fig. dans le texte, 2e édit. revue. 1893.. 4 fr.
REY (A.), prof. à l'Université de Dijon. La théorie de la physique chez les physiciens contemporains. 1907. 1 vol. in-8..................................... 7 fr. 50
SCHUTZENBERGER, de l'Institut. Les fermentations. 1 vol. in-8. 6e édit., 1895. Cart. 6 fr.
STALLO. La matière et la physique moderne. Préface de Ch. FRIEDEL, de l'Institut. In-8. 3e éd. Cart.. 6 fr.
WURTZ, de l'Institut. La théorie atomique. In-8. 9e édit. Cart................... 6 fr.

Botanique. — Géologie.

BLARINGHEM (L.), chargé de cours à la Sorbonne. Mutation et traumatismes. *Étude sur l'évolution des formes végétales*. 1908. 1 vol. gr. in-8, avec planches............ 10 fr.
CANDOLLE (de), correspondant de l'Institut. L'origine des plantes cultivées. 1 vol. in-8. 3e édition. Cart.. 6 fr.
COOKE et BERKELEY. Les champignons, avec 110 figures dans le texte. 1 vol. in-8. 4e édit. Cart.. 6 fr.
COSTANTIN (J.), professeur au Muséum d'histoire naturelle. Les végétaux et les milieux cosmiques. (Adaptation, évolution). 1 vol. in-8, avec 171 grav., cart. à l'angl. 1898. 6 fr.
— La nature tropicale, 1 vol. in-8, avec 166 gravures. Cart...................... 6 fr.
— Le transformisme appliqué à l'agriculture. In-8. Cart....................... 6 fr.
DAUBRÉE, de l'Institut. Les régions invisibles du globe et des espaces célestes. In-8, avec 89 fig. 2e éd. Cart.. 6 fr.
DE LANESSAN, professeur agrégé à la Faculté de médecine de Paris. Introduction à la botanique (*le Sapin*). In-8. Cart.. 6 fr.
MEUNIER (Stanislas), professeur au Muséum d'histoire naturelle. La géologie comparée. 1 vol. in-8, avec grav. 1895. Cart. à l'angl.................................. 6 fr.
— La géologie expérimentale. 1 vol. in-8, avec grav. 2e édit., 1904. Cart. à l'angl... 6 fr.
— La géologie générale. In-8, avec 36 grav. Cart. à l'angl...................... 6 fr.
VRIES (H. de). Espèces et variétés. *Leur naissance par mutation*. 1909. 1 vol. in-8. Cart... 12 fr.

Histoire naturelle de l'homme et des animaux.

BELZUNG, professeur agrégé des sciences naturelles au Lycée Charlemagne, docteur ès sciences. Anatomie et physiologie végétales. 1900. 1 fort vol. in-8, avec 1 700 gravures dans le texte. (Licence ès sciences) .... 20 fr.

BOHN (G.), directeur du laboratoire de biologie et psychologie comparée à l'école des Hautes-Études. **La nouvelle psychologie animale.** 1911. 1 vol. in-16 (*Cour. par l'Institut*) .... 2 fr. 50

GRASSET, professeur à la Faculté de médecine de Montpellier. **Les limites de la biologie.** 1 vol. in-16. Préface de Paul BOURGET, de l'Académie française. 6e édit., 1909.. 2 fr. 50

HERBERT SPENCER. **Principes de biologie.** 2 vol. in-8. 6e édit.................. 20 fr.

HUXLEY (Th.), de la Société royale de Londres. **L'écrevisse, introduction à l'étude de la zoologie.** 1 vol. in-8, avec 89 fig. 2e éd. Cart... .... 6 fr.

LALOY (L.). **Parasitisme et mutualisme dans la nature.** Préface du prof. A. GIARD, de l'Institut. 1 vol. in-8, avec 80 gravures, cart. à l'anglaise. 1906.................... 6 fr.

LE DANTEC (F.), chargé du cours de biologie générale à la Sorbonne. **La crise du transformisme.** 2e édition, 1910. 1 vol. in-16................................. 3 fr. 50

— **Traité de biologie.** 2e éd., 1906. 1 vol. gr. in-8, avec 101 grav. .... 15 fr.

LUBBOCK (Sir John). **Les sens et l'instinct chez les animaux, principalement chez les insectes.** 1 vol. in-8, avec grav. Cart................................... 6 fr.

PERRIER (Edm.), de l'Institut, directeur du Muséum. **La philosophie zoologique avant Darwin.** 1 vol. in-8. 3e édit. 1896. Cart.................................. 6 fr.

QUATREFAGES (de), de l'Institut. **L'espèce humaine.** 1 vol. in-8. 15e édit., 1911. Cart. 6 fr.

— **Darwin et ses précurseurs français.** 2e édit., 1892. In-8, cart................. 6 fr.

— **Les Émules de Darwin,** avec préface de MM. PERRIER et HAMY, de l'Institut. 1893. 2 vol. in-8. Cart.. 12 fr.

ROCHÉ (G.), inspecteur général des Pêches maritimes. **La culture des mers en Europe.** 1898. 1 vol. in-8, avec 81 grav., cart. à l'angl...................................... 6 fr.

SCHMIDT (O.), professeur à l'Université de Strasbourg. **Les mammifères dans leurs rapports avec leurs ancêtres géologiques.** 1887. 1 vol. in-8, avec 51 fig. Cart........ 6 fr.

TAUSSAT (J.). **Le monisme et l'animisme.** Leur valeur comme hypothèses dans le transformisme. 1 vol. in-16.. 2 fr. 50

VAN BENEDEN. **Les commensaux et les parasites dans le règne animal.** 1 vol. in-8, avec figures. 4e édit. Cart... 6 fr.

Anthropologie.

BRUNACHE. **Le centre de l'Afrique.** *Autour du Tchad.* In-8, avec grav. Cart....... 6 fr.

CARTAILHAC. **La France préhistorique.** In-8. 2e édit., avec grav. Cart........... 6 fr.

COLAJANNI (N.), **Latins et Anglo-Saxons.** *Races supérieures et races inférieures.* Trad. de l'italien par J. DUBOIS. 1 vol. in-8. Cart. à l'angl. 1906.................. 9 fr.

L'École d'anthropologie de Paris (1876-1906), avec portrait de Paul BROCA. 1 vol. gr in-8.. 10 fr.

GROSSE. **Les débuts de l'art.** 1901. In-8, avec gravures...................... 6 fr.

MODESTOV (B.). **Introduction à l'histoire romaine.** *L'ethnologie préhistorique. Les influences civilisatrices à l'époque préromaine et les commencements de Rome.* Traduit du russe par Michel DELINES. Préface de M. Salomon REINACH, de l'Institut. 1 vol. in-4, avec 39 planches hors texte et 30 fig................................ 15 fr.

MORIN-JEAN, archéologue. **Archéologie de la Gaule et des pays circonvoisins.** 1 vol. in-8 avec 73 fig. et 26 pl. hors texte. 1908.............................. 6 fr.

MORTILLET (G. de), professeur à l'École d'anthropologie. **La formation de la nation française.** 2e édit., 1900. 1 vol. in-8, avec 150 grav. et 18 cartes. Cartonné à l'angl. 6 fr.

PIÉTREMENT. **Les chevaux dans les temps historiques et préhistoriques.** In-8. 6 fr.

TOPINARD. **L'homme dans la nature.** In-8. Cart................................ 6 fr.

Revue anthropologique (Voir p. 31).

Anthropologie criminelle.

AUBRY (Dr P.). **La contagion du meurtre.** 3e édit., 1896. 1 vol. in-8............. 5 fr.

DUPRAT (G.-L.), directeur du laboratoire de psychologie expérimentale d'Aix-en-Provence. **La criminalité dans l'adolescence.** *Causes et remèdes d'un mal social actuel.* 1 vol. in-8. Cartonné (*Couronné par l'Institut*)................................. 6 fr.

FÉRÉ (Ch.). **Dégénérescence et criminalité.** 4e éd., 1907. 1 v. in-18, avec 21 graphiques. 2 fr. 50

FERRI (Enrico), prof. à l'Université de Rome. **La sociologie criminelle.** 1906. in-8. 10 fr.

— **Les criminels dans l'art et la littérature.** 3e édit., 1908. 1 vol. in-16........... 2 fr. 50

FLEURY (Dr Maurice de). **L'Ame du criminel.** In-18. 2e édit., 1907........... 2 fr. 50

GAROFALO, président à la Cour d'appel de Naples. **La criminologie.** 1 vol. in-8, 5e édit., 1905... 7 fr. 50

LASSERRE (E.). **Les délinquants passionnels.** 1908. 1 vol. in-18.............. 2 fr.

LOMBROSO, professeur à l'Université de Turin. **L'homme criminel** (criminel-né, fou-moral, épileptique). 2e édit., 1895. 2 vol. in-8, avec atlas........................ 36 fr.

— **Le crime.** *Causes et remèdes.* 2e édit., 1906. 1 vol. in-8.................. 10 fr.

— **L'homme de génie.** 4e édit., 1909. 1 vol. in-8, avec 15 planches hors texte....... 10 fr.

— et FERRERO. **La femme criminelle et la prostituée.** In-8, avec 13 pl. hors texte. 15 fr.

— et LASCHI. **Le crime politique et les révolutions.** 2 vol. in-8, avec pl. hors texte. 15 fr.

PROAL (Louis), conseiller à la Cour de Paris. **La criminalité politique.** 2ᵉ édition, augmentée d'une préface nouvelle. 1908. 1 vol. in-8 .... 5 fr.
— **Le crime et la peine.** 4ᵉ édit., 1911. 1 vol. in-8 .... 10 fr.
— **Le crime et le suicide passionnels.** 1900. 1 vol. in-8 .... 10 fr.
SIGHELE. **La foule criminelle.** 2ᵉ édit., 1910. 1 vol. in-8 .... 5 fr.
TARDE (G.), de l'Institut. **La criminalité comparée.** 7ᵉ édit., 1910. 1 vol. in-18... 2 fr. 50
TARNOWSKY (Dʳ Pauline). **Les femmes homicides.** 1 fort vol. gr. in-8, avec 40 pl. hors texte et 8 tableaux anthropométriques. 1908 .... 15 fr.

Hypnotisme et magnétisme. — Sciences occultes.

BINET. **La psychologie du raisonnement,** étude expérimentale par l'hypnotisme. 4ᵉ édit., 1907. 1 vol. in-18 .... 2 fr. 50
— et FÉRÉ. **Le magnétisme animal.** 5ᵉ éd., 1908. In-8 .... 6 fr.
BOIRAC (E.), recteur de l'Académie de Dijon. **La psychologie inconnue.** Introduction et contribution à l'étude expérimentale des sciences psychiques. 1908. 1 vol. in-8.... 5 fr.
DU POTET. **Traité complet de magnétisme.** 5ᵉ éd. 1 vol. in-8 .... 8 fr.
— **Manuel de l'étudiant magnétiseur.** 8ᵉ édit. In-18 .... 3 fr. 50
— **Le magnétisme opposé à la médecine.** In-8 .... 6 fr.
DURAND DE GROS. **Le Merveilleux scientifique.** Mesmérisme, Braidisme, Fario-Grimisme. 1894. 1 vol. grand in-8 .... 6 fr.
— **Les mystères de la suggestion.** 1 br. in-8. 1896 .... 1 fr.
ELIPHAS LEVI. **Histoire de la magie,** avec une exposition de ses procédés, de ses rites et de ses mystères. In-8, avec 90 fig. 2ᵉ éd .... 12 fr.
— **La clef des grands mystères,** suivant Hénoch, Abraham, Hermès Trismégiste et Salomon. Nouvelle édition, avec gravures. 1 vol. in-8 .... 12 fr.
— **Dogme et rituel de la haute magie.** 5ᵉ édit., 1910. 2 vol. in-8, avec 24 fig .... 18 fr.
— **La science des esprits,** révélation du dogme secret des cabalistes, esprit occulte des Évangiles, appréciations des doctrines et des phénomènes spirites. Nouvelle édition, 1909. 1 vol. in-8 .... 7 fr.
ENCAUSSE (Papus). **L'occultisme et le spiritualisme.** 3ᵉ édit., 1911. 1 vol. in-16. 2 fr. 50
GELEY (G.). **L'être subconscient.** 1 vol. in-12, 3ᵉ éd., 1911 .... 2 fr. 50
HESNARD (Dʳ). **Les troubles de la personnalité dans les états d'asthénie psychique.** Préface de M. le Prof. Régis. 1909. 1 vol. gr. in-8 .... 6 fr.
JANET (Pierre). **L'automatisme psychologique.** 1 vol. in-8. 6ᵉ édit. 1910 .... 7 fr. 50
JASTROW (J.). **La subconscience.** Préface de M. le Dʳ P. JANET. 1908. 1 vol. in-8. 7 fr. 50
LAFONTAINE. **L'art de magnétiser,** ou le magnétisme vital au point de vue théorique. pratique et thérapeutique. 7ᵉ édit. in-8 .... 5 fr.
— **Mémoires d'un magnétiseur.** 2 vol. in-18 .... 7 fr.
MAXWELL (J.), docteur en médecine, substitut au tribunal de la Seine. **Les phénomènes psychiques.** Recherches, observations, méthodes. Préface du professeur Ch. RICHET. 4ᵉ édit.. revue 1909. 1 vol. in-8 .... 5 fr.
MESMER. **Mémoires et aphorismes,** suivis des procédés de d'Eslon. Nouv. édit., avec des notes par J.-J.-A. Ricard. In-18 .... 2 fr. 50
MYERS. **La personnalité humaine.** *Sa survivance.* 3ᵉ édit. 1910. 1 vol. in-8 ..... 7 fr. 50
NIZET (A.). **L'Hypnotisme,** étude critique. 1 vol. in-12, 2ᵉ éd .... 2 fr. 50
WUNDT. **Hypnotisme et suggestion.** 4ᵉ éd. 1909. 1 vol. in-18 .... 2 fr. 50

Histoire des sciences.

BOUCHUT, prof. agrégé à la Fac. de méd. de Paris. **Histoire de la médecine et des doctrines médicales.** 2 vol. in-8 .... 16 fr.
FIGARD (L.), docteur ès lettres. **Un médecin philosophe au XVIᵉ siècle.** *Jean Fernel.* 1903. 1 vol. in-8 .... 7 fr. 50
MAINDRON (E.). **L'Académie des sciences.** *Histoire de l'Académie ; fondation de l'Institut national ; Bonaparte, membre de l'Institut.* 1 fort vol. grand in-8, avec 53 gravures dans le texte, portraits, plans, etc., 8 planches hors texte et 2 autographes .... 12 fr.
NICAISE, de l'Académie de médecine. **La grande Chirurgie de Guy de Chauliac,** chirurgien, maître en médecine de l'Université de Montpellier, composée en l'an 1363, *revue et collationnée sur les manuscrits et imprimés latins et français,* avec gravures, notes, une introd. sur le moyen âge, sur la vie et les œuvres de Guy de Chauliac, un glossaire et une table alphab. 1 fort vol. grand in-8. 1891 .... 28 fr.
— **Traité de chirurgie de Henri de Mondeville,** d'après les manuscrits du xivᵉ siècle. 1 vol. grand in-8, avec introd. et notes. 1892 .... 28 fr.
— **Chirurgie de Pierre Franco de Turriers en Provence,** composée en 1561, avec une introd. historique, une biographie et l'histoire du collège de chirurgie. 1 vol. gr. in-8, avec gravures. 1894 .... 20 fr.
PILASTRE. **Malgaigne.** *Sa vie et ses idées.* 1 vol. in-8 .... 5 fr.
TANNERY (P.). **Pour la science hellène,** de Thalès à Empédocle. 1 vol. in-8.... 7 fr. 50

BIBLIOTHÈQUE SCIENTIFIQUE

INTERNATIONALE

(L'astérisque indique les ouvrages adoptés par le ministère de l'Instruction publique).

VOLUMES IN-8, CARTONNÉS A L'ANGLAISE; OUVRAGES A 6, 9 ET 12 FRANCS.

Derniers volumes parus (1910-1911) :

PEARSON. La Grammaire de la Science (*Physique*). 1 vol. in-8. Trad. de l'anglais, par LUCIEN MARCH.. 12 fr.

CYON (E. de). L'oreille. *Organe d'orientation dans le temps et dans l'espace*. 1 vol. in-8 avec 45 grav. dans le texte, 3 planches hors texte et 1 portrait de Flourens....... 6 fr.

ANDRADE (J.), professeur à la Faculté des sciences de Besançon. Le Mouvement. *Mesures de l'étendue et mesures du temps*. 1 vol. in-8, avec 46 fig. dans le texte.. 6 fr.

CUÉNOT (L.), professeur à la Faculté des sciences de Nancy. *La Genèse des espèces animales. 1 vol. in-8 avec 123 grav. dans le texte.................................. 12 fr.

ROUBINOVITCH (Dr J.), médecin en chef de l'hospice de Bicêtre. *Aliénés et anormaux. 1 vol. in-8 avec 63 gravures... 6 fr.

LE DANTEC (F.), chargé de cours à la Sorbonne. La Stabilité de la vie. *Étude énergétique de l'évolution des espèces*. 1 vol. in-8.. 6 fr.

PRÉCÉDEMMENT PUBLIÉS :

ANGOT (A.), directeur du Bureau météorologique. *Les Aurores polaires. 1 vol. in-8, avec figures.. 6 fr.

ARLOING, prof. à l'Ecole de médecine de Lyon. *Les Virus. 1 vol. in-8............ 6 fr.

BAGEHOT. *Lois scientifiques du développement des nations. 1 vol. in-8. 7e éd... 6 fr.

BAÍN. *L'Esprit et le Corps. 1 vol. in-8. 6e édition.............................. 6 fr.

— *La Science de l'éducation. 1 vol. in-8. 11e édition............................ 6 fr.

BALFOUR STEWART. *La Conservation de l'énergie, avec fig. 1 vol. in-8. 6e édit.. 6 fr.

BERNSTEIN. *Les Sens. 1 vol. in-8, avec 91 figures. 5e édition................... 6 fr.

BERTHELOT, de l'Institut. *La Synthèse chimique. 1 vol. in-8. 8e édition........ 6 fr.

— *La Révolution chimique, Lavoisier. 1 vol. in-8. 2e éd....................... 6 fr.

BINET. *Les Altérations de la personnalité. 1 vol. in-8. 2e édition.............. 6 fr.

BINET et FÉRÉ. *Le Magnétisme animal. 1 vol. in-8. 5e édition.................... 6 fr.

BLASERNA et HELMHOLTZ. *Le Son et la Musique. 1 vol. in-8. 5e édition........... 6 fr.

BOURDEAU (L.). Histoire de l'habillement et de la parure. 1 vol. in-8............ 6 fr.

BRUNACHE (P.). *Le Centre de l'Afrique. Autour du Tchad. 1 vol. in-8, avec figures.. 6 fr.

CANDOLLE (de). *L'Origine des plantes cultivées. 1 vol. in-8. 4e édition.......... 6 fr.

CARTAILHAC (E.). La France préhistorique, d'après les sépultures et les monuments. 1 vol. in-8, avec 162 figures. 2e édition.............................. 6 fr.

CHARLTON BASTIAN. *Le Cerveau, organe de la pensée chez l'homme et chez les animaux. 2 vol. in-8, avec figures. 2e édition................................... 12 fr.

— L'Évolution de la vie. 1 vol. in-8, avec fig. et pl........................... 6 fr.

COLAJANNI (N.). *Latins et Anglo-Saxons. 1 vol. in-8............................ 9 fr.

CONSTANTIN (le Capitaine). Le rôle sociologique de la guerre et le sentiment national. Suivi de la traduction de *La guerre, moyen de sélection collective*, par le Dr STEINMETZ. 1 vol in-8.. 6 fr.

COOKE et BERKELEY. *Les Champignons. 1 vol. in-8, avec figures. 4e édition... 6 fr.

COSTANTIN (J.), prof. au Muséum. *Les Végétaux et les Milieux cosmiques (adaptation, évolution). 1 vol. in-8, avec 171 gravures................................. 6 fr.

— *La Nature tropicale. 1 vol. in-8, avec gravures............................. 6 fr.

— *Le Transformisme appliqué à l'agriculture. 1 vol. in-8, avec 105 gravures.. 6 fr.

DAUBRÉE, de l'Institut. Les Régions invisibles du globe et des espaces célestes. 1 vol. in-8, avec 85 fig. dans le texte. 2e édition.............................. 6 fr.

DEMENY (G.). *Les bases scientifiques de l'éducation physique. 1 vol. in-8, avec 198 gravures. 5e édition... 6 fr.

— Mécanisme et éducation des mouvements. 1 vol. in-8, avec 565 gravures. 2e édit. 9 fr.

DEMOOR, MASSART et VANDERVELDE. *L'évolution régressive en biologie et en sociologie. 1 vol. in-8, avec gravures.. 6 fr.

DRAPER. Les Conflits de la science et de la religion. 1 vol. in-8. 12e édition....... 6 fr.

DUMONT (L.). *Théorie scientifique de la sensibilité. 1 vol. in-8. 4e édition....... 6 fr.

GELLÉ (E.-M.). * L'audition et ses organes. 1 vol. in-8, avec gravures............ 6 fr.
GRASSET (J.), prof. à la Faculté de médecine de Montpellier. — Les Maladies de l'orientation et de l'équilibre. 1 vol. in-8, avec gravures.................... 6 fr.
GROSSE (E.). * Les débuts de l'art. 1 vol. in-8, avec gravures.................... 6 fr.
GUIGNET et GARNIER. * La Céramique ancienne et moderne. 1 vol. in-8, avec gravures... 6 fr.
HERBERT SPENCER. * Les Bases de la morale évolutionniste. 1 vol. in-8. 6e édit... 6 fr.
— * La Science sociale. 1 vol. in-8. 14e édition...................... 6 fr.
HUXLEY. * L'Écrevisse, introduction à l'étude de la Zoologie. 1 vol. in-8, avec figures. 2e édition.................................. 6 fr.
JACCARD, professeur à l'Académie de Neuchâtel (Suisse). * Le pétrole, le bitume et l'asphalte au point de vue géologique. 1 vol. in-8, avec figures............ 6 fr.
JAVAL (E.), de l'Académie de médecine. * Physiologie de la lecture et de l'écriture. 1 vol. in-8, avec 96 gravures. 2e édition...................... 6 fr.
LAGRANGE (F.). * Physiologie des exercices du corps. 1 vol. in-8. 10e édition... 6 fr.
LALOY (L.). * Parasitisme et mutualisme dans la nature. Préface du Prof. A. GIARD, de l'Institut. 1 vol. in-8, avec 82 gravures...................... 6 fr.
LANESSAN (DE). * Introduction à l'Étude de la botanique (le Sapin). 1 vol. in-8. 2e édition, avec 143 figures...................... 6 fr.
— * Principes de colonisation. 1 vol. in-8...................... 6 fr.
LE DANTEC, chargé de cours à la Sorbonne. * Théorie nouvelle de la vie. 4e édit. 1 vol. in-8, avec figures...................... 6 fr.
— L'évolution individuelle et l'hérédité. 1 vol. in-8...................... 6 fr.
— Les lois naturelles. 1 vol. in-8, avec gravures...................... 6 fr.
LOEB, professeur à l'Université Berkeley. * La dynamique des phénomènes de la vie. Traduit de l'allemand par MM. DAUDIN et SCHAEFFER, agrégés de l'Université, préface de M. le prof. A. GIARD, de l'Institut. 1 vol. in-8 avec fig...................... 9 fr.
LUBBOCK (SIR JOHN). * Les Sens et l'instinct chez les animaux, principalement chez les insectes. 1 vol. in-8, avec 150 figures...................... 6 fr.
MALMEJAC (F.). L'eau dans l'alimentation. 1 vol. in-8, avec fig...................... 6 fr.
MAUDSLEY. * Le Crime et la Folie. 1 vol. in-8. 7e édition...................... 6 fr.
MEUNIER (Stan.), professeur au Muséum. — * La Géologie comparée. 1 vol. in-8, avec gravures. 2e édition...................... 6 fr.
— * La Géologie générale. 1 vol. in-8, avec gravures. 2e édit...................... 6 fr.
— * La Géologie expérimentale. 1 vol. in-8, avec gravures. 2e édit...................... 6 fr.
MEYER (de). * Les Organes de la parole et leur emploi pour la formation des sons du langage. 1 vol. in-8, avec 51 gravures...................... 6 fr.
MORTILLET (G. de). * Formation de la Nation française. 2e édit. 1 vol. in-8, avec 150 gravures et 18 cartes...................... 6 fr.
MOSSO (A.), professeur à l'Univ. de Turin. * Les exercices physiques et le développement intellectuel. 1 vol. in-8...................... 6 fr.
NIEWENGLOWSKI (H.). * La photographie et la photochimie. 1 vol. in-8, avec gravures et une planche hors texte...................... 6 fr.
NORMAN LOCKYER. * L'Évolution inorganique. 1 vol. in-8 avec gravures...................... 6 fr.
PERRIER (Edm.), de l'Institut. La Philosophie zoologique avant Darwin. 1 vol. in-8. 3e édition...................... 6 fr.
PETTIGREW. * La Locomotion chez les animaux, marche, natation et vol. 1 vol. in-8, avec figures. 2e édition...................... 6 fr.
QUATREFAGES (DE), de l'Institut. * L'Espèce humaine. 1 vol. in-8. 15e édit...................... 6 fr.
— * Darwin et ses précurseurs français. 1 vol. in-8. 2e édit. refondue...................... 6 fr.
— * Les Émules de Darwin. 2 vol. in-8, avec préfaces de MM. Ed. PERRIER et HAMY. 12 fr.
RICHET (Ch.), professeur à la Faculté de médecine de Paris. La Chaleur animale. 1 vol. in-8, avec figures...................... 6 fr.
ROCHÉ (G.). * La Culture des Mers (piscifacture, pisciculture, ostréiculture). 1 vol. in-8, avec 81 gravures...................... 6 fr.
SCHMIDT (O.). * Les Mammifères dans leurs rapports avec leurs ancêtres géologiques. 1 vol. in-8, avec 51 figures...................... 6 fr.
SCHUTZENBERGER, de l'Institut. * Les Fermentations. 1 vol. in-8. 6e édition... 6 fr.
SECCHI (le Père). * Les Étoiles. 2 vol. in-8, avec fig. et pl. 3e édition............ 12 fr.
STALLO. * La Matière et la Physique moderne. 1 vol. in-8. 3e édition............ 6 fr.
STARCKE. * La Famille primitive. 1 vol. in-8...................... 6 fr.
THURSTON (R.). * Histoire de la machine à vapeur, 2 vol. in-8, avec 140 figures et 16 planches hors texte. 3e édition...................... 12 fr.
TOPINARD. L'Homme dans la Nature. 1 vol. in-8, avec figures...................... 6 fr.
VAN BENEDEN. * Les Commensaux et les Parasites dans le règne animal. 1 vol. in-8, avec figures. 4e édition...................... 6 fr.
VRIES (Hugo de). Espèces et Variétés, trad. de l'allemand par L. BLARINGHEM, chargé d'un cours à la Sorbonne, avec préface. 1 vol. in-8...................... 12 fr.
WHITNEY. * La Vie du Langage. 1 vol. in-8. 4e édition...................... 6 fr.
WURTZ, de l'Institut. * La Théorie atomique. 1 vol. in-8, 10e édition............ 6 fr.

LISTE PAR ORDRE DE MATIÈRES

DES VOLUMES

DE LA BIBLIOTHÈQUE SCIENTIFIQUE

INTERNATIONALE

Volumes in-8, cartonnés à l'anglaise à 6, 9 et 12 francs.

SCIENCES SOCIALES

* **Introd. à la science sociale**, par HERBERT SPENCER. 1 vol. in-8. 14ᵉ éd............ 6 fr.
* **Les Bases de la morale évolutionniste**, par HERBERT SPENCER. 1 vol. in-8. 6ᵉ édit.. 6 fr.
Les Conflits de la science et de la religion, par DRAPER, professeur à l'Université de New-York. 1 vol. in-8. 12ᵉ édit............ 6 fr.
* **Le Crime et la Folie**, par H. MAUDSLEY, professeur de médecine légale à l'Université de Londres. 1 vol. in-8. 7ᵉ édit............ 6 fr.
* **La Science de l'éducation**, par ALEX. BAIN, professeur à l'Université d'Aberdeen (Écosse). 1 vol. in-8. 11ᵉ édit............ 6 fr.
* **Lois scientifiques du développement des nations**, par W. BAGEHOT. 1 vol. in-8. 7ᵉ édit. 6 fr.
* **Histoire de l'habillement et de la parure**, par L. BOURDEAU. 1 vol. in-8............ 6 fr.
* **La Vie du langage**, par D. WHITNEY, professeur de philologie comparée à Yale-College de Boston (États-Unis). 1 vol. in-8. 3ᵉ édit............ 6 fr.
* **La Famille primitive**, par J. STARCKE, prof. à l'Univ. de Copenhague. 1 vol. in-8.... 6 fr.
* **Principes de colonisation**, par J.-L. DE LANESSAN, prof. agrégé à la Faculté de médecine de Paris, ancien gouverneur de l'Indo-Chine. 1 vol. in-8............ 6 fr.
Le rôle sociologique de la guerre, par le capitaine CONSTANTIN, suivi de la traduction de *La Guerre, moyen de sélection collective*, par le prof. STEINMETZ. 1 vol. in-8...... 6 fr.

PHYSIOLOGIE

* **La Locomotion chez les animaux** (marche, natation et vol), par J.-B. PETTIGREW, professeur au Collège royal de chirurgie d'Édimbourg (Écosse). 1 vol. in-8, avec 140 figures dans le texte. 2ᵉ édit............ 6 fr.
L'oreille. *Organe d'orientation dans le temps et dans l'espace*, par E. DE CYON. 1 vol. in-8, avec 45 fig. dans le texte, 3 pl. hors texte et 1 portrait de Flourens............ 6 fr.
* **Les Sens**, par BERNSTEIN, professeur de physiologie à l'Université de Halle (Prusse). 1 vol. in-8, avec 91 figures dans le texte. 4ᵉ édit............ 6 fr.
* **Les Organes de la parole**, par H. DE MEYER, professeur à l'Université de Zurich, traduit de l'allemand et précédé d'une introduction sur l'*Enseignement de la parole aux sourds-muets*, par O. CLAVEAU, inspecteur général des établissements de bienfaisance. 1 vol. in-8, avec 51 grav............ 6 fr.
* **Physiologie des exercices du corps**, par le docteur F. LAGRANGE. 1 vol. in-8. 10ᵉ édit. (Ouvrage couronné par l'Institut)............ 6 fr.
La Chaleur animale, par CH. RICHET, professeur de physiologie à la Faculté de médecine de Paris. 1 vol. in-8, avec figures dans le texte............ 6 fr.
* **Les Virus**, par M. ARLOING, professeur à la Faculté de médecine de Lyon, directeur de l'École vétérinaire. 1 vol. in-8, avec fig............ 6 fr.
* **Théorie nouvelle de la vie**, par F. LE DANTEC, chargé du cours d'embryologie générale à la Sorbonne. 4ᵉ édit. Revue. 1 vol. in-8, avec figures............ 6 fr.
L'évolution individuelle et l'hérédité, par *le même*. 1 vol. in-8............ 6 fr.
L'évolution de la vie, par CHARLTON BASTIAN, professeur à University Collège de Londres, traduction et avant-propos par H. DE VARIGNY, docteur ès sciences naturelles, avec la collaboration de Mˡˡᵉ G. DE VARIGNY. 1 vol. in-8, avec 12 fig. dans le texte et 12 planches hors texte............ 6 fr.
La stabilité de la vie. *Étude énergétique de l'évolution des espèces*, par F. LE DANTEC, chargé de Cours à la Sorbonne. 1 vol. in-8............ 6 fr.
Aliénés et anormaux, par le Dʳ J. ROUBINOVITCH, médecin en chef de l'hospice de Bicêtre. 1 vol. in-8, avec gravures............ 6 fr.
* **L'audition et ses organes**, par le Dʳ E.-M. GELLÉ, membre de la Société de biologie. 1 vol. in-8, avec grav............ 6 fr.
* **Les bases scientifiques de l'éducation physique**, par G. DEMENY, chargé du cours d'éducation physique de la Ville de Paris. 1 vol. in-8, avec 196 grav. 4ᵉ édit............ 6 fr.

Mécanisme et éducation des mouvements, par *le même*. 1 vol. in-8, avec 565 gravures, 3ᵉ édit. Revue et augmentée.. 9 fr.
* Les exercices physiques et le développement intellectuel, par A. Mosso, professeur à l'Université de Turin. 1 vol. in-8... 6 fr.
* Physiologie de la lecture et de l'écriture, par le Dʳ E. Javal, membre de l'Académie de médecine. 1 vol. in-8, avec gravures. 2ᵉ édit................................... 6 fr.

PHILOSOPHIE SCIENTIFIQUE

* Le Cerveau et la Pensée chez l'homme et les animaux, par Charlton Bastian, prof. à l'Univ. de Londres. 2 vol. in-8, avec 184 fig. 2ᵉ édit........................... 12 fr.
Les Maladies de l'orientation et de l'équilibre, par J. Grasset, professeur à la Faculté de médecine de Montpellier. 1 vol. in-8, avec gravures............................ 6 fr.
* Le Crime et la Folie, par H. Maudsley, prof. à l'Univ. de Londres. In-8, 6ᵉ éd.... 6 fr.
* L'Esprit et le Corps, considérés au point de vue de leurs relations, suivi d'études sur les *Erreurs généralement répandues au sujet de l'esprit*, par Alex. Bain, prof. à l'Université d'Aberdeen (Écosse). 1 vol. in-8. 6ᵉ éd... 6 fr.
* Théorie scientifique de la sensibilité : *le Plaisir et la Douleur*, par Léon Dumont. 1 vol. in-8. 3ᵉ édit.. 6 fr.
* La Matière et la Physique moderne, par Stallo, précédé d'une préface par M. Ch. Friedel, de l'Institut. 1 vol. in-8. 2ᵉ édit... 6 fr.
Le Magnétisme animal, par Alf. Binet et Ch. Féré. 1 vol. in-8. 5ᵉ édit.......... 6 fr.
* L'Évolution régressive en biologie et en sociologie, par Demoor, Massart et Vandervelde, prof. des Univ. de Bruxelles. 1 vol. in-8, avec grav...................... 6 fr.
* Les Altérations de la personnalité, par Alf. Binet, directeur du laboratoire de psychologie à la Sorbonne. In-8, avec gravures..................................... 6 fr.
Les lois naturelles, *réflexions d'un biologiste sur les sciences*, par F. Le Dantec, chargé de cours à la Sorbonne. 1 vol. in-8, avec gravures.............................. 6 fr.
La dynamique des phénomènes de la vie, par le Pʳ Lœb. Traduit de l'allemand par MM. Daudin et Schæffer. 1 vol. in-8, avec gravures.......................... 9 fr.

ANTHROPOLOGIE

* L'Espèce humaine, par A. de Quatrefages, de l'Institut. 1 vol. in-8. 15ᵉ édit...... 6 fr.
* Ch. Darwin et ses précurseurs français, par *le même*. 1 vol. in-8. 2ᵉ édition........ 6 fr.
* Les Émules de Darwin, par *le même*, avec une préface de M. Edm. Perrier, de l'Institut, et une notice sur la vie et les travaux de l'auteur par E.-T. Hamy, de l'Institut. 2 vol. in-8... 12 fr.
Latins et Anglo-Saxons. *Races supérieures et races inférieures*, par N. Colajani, prof. à l'Université de Naples. Trad. de l'italien par J. Dubois, agrégé de l'Université. 1 vol in-8.. 9 fr.
La France préhistorique, par E. Cartailhac. In-8, avec 150 grav. 2ᵉ édit........... 6 fr.
* L'Homme dans la Nature, par Topinard. 1 vol. in-8, avec 101 grav............... 6 fr.
* Le centre de l'Afrique. Autour du Tchad, par P. Brunache, administrateur à Aïn-Fezza (Algérie). 1 vol. in-8, avec gravures.. 6 fr.
* Formation de la Nation française, par G. de Mortillet, professeur à l'École d'anhtropologie. In-8, avec 150 grav. et 18 cartes. 2ᵉ édit............................. 6 fr.

ZOOLOGIE

La genèse des espèces animales, par L. Cuénot, professeur à la Faculté des sciences de Nancy. 1 vol. in-8, avec 123 fig. dans le texte................................... 12 fr.
* Les Mammifères dans leurs rapports avec leurs ancêtres géologiques, par O. Schmidt, professeur à l'Université de Strasbourg. 1 vol. in-8, avec 51 figures dans le texte... 6 fr.
* Les Sens et l'instinct chez les animaux, et principalement chez les insectes, par Sir John Lubbock. 1 vol. in-8, avec grav.. 6 fr.
* L'Écrevisse, introduction à l'étude de la zoologie, par Th.-H. Huxley, membre de la Société royale de Londres. 1 vol. in-8, avec 82 grav............................. 6 fr.
* Les Commensaux et les Parasites dans le règne animal, par P.-J. Van Beneden, professeur à l'Université de Louvain (Belgique). 1 vol. in-8, avec 82 figures dans le texte. 3ᵉ édit.. 6 fr.
* La Philosophie zoologique avant Darwin, par Edm. Perrier, de l'Institut, directeur du Muséum. 1 vol. in-8. 2ᵉ édit.. 6 fr.
* La Culture des mers en Europe (Pisciculture, piscifacture, ostréiculture), par G. Roché, insp. gén. des pêches maritimes. In-8, avec 81 grav................................. 6 fr.
* Parasitisme et mutualisme dans la nature, par le Dʳ Laloy, bibliothécaire de l'Académie de médecine, préface de M. le professeur A. Giard, de l'Institut. 1 vol. in-8, avec 82 gravures.. 6 fr.

BOTANIQUE

* Les Champignons, par Cooke et Berkeley. 1 vol. in-8, avec 110 fig. 4ᵉ éd.......... 6 fr.
* L'Origine des plantes cultivées, par A. de Candolle. 1 vol. in-8. 4ᵉ édit........... 6 fr.
* Introduction à l'étude de la botanique (*le Sapin*), par J.-L. de Lanessan, professeur agrégé à la Faculté de médecine de Paris. 1 vol. in-8. 2ᵉ édit., avec figures dans le texte... 6 fr.
Espèces et Variétés. Leur naissance par mutation, par H. de Vriès, traduit de l'anglais par L. Blaringhem, docteur ès sciences, chargé d'un cours de biologie agricole à la Sorbonne. 1 vol. in-8... 12 fr.
* Les Végétaux et les milieux cosmiques (adaptation, évolution), par J. Costantin, professeur au Muséum. 1 vol. in-8, avec 171 figures.......................... 6 fr.
* La Nature tropicale, par *le même*. 1 vol. in-8, avec fig........................... 6 fr.
* Le transformisme appliqué à l'agriculture, par *le même*. 1 vol. in-8, avec 105 grav. 6 fr.

GÉOLOGIE

* Les Régions invisibles du globe et des espaces célestes, par A. Daubrée, de l'Institut. 1 vol. in-8, 2ᵉ édit., avec 89 gravures.. 6 fr.
* Le Pétrole, le Bitume et l'Asphalte, par M. Jaccard, professeur à l'Académie de Neuchâtel (Suisse). 1 vol. in-8, avec figures.. 6 fr.
* La Géologie comparée, par Stanislas Meunier, professeur au Muséum. 1 vol. in-8, avec figures... 6 fr.
* La Géologie expérimentale, par *le même*. 1 vol. in-8, avec fig................... 6 fr.
* La Géologie générale, par *le même*. 2ᵉ édit. In-8, avec grav...................... 6 fr.

CHIMIE

* Les Fermentations, par P. Schutzenberger, de l'Institut. In-8. 6ᵉ éd............... 6 fr.
* La Synthèse chimique, par M. Berthelot, secrétaire perpétuel de l'Académie des sciences. 1 vol. in-8. 8ᵉ édit... 6 fr.
* La Théorie atomique, par Ad. Wurtz, membre de l'Institut. 1 vol. in-8. 9ᵉ édit., précédée d'une introduction sur *la Vie et les Travaux* de l'auteur, par M. Ch. Friedel, de l'Institut.. 6 fr.
* La Révolution chimique (*Lavoisier*), par M. Berthelot. 1 vol. in-8. 2ᵉ éd......... 6 fr.
* La Photographie et la Photochimie, par H. Niewenglowski. 1 vol. avec gravures et une planche hors texte.. 6 fr.
* L'eau dans l'alimentation, par F. Malméjac, docteur en pharmacie, pharmacien-major de l'armée. 1 vol. in-8, avec grav... 6 fr.

ASTRONOMIE — MÉCANIQUE

* Histoire de la Machine à vapeur, de la Locomotive et des Bateaux à vapeur, par R. Thurston, professeur à l'Institut technique de Hoboken (New-York). 2 vol. in-8, avec 160 fig. et 16 pl. hors texte. 3ᵉ édit... 12 fr.
* Les Étoiles par le P. A. Secchi, directeur de l'observatoire du Collège romain. 2 vol. in-8, avec 68 figures et 16 planches. 2ᵉ édit....................................... 12 fr.
* Les Aurores polaires, par A. Angot, directeur du Bureau central météorologique de France. 1 vol. in-8, avec figures.. 6 fr.

PHYSIQUE

La Conservation de l'énergie, par Balfour Stewart, prof. de physique au collège Owens de Manchester (Angleterre). 1 vol. in-8, avec fig. 6ᵉ édit.......................... 6 fr.
Le mouvement. *Mesures de l'étendue et mesures du temps*, par J. Andrade, professeur à la Faculté des sciences de Besançon. 1 vol. in-8, avec 46 figures.................... 6 fr.
* La Matière et la Physique moderne, par Stallo, précédé d'une préface par Ch. Friedel, membre de l'Institut. 1 vol. in-8. 3ᵉ édit....................................... 6 fr.
* L'Évolution inorganique étudiée par l'analyse spectrale, par Norman Lockyer, 1 vol. in-8, avec gravures.. 6 fr.
La Grammaire de la science (*physique*). par M. Pearson, traduit de l'anglais par Lucien Margh. 1 vol. in-8, avec grav... 12 fr.

THÉORIE DES BEAUX-ARTS

* Les Débuts de l'art, par E. Grosse, professeur à l'Université de Fribourg. Préface de Marillier. 1 vol. in-8, avec gravures... 6 fr.
* Le Son et la Musique, par P. Blaserna, prof. à l'Univ. de Rome, suivi d'une étude sur le même sujet, par Helmholtz. 1 vol. in-8, avec 41 fig. 5ᵉ éd...................... 6 fr.
* La Céramique ancienne et moderne, par MM. Guignet, directeur des teintures à la Manufacture des Gobelins, et Garnier, directeur du Musée de la Manufacture de Sèvres. 1 vol. in-8, avec grav... 6 fr.
Histoire de l'habillement et de la parure, par L. Bourdeau. 1 vol. in-8.............. 6 fr.

LIVRES SCIENTIFIQUES

(par ordre alphabétique de noms d'auteurs)

NON CLASSÉS DANS LES SÉRIES PRÉCÉDENTES

(MÉDECINE-SCIENCES)

Récemment parus (1910-1911) :

BOECKEL (J.), chirurgien de l'hôpital civil de Strasbourg et BOECKEL (A.). Des fractures du rachis cervical sans symptômes médullaires. 1911. 1 vol. in-8, avec 20 pl. hors texte 8 fr.

DEBRÉ (Dr R.). Recherches épidémiologiques, cliniques et thérapeutiques sur la méningite cérébro-spinale. 1911. 1 vol. gr. in-8.. 4 fr.

HERPIN (Dr A.). Évolution de l'os maxillaire inférieur. 1907. Broch. gr. in-8...... 5 fr.

HOCHREUTINER (B. P. G.), docteur ès sciences. La philosophie d'un naturaliste. *Essai de synthèse du monisme mécaniste.* 1911. 1 vol. in-8.................................. 7 fr. 50

JAËLL (Mme Marie). Un nouvel état de conscience. *La coloration des sensations tactiles.* 1910. 1 vol. in-8, avec 33 planches.. 4 fr.

LABBÉ (H.), docteur ès sciences. Contribution à l'étude du métabolisme des composés ammoniacaux. 1910. 1 vol. gr. in-8.. 4 fr.

— Le métabolisme d'un chien partiellement dépancréaté. 1911. 1 vol. gr. in-8...... 4 fr.

LAVOLLÉ (R.). docteur ès lettres. Les fléaux nationaux. *Dépopulation. Pornographie. Alcoolisme. Affaissement moral.* 1909. 1 v. in-16.............................. 3 fr. 50

NATHAN (Dr M.). La cellule de Kuppfer (cellule endothéliale de capilaires veineux du foie). *Ses réactions expérimentales et pathologiques.* 1908. 1 vol. gr. in-8, avec pl...... 5 fr.

ROSENTHAL (G.). L'aérobisation des microbes anaérobies. 1908. 1 vol. gr. in-8... 5 fr.

SÉE (Dr P.). Les diastases oxydantes et réductrices des champignons. 1910. Brochure gr. in-8.. 2 fr.

Précédemment publiés :

Agronomie coloniale. (*Première réunion internationale d'*). *Compte rendu des séances et résumé des travaux.* Paris. 1906. In-8.. 10 fr.

ALEZAIS. Etudes anatomiques sur le cobaye. 1903. 1 vol. gr. in-8, avec figures.... 8 fr.

ANTHEAUME (A.). De la toxicité des alcools. In-8. 1897........................... 3 fr. 50

AXENFELD et HUCHARD. Traité des névroses. 2e édition. 1 fort vol. in-8. 1882.. 20 fr.

BALFOUR STEWART et TAIT. L'Univers invisible. 1 vol. in-8.................... 7 fr.

BARTELS. Les maladies des reins, 1 vol. in-8, avec fig....................... 7 fr. 50

BEAUREGARD (H.). Les insectes vésicants. 1 vol. gr. in-8, avec 34 pl. et 44 grav... 25 fr.

BELZUNG. Recherches sur l'ergot de seigle. In-8.............................. 1 fr. 50

BÉRAUD (B.-J.). Atlas complet d'anatomie chirurgicale topographique, 109 planches sur acier, avec texte. In-4. Prix : fig. noires, relié. 60 fr. — Fig. color. relié..... 120 fr.

BERNARD (Claude), de l'Institut. Les propriétés des tissus vivants. In-8........ 2 fr. 50

BERTRAND (C.-Eg.), professeur à la Faculté des sciences de Lille. Remarques sur le Lepidódendron Hartcourtti de Wittham. 1 vol. in-8 avec planches.............. 10 fr.

BOECKEL (Jules). Sur les kystes hydatiques du rein. In-8...................... 2 fr.

— Des kystes du pancréas. In-8. 1891... 3 fr.

— Considérations sur la résection du genou. In-8. 1892..................... 1 fr. 25

— De l'ablation de l'estomac. 1903. 1 vol. in-8, avec planches............. 3 fr. 50

BOREL (V.). Nervosisme et neurasthénie. 1894. 1 vol. in-8................... 3 fr.

BOUCHARDAT (A.). De la glycosurie ou diabète sucré, son traitement hygiénique. 2e édition. 1 vol. grand in-8.. 15 fr.

— Traité d'hygiène publique et privée. 3e édition. 1 fort vol. grand in-8.......... 18 fr.

BOURDEAU (Louis). Théorie des sciences. 2 vol. in-8......................... 20 fr.

— La conquête du monde animal. In-8... 5 fr.

— La conquête du monde végétal. In-8.. 5 fr.

BOURDET (Eug.). Des maladies du caractère. In-8............................ 5 fr.

— Principes d'éducation positive. In-18...................................... 3 fr. 50

CHAUVEL, de l'Académie de médecine. Études ophtalmologiques. 1 vol. in-8. 1896.. 5 fr.

CORNIL (V.). Découvertes de Pasteur et leurs applications à l'anatomie et à l'histologie pathologique. In-8.. 1 fr.

— Des différentes espèces de néphrites. In-8................................. 3 fr. 50

— Leçons d'anatomie pathologique. 1884. 1 vol. in-8.......................... 4 fr.

COURMONT (Fr.). Le cervelet et ses fonctions. 1 vol. in-8................... 12 fr.

DALLEMAGNE (J.). Dégénérés et déséquilibrés. In-8......................... 12 fr.

DAVID. Les microbes de la bouche. in-8, 113 grav., lettre-préface de M. Pasteur. 10 fr.

DE BOVIS. Le cancer du gros intestin, *rectum excepté.* 1901. 1 vol. in-8......... 5 fr.

DEGA (Mlle G.). Essai sur la cure préventive de l'hystérie féminine par l'éducation. 1 vol. in-8. 1898.. 3 fr.

DÉJERINE (le Prof.). Sur l'atrophie musculaire des ataxiques. In-8............... 3 fr.
DÉJERINE-KLUMPKE (Mᵐᵉ). Des polynévrites et des paralysies et atrophies saturnines, étude clinique et anat.-path. In-8, avec grav... .... 6 fr.
DESCHAMPS (d'Avallon). Compendium de pharmacie pratique. In-8.............. 20 fr.
DESPAUX (A.). Causes des énergies attractives. *Magnétisme, Électricité, Gravitation.* 1902. 1 vol. in-8... .... 5 fr.
— Genèse de la matière et de l'énergie. *Formation et fin d'un monde.* 1900. 1 vol. in-8. 4 fr.
— Explication mécanique de la matière, de l'électricité et du magnétisme. 1905. 1 vol. in-8.. 4 fr.
— Explication mécanique des propriétés de la matière. *Cohésion, affinité, gravitation,* etc. 1908. 1 vol. in-8... 6 fr.
DUCKWORTH. La goutte, hygiène et traitement. In-8.......................... 10 fr.
DURAND-FARDEL. Traité des eaux minérales de la France et de l'étr. 3ᵉ éd. In-8. 10 fr.
DURAND DE GROS. L'Idée et le fait en biologie. In-8........................ 1 fr. 50
— Physiologie philosophique. 1 vol. in-8.................................. 8 fr.
— Ontologie et psychologie physiologique. In-18........................... 3 fr. 50
— De l'hérédité dans l'épilepsie.. 50 c.
— Les origines animales de l'homme. 1 vol. in-8............................ 5 fr.
— Genèse naturelle des formes animales. In-8.............................. 1 fr. 25
DUVAL (Mathias), de l'Académie de médecine. Le placenta des rongeurs. 1 fort vol. in-4. avec 106 fig. et atlas de 22 pl. 1893.................................. 40 fr.
— Le placenta des carnassiers. 1 fort vol. in-4 avec 46 grav. et atlas de 13 pl. 1895. 25 fr.
— Embryologie des cheiroptères. *L'ovule, la gastrula, le blastoderme et l'origine des annexes chez le murin.* In-8, avec 29 fig. et 5 pl., 1899.................... 15 fr.
FERRIER. De la localisation des maladies cérébrales, suivi d'un mémoire de MM. Charcot et Pitres sur *les Localisations motrices dans les hémisphères de l'écorce du cerveau.* In-8 67 fig.. 2 fr.
FIAUX (Louis). La prostitution cloîtrée. 1902. 1 vol. in-18................. 3 fr.
— Le délit pénal de la contamination intersexuelle. 1907. 1 vol. in-12.......... 2 fr. 50
— La police des mœurs devant la commission extra-parlementaire du régime des mœurs. — Tome I et II. *Introduction. Rapports. Débats. Abolition de la police des mœurs. Le régime de la loi. Documents inédits.* 1907. 2 forts vol. gr. in-8. 30 fr. — Tome III. *Avertissement. Rapport général. Abolition de la police des mœurs. Le régime de la loi. Loi du 11 avril 1908 concernant la protection des mineurs.* 2ᵉ éd. 1910. 1 fort vol. gr. in-8. 8 fr.
— Enseignement populaire de la moralité sexuelle. 1908. Broch. in-18.......... 1 fr.
— Un nouveau régime des mœurs. Abolition de la police des mœurs. Le régime de la loi. 1908, 1 vol. in-16... 3 fr. 50
— La prostitution réglementée et les pouvoirs publics dans les principaux États des Deux-Mondes. I. *Belgique, Russie, France et Suisse.* 1902. 1 vol. in-8.......... 5 fr. II. *Amérique du Nord et du Sud, Japon, Chine, Balkans, Turquie et Egypte.* 1909. 1 vol. in-8... 5 fr.
— L'intégrité intersexuelle des peuples et les gouvernements. 1910. 1 vol. gr. in-8. 10 fr.
FOREL (A.) et MAHAIN. Crime et anomalies mentales constitutionnelles. In-8.... 5 fr.
FRAISSE. Principes du diagnostic gynécologique. 1901. 1 vol. in-12, avec gravures. 5 fr.
GALIPPE (V.). Hérédité des anomalies des maxillaires et des dents. 1902. In-8.. 1 fr. 50
GAYME () Essai sur la maladie de Basedow. Gr. in-8........................ 6 fr.
GIRARD (H.). Le chlorure d'éthyle en anesthésie générale. In-8............... 1 fr. 50
GLATZ (P.). Dyspepsie nerveuse et neurasthénie. In-12...................... 4 fr.
GUILLEMIN, professeur de physique à l'Ecole de médecine d'Alger. Génération de la voix et du timbre. Préf. de J. Violle, de l'Institut, 2ᵉ éd. avec 122 grav. 1 vol. in-8. 10 fr.
— Les premiers éléments de l'acoustique musicale. 1904, 1 vol. in-8, avec 53 gravures. 10 fr.
HALLEZ (Paul). Morphologie générale et affinités des tubellariées. 1 vol. in-8... 2 fr.
HERZEN. Causeries physiologiques. 1899. 1 vol. in-12....................... 3 fr. 50
HUCHARD (H.). Pathogénie de la mort subite dans la fièvre typhoïde. 1 br. in-8. 1 fr. 25
HUXLEY. La physiographie, introduction à l'étude de la nature, traduit et adapté par M. G. Lamy. 1 vol. in-8, avec figures................................... 8 fr.
JACQUES. L'intubation du larynx. In-8.................................... 2 fr. 50
JAMAIN et F. TERRIER. Manuel de pathologie et de clinique chirurgicales. 3ᵉ édition. 4 vol. in-8.. 32 fr.
JANOT. Rapports morbides de l'œil et de l'utérus, œil utérin. 1892. 1 br. in-8. 2 fr. 50
KOENIG (C.-J.). Étude expérimentale des canaux semi-circulaires. 1 vol. in-8. 1897. 3 fr. 50
KOVALEVSKY. L'ivrognerie, causes, traitement. In-8........................ 1 fr. 50
LABORDE (J.-V.), de l'Académie de médecine. Les tractions rythmées de la langue (traitement physiologique de la mort). 2ᵉ éd., 1897. 1 vol. in-12. avec gravures........ 5 fr.
LANCEREAUX. Traité historique et pratique de la syphilis. 2ᵉ éd. in-8......... 17 fr.
LANGLOIS (P.), professeur agrégé à la Faculté de médecine de Paris. Les capsules surrénales. 1 vol. in-8. 1897 .... 4 fr.
LAYET (A.), prof à la Faculté de médecine de Bordeaux. La santé des Européens entre les tropiques. I. *Le climat. Le sol. Les agents vivants d'agression morbide.* 1906. In-8. 7 fr.

LEFEBVRE. Des déformations ostéo-articulaires, consécutives à des maladies de l'appareil pleuro-pulmonaire. In-8. 1891.. 4 fr. 50

LE FORT (Léon), professeur à la Faculté de médecine de Paris. Œuvres complètes, publiées par le Dr LEJARS *(1895-1896)*. Tome I : *Hygiène hospitalière, démographie, hygiène publique*. 1 vol. in-8. 20 fr. ; — Tome II : *Chirurgie militaire, enseignement*. 1 vol. in-8. 20 fr. ; — Tome III : *Chirurgie*. 1 vol. in-8.................... 20 fr.

LEMAITRE (J.), professeur au Collège de Genève. Audition colorée et phénomènes connexes observés chez des écoliers. In-12. 1900.................................... 4 fr.

LÉPINE. Le ferment glycolitique et la pathogénie du diabète. In-8. 1891......... 1 fr.

LÉVY (Dr J.). L'hémato-thérapie de la maladie de Basedow. 1908. Broch. gr. in-8. 2 fr. 50

LIEBREICH (R.). Atlas d'ophtalmoscopie. In-4, avec 12 pl. et texte. 3e éd....... 40 fr.

MAC CORMAC. Manuel de chirurgie antiseptique. In-8......................... 2 fr.

MANNHEIMER (M.). Le gâtisme au cours des états psychopatiques. 1 vol. in-8. 1897. 3 fr. 50

MARVAUD (A.), médecin inspecteur de l'armée. Les maladies du soldat, étude étiologique, épidémiologique, clinique et prophylactique. in-8. 1894 (*Cour. par l'Acad. des sciences*). 20 fr.

MAYER (A.). Essai sur la soif. 1900. 1 vol. in-8..................................... 3 fr.

MICHOTTE (A.). Les signes régionaux (répartition de la sensibilité tactile). 1 vol. in-8, avec planches. 1905.. 5 fr.

MORIN (Ch.). Structure anat. et nature des individualités du syst. nerveux, causes réflexes physio-psychiques. In-8.. 4 fr. 50

MOURAO-PITTA. Madère, station médicale fixe. In-8, cart................... 2 fr.

MURCHISON. De la fièvre thyphoïde. 1 vol. in-8.......................... 3 fr.

NÉLATON (de l'Institut). Éléments de pathologie chirurgicale. *Seconde édition complètement remaniée* par MM. les docteurs JAMAIN, PÉAN, DESPRÉS, GILETTE et HORTELOUP, chirurgiens des hôpitaux. Ouvrages complet en 6 vol. gr. in-8. avec 795 fig. dans le texte. 32 fr.

NICAISE. Des lésions de l'intestin dans les hernies. In-8........................ 3 fr.

NOÉ (Joseph). Recherche sur la vie oscillantes. 1903. 1 vol. in-8, avec figures..... 7 fr.

PAGET (Sir James). Leçons de clinique chirurgicale. Gr. in-8..................... 8 fr.

PANSIER. Les manifestations oculaires de l'hystérie. 1892. 1 vol. in-8, 3 pl. hors texte 4 fr.

PARISOT (P.). Études d'hygiène sur Nancy et le département de Meurthe-et-Moselle. 1893. In-8, avec 2 pl.. 1 fr. 50

PETIT (L.-H.). Des tumeurs gazeuses du cou. 1 vol. in-8...................... 3 fr.

PETIT (R.). De la tuberculose des ganglions du cou. In-8...................... 4 fr.

PHILIPPSON (J.). L'autonomie et la centralisation du système nerveux des animaux. 1 vol. in-8, avec planches. 1905... 5 fr.

PHILIPS. (DURAND DE GROS). Influence réciproque de la pensée, de la sensation et des mouvements végétatifs. In-8.. 1 fr.

POUCHET (G.). Charles Robin, sa vie et son œuvre. In-8.............. 3 fr. 50

REBLAUD (Th.). Des cystites non tuberculeuses chez la femme. 1 vol. in-8....... 4 fr.

REISS (R. A.), docteur ès sciences, prof. à l'Univ. de Lausanne. Manuel de police scientifique. (*Technique*). Tome I. *Vols et homicides*, préface de L. LÉPINE, préfet de police de Paris. 1911. 1 vol. gr. in-8, avec 149 fig.................................... 15 fr.

RETTERER (Ed.). Développement du squelette des extrémités et des product. cornées chez les mammifères. In-8, avec 4 pl................................. 4 fr.

REYMOND (A.). Logique et mathématiques. 1908. 1 vol. in-8................. 5 fr.

RICHET (Ch.). Structure des circonvolutions cérébr. In-8.................. 5 fr.

RIETSCH. Reproduction des cryptogames. In-8 avec fig.................... 5 fr.

RILLIET et BARTHEZ. Traité clinique et pratique des maladies des enfants. 3e édition, par BARTHEZ et SANNÉ. — TOME 1er. *Maladies du système nerveux, de l'appareil respiratoire*. 1 fort vol. gr. in-8. 16 fr. ; — TOME II. *Maladies de l'appareil circulatoire, de l'appareil digestif et de ses annexes, de l'appareil génito-urinaire, de l'appareil de l'ouie. maladies de la peau*. 1 fort vol. gr. in-8. 14 fr. ; — TOME III, terminant l'ouvrage, *Maladies spécifiques, maladies générales constitutionnelles*. 1 fort vol. gr. in-8.. 25 fr.

ROISEL. Les Atlantes. Études antéhistoriques. 1 vol. in-8....................... 7 fr.

SABOURIN (Ch.). Anatomie normale et pathologique de la glande biliaire de l'homme. 1 vol. in-8, avec 233 fig.. 8 fr.

TERRIER (F.). De l'œsophagtomie externe. 1 vol. in-8................... 3 fr. 50

— Des anévrismes cirsoïdes. 1 vol. in-8................................... 3 fr.

— Éléments de pathologie chirurgicale générale. 1er fasc. : *Lésions traum. et leur complications*. 1 vol. in-8. 7 fr. — 2e fasc. : *Complications des lésions traum. Lésions inflamm*. In-8.. 6 fr.

TOURNEUX (F.). Atlas d'embryologie des organes génitaux urinaires. 1 vol. in-4. 40 fr.

VALENTINO (V.). Notes sur l'Inde. *Serpents, Hygiène, Médecine, Aperçus économiques sur l'Inde française*. (Couronné par l'Université de Bordeaux). 1906. 1 vol. in-16... 4 fr.

VARIGNY (H. de). L'excitabilité électrique des circonv. cérébr. et la période d'excitation latente du cerveau. In-8... 2 fr.

VIRCHOW. Pathologie des tumeurs. 4 vol. grand in-8, avec 106 fig.......... 12 fr. 75

VOISIN (Jules), médecin de la Salpêtrière. L'idiotie, *psychologie et éducation de l'idiot*. 1893. 1 vol. in-12.. 4 fr.

— L'Épilepsie. 1 vol. gr. in-8. 1897 (*Cour. par l'Acad. de méd.*).............. 6 fr.

YVERT. Traité pratique et clinique des blessures du globe de l'œil. In-8..... 12 fr.

— Applications médico-chirurgicales de l'adrénaline. In-12................. 3 fr.

ENSEIGNEMENT SECONDAIRE

SCIENCES MATHÉMATIQUES

Ouvrages conformes aux programmes de 1905

I. — DEUXIÈME CYCLE C ET D, MATHÉMATIQUES A ET B, ET PRÉPARATION AUX ÉCOLES

OUVRAGES DE M. E. COMBETTE

Inspecteur général de l'Instruction publique.

SECONDE ET PREMIÈRE C ET D. — **Précis d'Algèbre.** In-8, 2e édit., avec 264 exerc. et probl .... 3 fr.

MATHÉM. A ET B. — **Cours abrégé d'arithmétique.** 1 vol. in-8, 10e éd. avec 270 problèmes et exercices .... 2 fr. 80

MATHÉM. A ET B. — **Cours abrégé d'algèbre élémentaire.** In-8, 10e édit., avec 313 probl. et exerc .... 3 fr. 50

MATHÉM. A ET B. — **Cours abrégé de géométrie élémentaire.** 1 vol. in-8, 3e édit., avec 417 fig., probl. et exerc .... 4 fr. 50

MATHÉM. A et B ET PRÉPARATION AUX ÉCOLES DU GOUVERNEMENT. — **Leçons de mécanique,** en collabor. avec M. JOSEPH GIROD, 2e édit., avec 225 fig. et 73 exerc. et probl... 3 fr. 50

MATHÉM. A et B et MATHÉM. SPÉCIALES ET PRÉPARATION AUX ÉCOLES DU GOUVERNEMENT. — **Cours de trigonométrie,** avec compléments pour les candidats aux écoles du gouvernement. 4e édition .... 4 fr.

— **Cours d'arithmétique.** In-8. 13e édit., avec fig. et 304 exerc. et probl .... 6 fr.

— **Cours d'algèbre élémentaire.** 1 vol. in-8. 9e édit., avec 99 figures et 498 exercices .... 8 fr.

— **Cours de géométrie élémentaire.** In-8. 9e édit., avec 662 fig. et 711 exerc .... 10 fr.

— **Compléments du cours d'algèbre et notions de géométrie analytique.** In-8 .... 4 fr.

OUVRAGES DE M. JOSEPH GIROD

Ancien élève de l'Ecole Normale supérieure. Professeur au Lycée Charlemagne.

SECONDE C ET D ET MATHÉMATIQUES A ET B. — **Précis de géométrie plane.** 4e édit. 1 vol. in-8 avec 272 fig. et 239 probl. et exercices. 2 fr. 50

PREMIÈRE C ET D ET MATH. — **Précis de géométrie de l'espace.** 1 vol. in-8, 3e édit. avec 165 fig. et 124 probl. et exercices.... 2 fr. 50

MATHÉM. A ET B, ET PRÉPARATION AUX ÉCOLES DU GOUVERNEMENT. — **Précis de géométrie,** *compléments, les trois coniques.* 1 vol. in-8, 2e édit., avec 219 figures et 178 problèmes et exercices .... 2 fr. 50

MÊMES CLASSES. — **Précis de géométrie,** *les trois fascicules réunis.* 1 vol. in-8, avec 656 fig. et 541 probl. et exercices. 7 fr. 50

PREMIÈRE C ET D ET MATH. — **Précis de trigonométrie.** 4e éd. 1 vol. in-8 avec 54 fig. et 394 problèmes et exercices proposés. 2 fr. 40

PREMIÈRE C ET D. — **Précis de géométrie descriptive et de géométrie cotée.** 1 vol, in-8 avec 157 fig. dans le texte et 200 exerc. et probl. proposés .... 2 fr. 50

MATHÉM. A ET B. — **Précis de géométrie descriptive et de géométrie cotée.** 1 vol. in-8 avec 152 fig. dans le texte et 191 ex. et probl. proposés et 3 pl. hors texte. . 3 fr. 50

MATHÉM. A ET B. (EN COLLAB. AVEC M. E. COMBETTE). — **Leçons de mécanique.** 2e édition avec 225 fig. et 73 exerc. et probl. 3 fr. 50

MATHÉM. — **Cours de géométrie descriptive,** par J. CARON, prof. au lycée Saint-Louis :
  1° *Ligne droite et plan* .... *(Epuisé).*
  2° *Cônes, cylindres et sphères.* 1 vol. in-8, avec atlas de 18 pl. 3e éd .... 6 fr.
  3° *Géométrie cotée.* 1 vol. in-8 avec 208 fig. dans le texte .... 6 fr.
MATHÉM. — **Cours de cosmographie,** par

P. PORCHON. 1 vol. in-8, avec 174 fig. et 4 planches hors texte. 5e édition ..... 5 fr.

MATHÉM. — ST-CYR. — **Précis de cosmographie** par P. PORCHON. 1 vol. in-8, avec 63 fig. dans le texte, et 3 planches hors texte .... 2 fr.

MATHÉM. — **Cours de trigonométrie,** par A. REBIÈRE. 1 vol. in-8, nouv. éd. 3 fr. 50

II. — CLASSES DE MATHÉMATIQUES SPÉCIALES
(ÉCOLES POLYTECHNIQUE, NORMALE ET CENTRALE)

E. COMBETTE et JOSEPH GIROD. — **Cours de mécanique,** conforme à l'arrêté du 26 juillet 1904. 1 vol. in-8 avec 179 figures dans le texte et 334 exercices et problèmes proposés. 6 fr.

E. COMBETTE. — **Cours de Trigonométrie.** 4e édition. 1 vol. in-8 .... 4 fr.

MICHEL, prof. de mathém. spéciales au lycée Saint-Louis. — **Cours d'algèbre.** (*Sous presse.*)

III. — PREMIER ET DEUXIÈME CYCLES, DIVISIONS A ET B, PHILOSOPHIE A ET B

COURS DE MATHÉMATIQUES

Conforme aux programmes du 31 mai 1902 et du 27 juillet 1905

P. PORCHON

Ancien élève de l'École normale supérieure, Professeur honoraire au lycée de Versailles.

SIXIÈME A ET B ET CINQUIÈME A. — **Notions élémentaires d'arithmétique et de calcul.** 14e édit. In-12, avec fig. dans le texte, questionnaires, probl. et exercices, cart... 2 fr.

SIXIÈME A ET B ET CINQUIÈME A. — **Cours élémentaire d'arithmétique pratique.** 12e éd. In-12, avec figures, problèmes et exercices, cartonné .... 2 fr.

<table>
<tr><td>

PROGRAMMES DE 1905.

CINQUIÈME B, QUATRIÈME A ET B, TROISIÈME A. — **Nouveaux éléments d'arithmétique.** 22e édit. In-12, avec exerc., cart. 2 fr.

QUATRIÈME ET TROISIÈME A. — **Nouveaux éléments de géométrie plane.** 14e édit. In-12, avec exerc., cart. .... 2 fr. 50

Nouveaux éléments de géométrie de l'espace. 13e édit. In-12, avec exercices, cart. 1 fr. 25

</td><td>

Nouveaux éléments de géométrie (les deux cours précédents réunis). In-12, cart. 3 fr. 50

TROISIÈME A ET B. — **Nouveaux éléments d'algèbre.** 15e éd. In-12, avec exerc., cart. 2 fr. 50

PHILOSOPHIE A ET B. — **Nouveaux éléments de cosmographie.** 10e édition. In-12, avec fig. et pl., cartonné .... 2 fr.

PHILOSOPHIE A ET B. — **Leçons de mathématiques.** 2e édit. In-12 avec fig., cart. 3 fr. 50

</td></tr>
</table>

E. COMBETTE, Inspecteur général de l'Instruction publique.

LEÇONS DE GÉOMÉTRIE

Pour les Classes de 5e, 4e et 3e B, de 5e et de 4e A des Lycées et Collèges.

CINQUIÈME B ET QUATRIÈME A. — 4e éd. In-12 av. 165 fig. et 84 exerc. et probl., cart. à l'angl.. 1 fr. 60
QUATRIÈME B ET TROISIÈME A. — 3e éd. In-12 av. 116 fig. et 119 exerc. et probl., cart. à l'angl.. 1 fr. 60
TROISIÈME B. — 3e édit. In-12 avec 201 fig. et 112 exerc. et probl., cart. à l'angl..... 2 fr. 50
Les trois précédents cours réunis en un volume, avec 482 figures et 315 exercices et problèmes, cart. à l'angl. .... 5 fr. 40

IV. — SCIENCES PHYSIQUES

ÉMILE BOUANT

Ancien élève de l'École normale supérieure, professeur honoraire au lycée Charlemagne.

ÉLÉMENTS DE CHIMIE (*Vol. in-12, cart., couv. grise*)

QUATRIÈME B et PHILOSOPHIE A et B. — *Premier fascicule* : **Notions générales, Métalloïdes.** Avec fig., 4e édit. .... 1 fr. 60
TROISIÈME B et PHILOSOPHIE A et B. — *Deuxième fascicule* : **Métaux, Chimie organique.** Avec fig., 3e édit. .... 1 fr. 60
Les deux fascicules précédents réunis. .... 3 fr.

COURS DE CHIMIE (*Vol. in-12, cart., couv. bleue*)

SECONDE C et D. — *Premier fascicule* : **Notions générales, Métalloïdes, Sels,** avec fig., 2e édit. .... 2 fr. 80
PREMIÈRE C et D. — *Deuxième fascicule* : **Métaux, Chimie organique,** avec fig., 2e édit. .... 2 fr.
MATHÉMATIQUES A et B. — *Troisième fascicule* : **Compléments,** avec fig. 3 fr.
Les trois fascicules précédents réunis et formant le Cours complet de Chimie, avec figures. .... 7 fr.

ÉLÉMENTS DE PHYSIQUE (*Vol. in-12, cart., couv. grise*)

QUATRIÈME B. — *Premier fascicule* : **Pesanteur, Chaleur.** 5e éd., avec 116 fig. 2 fr.
TROISIÈME B. — *Deuxième fascicule* : **Acoustique, Optique, Électricité,** avec 148 fig. et une planche coloriée hors texte, 4e édit. .... 2 fr.
PHILOSOPHIE A et B. — 1 vol. in-12 avec 366 fig. et une planche coloriée hors texte. .... 6 fr.

COURS DE PHYSIQUE (*Vol. in-12, cart., couv. bleue*)

SECONDE C et D. — *Premier fascicule* : **Pesanteur, Chaleur,** avec 218 figures, 2e édit. .... 3 fr. 75
PREMIÈRE C et D. — *Deuxième fascicule* : **Optique, Électricité et Applications,** avec 234 figures et une planche coloriée hors texte, 2e édit. ... 3 fr. 75
MATHÉMATIQUES A et B. — *Troisième fascicule* : **Acoustique, Compléments,** avec 137 fig. et une planche coloriée hors texte, 2e édit. .... 3 fr. 75
Les trois fascicules précédents réunis et formant le Cours complet de Physique, avec 589 fig. dans le texte et une planche coloriée hors texte. ... 10 fr.

PHILOSOPHIE A et B et MATHÉMATIQUES A et B. — **Chimie inorganique élémentaire,** par **E. Grimaux,** de l'Institut. In-12, cart., 8e édit. .... 5 fr. 50
MÊMES CLASSES. — **Chimie organique élémentaire,** par LE MÊME. In-12, cart., 8e édition. .... 5 fr. 50
MÊMES CLASSES. — **Cours élémentaire de physique,** par **H. Dufet,** prof. au lycée Saint-Louis. In-8, avec 618 fig. dans le texte. .... 8 fr.
La chimie du laboratoire, par **F. Pisani** et **Ch. Dirvell.** In-18, 2e édition. 4 fr.

ENSEIGNEMENT SECONDAIRE DES JEUNES FILLES

ÉMILE BOUANT

(3ᵉ, 4ᵉ et 5ᵉ ANNÉES). — **Leçons de chimie.** 1 vol. in-12, avec 113 figures dans le texte, cartonné à l'anglaise. . . . . 2 fr. 80

(3ᵉ ANNÉE). — **Leçons de physique** (*Pesanteur et Chaleur*). 1 vol. in-12 avec 128 figures dans le texte, cart. à l'angl. 2ᵉ édit. . . . . 2 fr.

(4ᵉ et 5ᵉ ANNÉES). — **Leçons de physique** (*Acoustique. Optique. Électricité, Magnétisme*), par LE MÊME. 1 vol. in-12, avec 235 fig. dans le texte et 1 planche coloriée hors texte, cart. à l'angl. . . . . 2 fr. 80

Les deux précédents volumes, réunis en un seul cart. à l'angl. . . . . . 4 fr. 50

SCIENCES NATURELLES

ER. BELZUNG
Docteur ès sciences, agrégé des sciences naturelles, professeur au lycée Charlemagne.

ZOOLOGIE

SIXIÈME A et B. — **Cours élémentaire de zoologie,** 13ᵉ édit. In-12, avec 391 grav., cart. à l'angl. . . . . 2 fr.

TROISIÈME B. — **Leçons de zoologie.** In-12, avec 332 gravures, cart. 2 fr. 50

PHILOSOPHIE A et B et MATHÉMATIQUES A et B. — **Anatomie et physiologie animales,** suivies de la *Classification.* 11ᵉ édit. In-8, avec 630 grav.; broché. 6 fr.

BOTANIQUE

CINQUIÈME A et B. — **Cours élémentaire de botanique,** 4ᵉ éd. In-12, avec 378 gravures, cart. à l'angl. . . . . 2 fr.

PHILOSOPHIE A et B et MATHÉMATIQUES A et B. — **Précis d'Anatomie et de Physiologie végétales.** In-8, avec 742 grav. dans le texte; broché . . . . 6 fr.

ENSEIGNEMENT SUPÉRIEUR DES SCIENCES NATURELLES, CERTIFICAT D'ÉTUDES PHYSIQUES, CHIMIQUES ET NATURELLES, ECOLES NATIONALES D'AGRICULTURE. — **Anatomie et physiologie végétales.** 1 fort vol. in-8, avec 1700 grav. broché . . . . . 20 fr.

GÉOLOGIE

CINQUIÈME B et QUATRIÈME A. — **Notions de géologie.** 5ᵉ éd. In-12, avec 151 gravures et 1 carte en couleurs, cart. à l'angl. . . . . 2 fr.

SECONDE A, B, C, D. — **Cours élémentaire de géologie.** 5ᵉ éd. In-12, avec 279 gravures et 1 carte en couleurs, cart. à l'angl. . . . . 2 fr. 50

PALÉONTOLOGIE

PHILOSOPHIE A et B et MATHÉMATIQUES A et B. — **Notions de paléontologie animale.** In-8, avec 205 gravures, broché. . . . . 1 fr.

HYGIÈNE

PHILOSOPHIE A et B et MATHÉMATIQUES A et B. — **Cours élémentaire d'hygiène.** In-8, avec 114 gravures, broché. 2 fr.

ENSEIGNEMENT SECONDAIRE DES JEUNES FILLES

1ʳᵉ ANNÉE. — **Notions de zoologie,** par Mˡˡᵉ **de Montille,** agrégée de l'Enseignement secondaire des jeunes filles. 8ᵉ éd. In-12, avec 333 grav. dans le texte, cart. à l'angl. . . . . 2 fr. 50

1ʳᵉ et 2ᵉ ANNÉES. — **Notions de botanique,** par LA MÊME. 6ᵉ édit. In-12, avec 345 gravures dans le texte, cart. à l'angl. . . . . 2 fr. 50

2ᵉ ANNÉE. — **Notions de géologie,** par LA MÊME. 1 vol. in-12, avec 280 grav. dans le texte et une carte coloriée hors texte, cart. à l'angl. . . . . 3 fr.

Hygiène et science domestique. *Conforme aux programmes du 14 juin 1907.*
— *3ᵉ et 4ᵉ années,* par Mˡˡᵉ **M. Dreyfus,** ancienne élève de l'Ecole normale de Sèvres, agrégée de l'Enseignement secondaire des jeunes filles. 4ᵉ édit. In-12, avec 76 grav., cart. à l'angl. . . . . 2 fr. 50
— *5ᵉ année,* par **M. Deléarde,** professeur agrégé à la Faculté de médecine de Lille, et Mˡˡᵉ **M. Dreyfus,** 1 vol. in-12, avec 77 grav., cart. à l'angl. . . 2 fr.

ENSEIGNEMENT PRIMAIRE SUPÉRIEUR

MATHÉMATIQUES

Cours d'Algèbre, par MM. **P. Rollet**, directeur de l'École Diderot à Paris, et **E. Foubert**, prof. à l'École primaire supérieure de Lille. 1 vol. in-12, avec exercices et problèmes, cart. à l'angl. 9ᵉ éd. complètement refondue . . . . . 3 fr.

Cours d'Arithmétique, par LES MÊMES. 1 vol. in-12, avec 632 exercices et problèmes, cart. à l'angl., 8ᵉ édition complètement refondue . . . . 3 fr.

Cours de Géométrie, par MM. **Ch. Colin**, professeur à l'École Lavoisier, et **J. Girod**, professeur au Lycée Charlemagne. 3 vol. in-12, cart. toile.

PREMIÈRE ANNÉE, 1 fr. 80 ; DEUXIÈME ANNÉE, 2 fr. 50 ; TROISIÈME ANNÉE, 2 fr. 50

Les trois années en un vol. cart. toile. 6 fr. 40

SCIENCES PHYSIQUES ET NATURELLES

Cours de Physique et Chimie, par le Dʳ ALAMELLE, professeur à l'École primaire supérieure de Nancy. 3 vol. in-12, cart. toile. (*Programmes des E. P. S. de Garçons*).

1ʳᵉ ANNÉE. 2 fr. 20 ; 2ᵉ ANNÉE, 2 fr. 20 ; 3ᵉ ANNÉE, 2 fr. 20

Cours de Physique (*3 années réunies*). 1 vol. in-18, cart. à l'angl. . . . 3 fr. »

Cours de Chimie (*3 années réunies*). 1 vol. in-18. cart. à l'angl. . . . . . 3 fr. »

DU MÊME AUTEUR :

Cours de Physique et Chimie (*Programmes des E. P. S. de Jeunes Filles*). 3 vol. in-12, cart. toile

1ʳᵉ ANNÉE, 2 fr. 20 ; 2ᵉ ANNÉE, 2 fr. 20 ; 3ᵉ ANNÉE, 2 fr. 20

Cours de Physique (*3 années réunies*). 1 vol. in-18, cart. à l'angl . . . . . 3 fr. »

Cours de Chimie (*3 années réunies*). 1 vol. in-18, cart. à l'angl. . . . . . . 3 fr. »

Cours d'Electricité industrielle (*pour les deuxième et troisième années et section spéciale des Écoles primaires supérieures*), par GOULLIART, prof. à l'Ecole prᵉ supᵉ de Lille. 1 vol. in-18 avec 400 figures dans le texte, cart. à l'angl.. . . . 3 fr. 50

Cours d'Agriculture, *Agriculture théorique pratique* ; *chimie et comptabilité agricoles* (*deuxième et troisième années des Écoles primaires supérieures*), par A. PETIT, Ingénieur agronome, professeur à l'Ecole d'Horticulture de Versailles, chef du laboratoire de recherches horticoles. 1 vol. in-18, avec 256 grav. cart. à l'angl. 3 fr. »

HYGIÈNE ET SCIENCE DOMESTIQUE

(*Écoles normales et écoles primaires supérieures*).

I. **Hygiène individuelle et économie domestique**, par Mlle M. DREYFUS. 1 vol. in-12 avec 76 fig. dans le texte, 4ᵉ édit. entièrement refondue, cart. à l'angl. 2 fr. 50

II. **Hygiène individuelle** (*Compléments*) **et Hygiène sociale**, par le Dʳ DELÉARDE et Mlle M. DREYFUS, 1 vol. in-12, avec 77 figures dans le texte, cart. à l'angl. . 2 fr.

AGRICULTURE

Minéralogie agricole, par F. HOUDAILLE, docteur ès sciences, prof. à l'École d'agriculture de Montpellier. 1 vol. in-12, avec 109 grav. dans le texte . . . . 3 fr. 50

Les Orages à Grêle et le Tir des Canons, par le MÊME. 1 vol. in-12, avec 63 gravures dans le texte. . . . . 3 fr. 50

Traité de Sylviculture, par P. MOUILLEFERT, prof. de sylviculture à l'Ecole de Grignon.

I. — *Principales essences forestières*, précédées de *Notions de statistique forestière*. 1 fort vol. in-12 de 546 pages, avec 730 grav. dans le texte . . . 7 fr.

II. — *Exploitation et aménagement des bois*. 1 volume in-12 de 746 pages, avec 10 planches et 97 gravures dans le texte . . . . 6 fr.

Manuel de Sylviculture et Améliorations pastorales *à l'usage des Instituteurs*, par F. CARDOT, inspecteur des eaux et forêts à Bar-sur-Aube, et C. DUMAS, inspecteur primaire à Alger. 1 volume in-12 de XII-180 pages, avec 52 gravures et planches hors texte. . . . . 2 fr.

NOTIONS DE TECHNOLOGIE

par le Dʳ F. GENEVOIS

Pharmacien de 1ʳᵉ classe, ancien interne des Hôpitaux de Paris,

Professeur à l'Association philotechnique.

I. — **Les matières premières et leur emploi dans les divers usages de la vie.** 1 vol. in-32 de 192 pages. 0 fr. 60

II. — **Les procédés industriels** (*Industries animales, végétales et minérales*). 1 vol. in-32 de 192 pages. . . . . 0 fr. 60

PUBLICATIONS PÉRIODIQUES

Les abonnements partent du 1er Janvier

Revue de Médecine

Directeurs : MM. les Professeurs Ch. BOUCHARD, de l'Institut; A. CHAUFFARD;
A. CHAUVEAU, de l'Institut; L. LANDOUZY; R. LÉPINE, correspondant de l'Institut;
A. PITRES; G.-H. ROGER et L. VAILLARD.
Rédacteurs en chef : MM. LANDOUZY et R. LÉPINE.
Secrétaire de la rédaction : Dr Jean LÉPINE.

Revue de Chirurgie

Directeurs : MM. les Professeurs E. QUÉNU, A. PONCET, P. DELBET, P. DUVAL,
F. LEJARS, F. GROSS, E. FORGUE, A. DEMONS, E. CESTAN.
Rédacteur en chef : M. E. QUÉNU.
Secrétaire de la rédaction : Dr DELORE.

31e année, 1911

La *Revue de Médecine* et la *Revue de Chirurgie*, qui constituent la 2e série de la *Revue mensuelle de Médecine et de Chirurgie*, paraissent tous les mois; chaque livraison de la *Revue de Médecine* contient de 5 à 8 feuilles grand in-8, avec gravures; chaque livraison de la *Revue de Chirurgie* contient de 8 à 12 feuilles grand in-8, avec gravures.

PRIX D'ABONNEMENT :

Pour la Revue de Médecine	Pour la Revue de Chirurgie
Un an, du 1er Janvier, Paris. . . . 20 fr.	Un an, Paris. . . . . 30 fr.
Un an, départements et étranger. . 23 fr.	Un an, départements et étranger. . 33 fr.
La livraison : 2 francs.	La livraison : 3 francs.

Les deux Revues réunies : un an, Paris, **45** francs; départements et étranger, **50** francs.

Les quatre années de la *Revue Mensuelle de Médecine et de Chirurgie* (1877, 1878, 1879 et 1880) se vendent chacune séparément **20** francs; la livraison, **2** francs.

Les années écoulées de la *Revue de Médecine* se vendent **20** francs chacune; les dix-huit premières années de la *Revue de Chirurgie* se vendent le même prix et, à partir de l'année 1899, **30** francs chacune.

Journal de l'Anatomie
et de la Physiologie normales et pathologiques

DE L'HOMME ET DES ANIMAUX

Fondé par Ch.-Robin, continué par Georges Pouchet et par Mathias Duval.
Rédacteurs en chef : MM. les professeurs RETTERER et TOURNEUX.
Avec le concours de MM. Branca, G. Loisel et A. Soulié.

47e année, 1911

Ce journal paraît tous les deux mois et forme à la fin de l'année un beau volume grand in-8, de 700 pages environ, avec de nombreuses gravures dans le texte et des planches lithographiées en noir et en couleurs hors texte.

Un an : pour Paris, **30** francs; pour les départements et l'étranger, **33** francs. — La livraison, **6** francs.

La première année, 1864, est épuisée; les suivantes, 1865 à 1869, 1870-71, 1872 à 1877, sont en vente au prix de **20** francs l'année, et de **3** fr. **50** la livraison. Les années ultérieures, depuis 1878, coûtent **30** francs chacune, la livraison, **6** francs.

Bulletin de l'Association française pour l'Étude du Cancer. —
Publication mensuelle faite sous la direction de MM. les docteurs Pierre Delbet, professeur à la Faculté de médecine, chirurgien des hôpitaux de Paris, et R. Ledoux-Lebard.
4e année 1911. — Abonnement : Un an; France, **15** fr. — Étranger, **18** fr.

Revue du Cancer. —
Publiée sous les auspices de l'Association française pour l'étude du Cancer, par le Dr R. Ledoux-Lebard, avec la collaboration de MM. J. Clunet, A. Herrenschmidt, F. Le Dantec, G. Petit, J. Thomas. — Paraît 4 fois par an. Abonnement : Un an, France, **15** fr. — Étranger, **18** fr.
Les deux publications réunies : Un an, France, **25** fr. — Étranger, **30** fr.

Revue du Mois.

Directeur Emile BOREL, Sous-Directeur de l'École normale supérieure, professeur à la Sorbonne. Secrétaire de la rédaction : A. BIANCONI, agrégé de l'Université. (**6ᵉ année, 1911**). Paraît le 10 de chaque mois par livraisons de 128 pages grand in-8° (25 × 16). Chaque année forme deux volumes de 750 à 800 pages chacun. — La Revue du Mois suit avec attention dans toutes les parties du savoir le mouvement des idées. Rédigée par des spécialistes éminents, elle a pour effet de tenir sérieusement les esprits cultivés au courant de tous les progrès. Dans des articles de fond aussi nombreux que variés, elle dégage les résultats les plus généraux et les plus intéressants de chaque ordre de recherches, ceux qu'on ne peut ni ne doit ignorer. Dans des notes plus courtes, elle fait place aux discussions, elle signale et critique les articles de Revues, les livres qui méritent intérêt. — Abonnement : Un an, Paris, **20** francs; Départements, **22** francs ; Union postale, **25** francs. Six mois, Paris, **10** francs; Départements, **11** francs ; Union postale, **12** fr. **50**. Le numéro, **2** fr. **25**.

Revue anthropologique.

Recueil mensuel publié par les professeurs de l'Ecole d'anthropologie de Paris (**21ᵉ année, 1911**). Cette *Revue* paraît le 15 de chaque mois. Chaque livraison forme un cahier de deux feuilles in-8 raisin de 32 pages, avec nombreuses gravures dans le texte. — Abonnement : Un an (du 15 janvier), pour tous pays, **10** francs; la livraison, **1** franc.

Journal de Psychologie normale et pathologique.

Dirigé par les docteurs Pierre JANET, professeur de psychologie au Collège de France et G. DUMAS, professeur adjoint à la Sorbonne. Paraît tous les deux mois, par fascicules de 100 pages environ. (**8ᵉ année, 1911**). — Abonnement : Un an, du 1ᵉʳ janvier, **14** francs; la livraison, **2** fr. **60**.

Recueil d'Ophtalmologie.

Dirigé par M. le Dʳ Jean GALEZOWSKI. Mensuel. **37ᵉ année, 1911**. — Abonnement : Un an, du 1ᵉʳ Janvier, France et Étranger, **20** francs.

Revue de Thérapeutique médico-chirurgicale.

Publiée sous la direction de MM. les professeurs BOUCHARD, GUYON, LANNELONGUE, LANDOUZY et FOURNIER. — Rédacteur en chef : M. le docteur Raoul BLONDEL. **78ᵉ année, 1911**. Paraît les 1ᵉʳ et 15 de chaque mois. — Abonnement : Un an, du 1ᵉʳ Janvier, France, **12** francs; Étranger, **13** francs.

Revue Médicale de l'Est.

Paraissant le 1ᵉʳ et le 15 de chaque mois (**38ᵉ année, 1911**). — Rédacteur en chef : M. P. PARISOT, professeur à la Faculté de Médecine de Nancy. — Abonnement : Un an, du 1ᵉʳ Janvier, **12** francs. Pour les étudiants, **6** francs.

Archives italiennes de Biologie.

Publiées en français. Tomes I et II, 1882, **30** francs. Tomes III à LVI, 1883 à 1911, chacun **20** francs. Ces *Archives* paraissent sans périodicité fixe; chaque tome publié en 3 fascicules. — Les abonnements ne sont faits que pour 2 tomes à la fois, soit **40** francs.

Annales de Biologie.

Publiées par MM. J. ATHANASIU, professeur à la Faculté des Sciences de Bucarest; J. CANTACUZÈNE, professeur à la Faculté de Médecine de Bucarest; F.-J. RAINER, chef de Laboratoire à la Faculté de Médecine de Bucarest; P. BUJOR, professeur à la Faculté des Sciences de Jassy; G. MARINESCO, professeur à la Faculté de Médecine de Bucarest; E.-C. TEODORESCU, professeur à la Faculté des Sciences de Bucarest. **1ʳᵉ année, 1911**. — Les Annales de Biologie *paraissent en 4 fascicules de 96 pages chacun, formant à la fin de l'année un beau volume de 384 pages avec de nombreuses figures dans le texte et planches hors texte.* — Abonnement : Un an, pour tout pays, **20** francs. Prix d'un fascicule séparé, **6** francs.

Scientia.

Revue internationale de Synthèse scientifique (**5ᵉ année, 1911**). Comité de direction : MM. G. BRUNI, A. DIONISI, F. ENRIQUES, A. GIARDINA, E. RIGNANO. — Abonnement : Un an, **25** francs. — Scientia se publie en 4 numéros par an ne paraissant pas à date fixe; tous les mémoires originaux sont publiés en langue française.

TABLE ALPHABÉTIQUE DES NOMS D'AUTEURS

Sont portés seulement sur cette liste les auteurs d'ouvrages entiers,
ou directeurs de publications.

886-11. — Coulommiers. Imp. PAUL BRODARD. — 10-11.

MANUEL PRATIQUE
DE KINÉSITHÉRAPIE

PAR

L. DUREY, R. HIRSCHBERG, R. LEROY
R. MESNARD
G. ROSENTHAL, H. STAPFER, F. WETTERWALD
E. ZANDER J^{or}

Publié en 7 fascicules in-8° se vendant séparément, chacun. . . . . **3 fr.**

Paraîtront ultérieurement :

A LA MÊME LIBRAIRIE